汉方 中草药 对症图典

主编 / 李冈荣　　摄影 / 郑元春　　审订 / 廖家瑄

第 ❷ 册

新疆人民出版总社
新疆人民卫生出版社

编者序

本套书共收录常见的青草药植物300种，分为四册。每一种青草药植物的版面，图、文共占4～8页。除了药草的中文名称外，另有该种青草药植物在植物学上的分类，包括科别、拉丁学名、英文名、别名、原产地、分布、花期、果期以及形态特征的详细描述。该药草在药理方面的应用，则除了针对各种病症的应用外，还包括采收期、药用部分、性味归经、功效、主治病症以及用量和用法等，都有详细的介绍，方便读者对该种青草药的认识与查询。

由于植物的种类繁多，如何辨识清楚真的相当不容易，而且报章媒体屡见误食而造成的中毒事件，所以为避免读者误认、甚至误用，本套书在"形态特征"部分，特别针对植物的根、茎、叶、花、果、孢子等性状多加以描述定义，以作为读者辨识的依据。由于植物会随着四季更迭而呈现不同的面貌，或开花，或结果，或有较特殊的特征，所以本套书特别收录了近千张精致且丰富的图片，一一为读者作详尽的呈现。除了方便读者辨识外，更增添了本套书的说明性和丰富性。

中国人对植物的看法是"有用是宝，无用是草"，尤其是民间疗法常利用的青草药，几乎都是我们周遭常见的植物，所以，本套书也将各种病症如何应用该植物的方法一一作了说明。在青草药的组成应用方面，虽分为单方、简方以及复方的应用，但使用药草前，务必请教中医师或青草药专家后再使用，以免延误病情。

本套书编撰时，虽参考了植物学、中药大辞典、中药志、简明药材学、药用植物等文献，唯遗漏或谬误之处在所难免，尚祈诸先进和读者同好多予指教。

CONTENTS

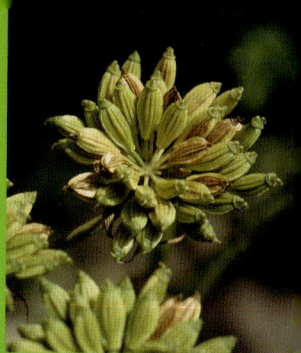

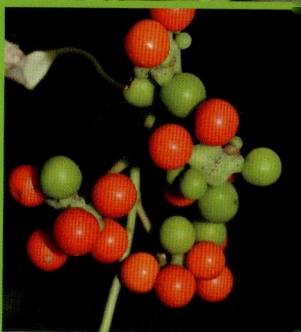

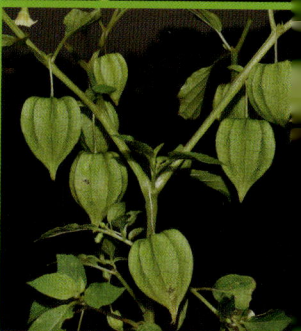

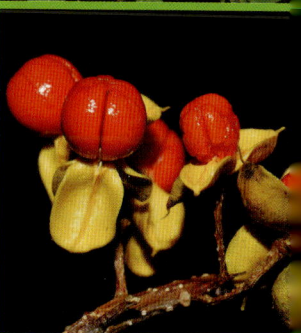

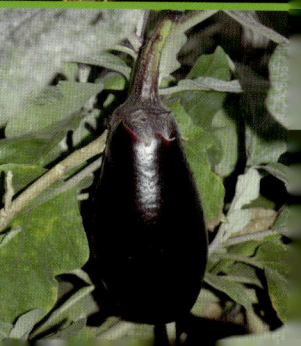

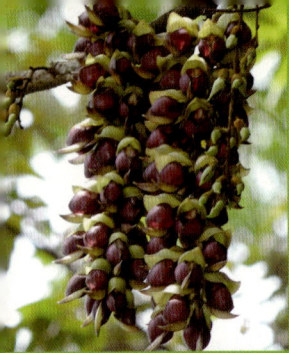

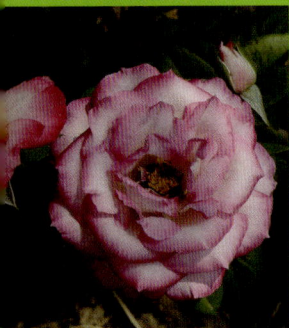

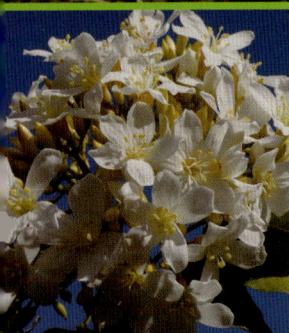

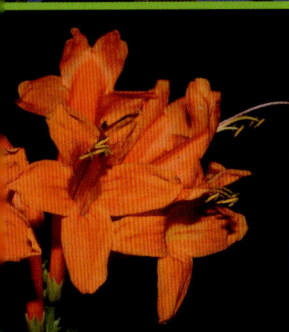

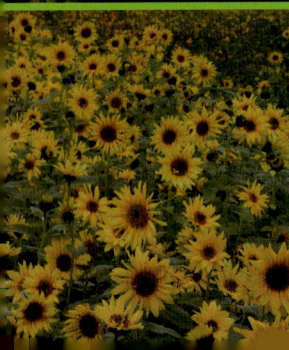

CONTENTS

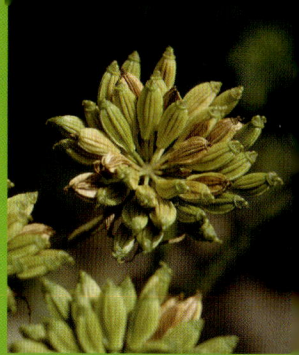

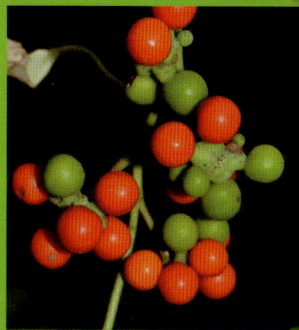

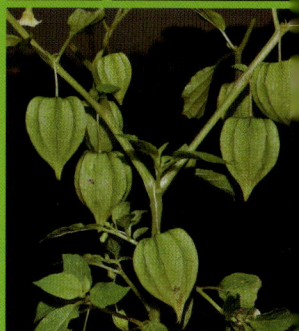

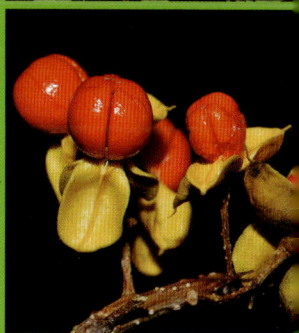

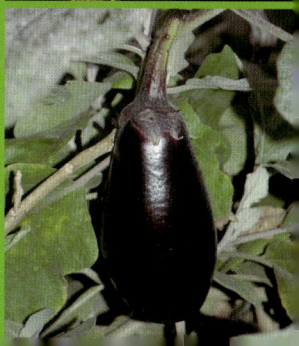

仙草（清凉解渴，凉血降压）

科别：唇形科（Labiatae）

学名：*Mesona procumbens* Hemsley

英名：Mesona，Chinese mesona

别名：仙草舅、仙人草、仙人冻、凉粉草、田草、洗草、仙草干、薪草、仙草冻。

原 产 地：中国

分　　布：生于坡地、沟谷的小杂草丛中。中国大陆南方地区均有分布。

形态特征：一年生或越年生草本植物，植株匍匐状，高70～90厘米。茎方形，褐色或带紫红色，被毛。叶对生，具短柄，锯齿缘，叶片卵状长椭圆形，长3～7厘米，宽1～3厘米，基部楔形，先端锐尖，被细毛。秋季开花，圆锥状轮生聚伞花序呈总状花序排列，顶生或腋生，花冠筒状唇形，上唇3裂，下唇箆形，花冠白色或淡紫色，具雄蕊4枚，雌蕊1枚。小坚果细小，倒卵形，有纵纹，黑色。

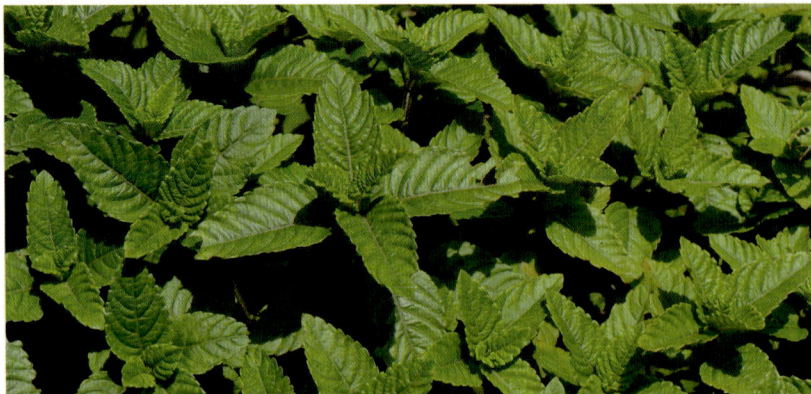

采 收 期：夏、秋间采全草。洗净，晒干。

药用部分：全草。

性味归经：味甘、淡，性凉；入脾、肾经。

功　　效：清暑解热、清热利湿，为青草茶的主要原料。
　　　　　仙草茶：清凉解渴，消暑。

主　　治：消渴症、高血压、中暑、感冒、肌肉痛、关节痛、
　　　　　肾脏病、脏腑热毒、花柳病。

用　　量：5钱～3两。

用　　法：水煎服。

！使用注意

风寒感冒者勿用。

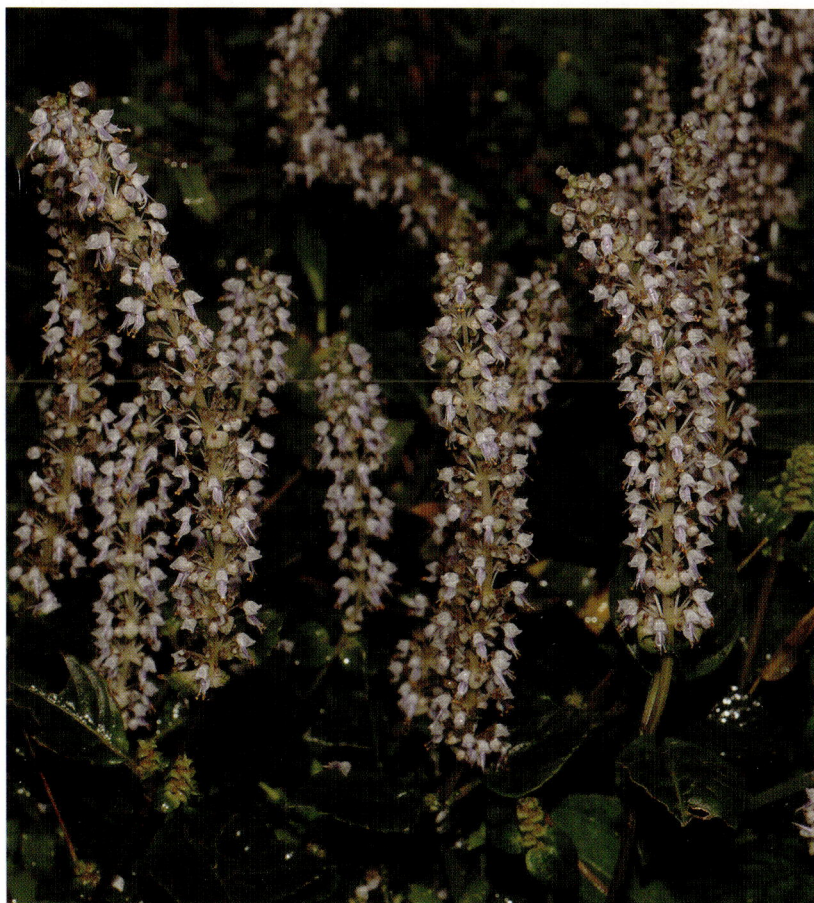

青草组成应用

高血压病	**青草组成：** 仙草2两、水芹菜2两、苦瓜根2两、冰糖1两。 **用法：**水8碗煎3碗，加冰糖炖溶化后，分三次服。
高血压病	**青草组成：** 仙草2两、十药2两、含壳草5钱。 **用法：** 水6碗煎2碗，分两次服。
老人家 哮喘	**青草组成：** 仙草干8钱、桑叶3钱、枇把叶3钱、土牛膝5钱、红鸡屎藤5钱、尖尾风5钱。 **用法：** 水5碗煎1碗，渣以水3碗煎8分，将两次煎汤混合，早、晚饭后各服一次。

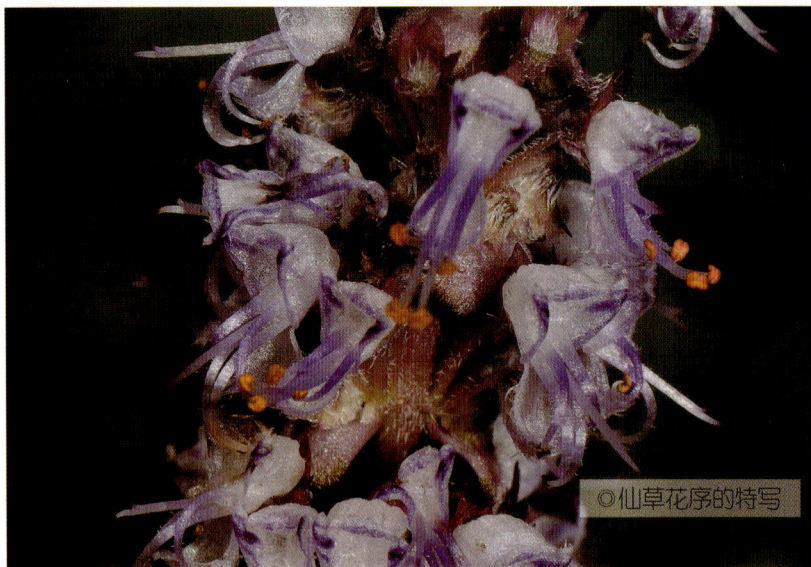

◎仙草花序的特写

消渴症、 高血压、 肥胖病	**青草组成：** 仙草 1 两、咸丰草 1 两、甜菊 6～10 片。 **用法：** 水 5 碗煎 2 碗，分两次服。
百草茶	**青草组成：** 仙草 1 两、黄花蜜菜 1 两、凤尾草 1 两、石壁癀 5 钱、炮仔草 5 钱、冰糖适量（或加山九层塔 1 两）。 **用法：** 水 10 碗煎 5 碗，去渣。加冰糖溶化后，冰冷当青草茶饮服。

冰镇仙草奶茶

◎ **原料** 仙草冻 80 克，白糖 20 克，牛奶 150 毫升，红茶包 1 包，开水 150 毫升

◎ **配料** 保鲜膜适量

◎ **做法**

1.玻璃杯的开水中放入红茶包。2.浸泡 3 分钟成红茶水。3.取一杯子，倒入红茶水。4.加入牛奶。5.放入白糖。6.搅拌至白糖溶化。7.加入仙草冻。8.封上保鲜膜，放入冰箱冷藏 30 分钟。9.取出冰镇好的奶茶，撕开保鲜膜即可。

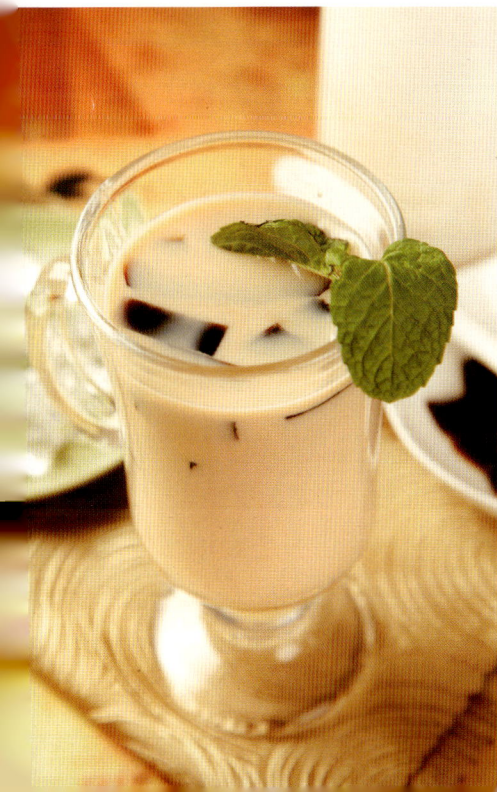

仙人掌 （清热解毒，行气活血）

科别：仙人掌科（Cactaceae）

学名：*Opuntia dillenii*（Ker-Gawl.）Haw

英名：Cactus

别名：丛生仙人掌、观音掌、观音刺、神仙掌、龙舌、霸王树、仙巴掌、仙人扇、霸王树、火焰、火掌、玉芙蓉、澎湖苹果。

原 产 地：南、北美洲

分　　布：主要以北美西南部为主，还有墨西哥、南美西部、非洲、亚洲东、南部等也有分布。常生于村边、岩壁上、海滨沙滩等处，也常见栽培于庭园供观赏。

形态特征：常绿肉质灌木，高可达 2.5 米。茎基部近圆柱形，稍木质化，上部肉质，有分枝，节明显，叶状枝扁平，倒卵形、矩圆形、棉圆形或长椭圆形，长 15 ~ 30 厘米，深绿色，外被蓝粉，其上散生多数小瘤体，瘤体上簇生长 1.2 ~ 2.5 厘米的尖刺和多数倒生短刺毛。叶退化成钻状或针状，青紫色或紫红色，生于刺囊之下，早落。夏季开花，单生或数朵生于近分枝顶端的小瘤体上，花色鲜黄，直径约 7 厘米；花被片多数，外部为绿色，向内渐变为花瓣状，肾状扁圆形，先端凹入呈浅心形；雄蕊多数，排为数轮，较花瓣为短；花柱粗壮，直立，柱头 6 裂。浆果肉质，有黏液，卵形或梨形，长 5 ~ 7 厘米，熟时紫红色，有刺，内含种子多数。

采 收 期：四季可采，多鲜用。

药用部分：茎片、根。

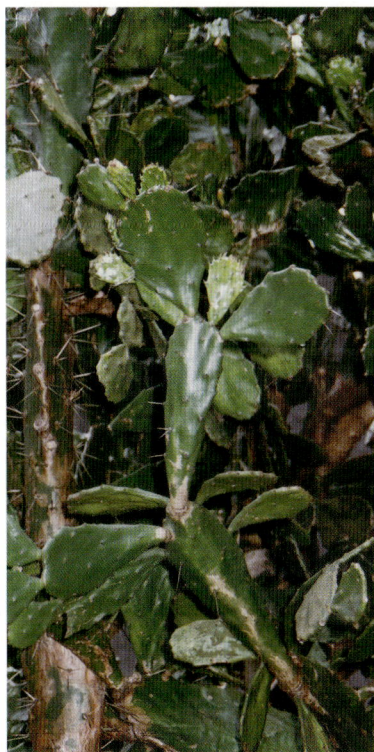

性味归经：味苦，性寒；入心、肺、胃经。

功　　效：仙人掌分为有刺、无刺、扁形、圆形以及棱形等种类。其中有刺的较佳，无刺的次之（无刺仙人掌用于肺痨、久咳等症）。

主　　治：心胃气痛、慢性胃炎、溃疡病、咳嗽、喉痛、痞块、肺痈、乳痈、细菌性痢疾、急慢性十二指肠溃疡、胃溃疡、腮腺炎、痔血、疔疮、烫伤、蛇咬伤、火伤、乳腺炎。

用　　量：鲜品 1～3 两。

用　　法：水煎服；绞汁服用；晒干研末服用；捣烂外敷。

！使用注意

勿久服。

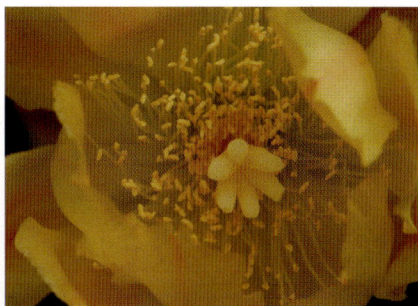

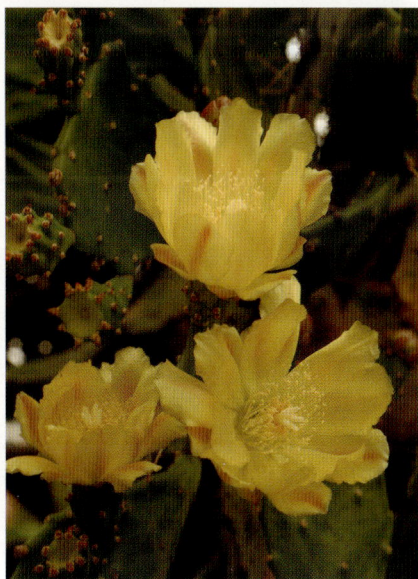

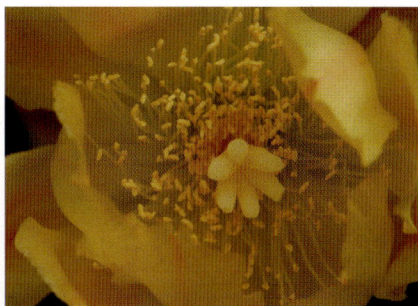

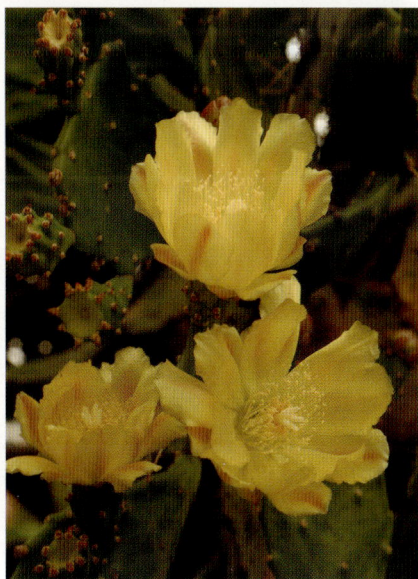

青草组成应用

肝功能 GOT、GPT 偏高	**简方：** 有刺仙人掌 5 两、猪瘦肉 4 两。 **用法：** 8 碗水共炖剩 3 碗，分三次饭前服。
急、慢性胃炎，胃、十二指肠溃疡	**简方：** 有刺仙人掌 3 两（去毛刺）。 **用法：** 切片晒干，研细末，每次服 1～2 克，空腹时开水送服，早、晚各一次，若胃酸过多者加乌贼骨粉 3 克。（或单用仙人掌 3 两，水煎服。）
麦粒肿（目针）	**单方：** 有刺仙人掌一片。 **用法：** 微烤去皮取肉，敷于患处。
急性乳腺炎、腮腺炎、透掌疔、蛇虫咬（蜇）伤	**简方：** 有刺仙人掌 2～3 块、95% 酒精 50 毫升。 **用法：** 去刺，捣烂，加酒精，外敷患处，每日两次，连用 3 日。

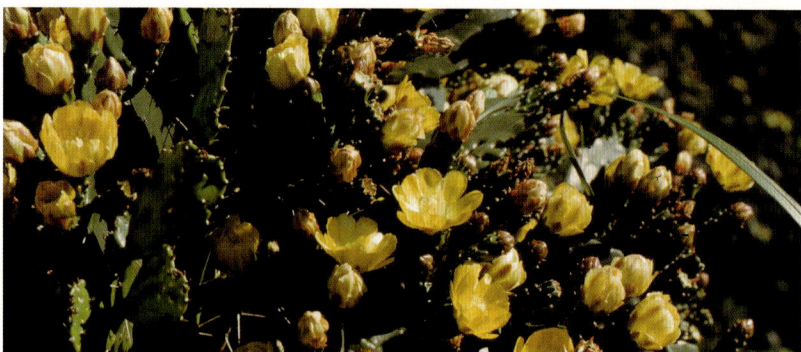

细菌性痢疾	简方： 有刺仙人掌 1 两。
	用法： 水煎，分两次服，连服 4 日。

烫火伤	简方： 有刺仙人掌适量（去外皮取肉）。
	用法： 捣烂，外敷患处，每日换药两次。

肺痨	单方： 无刺仙人掌 3 两。
	用法： 绞汁 150 毫升，炖服。

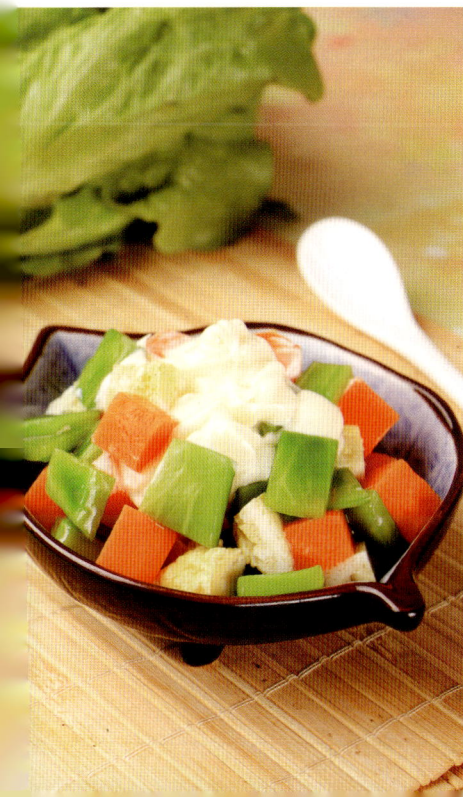

仙人掌沙拉

◎原料 食用仙人掌 200 克，胡萝卜 100 克，沙拉酱 30 克，蛋液 70 克

◎调料 盐 2 克

◎做法

1.将胡萝卜、仙人掌切丁，余水煮熟。

2.蛋液装于碗中，放入蒸锅，蒸熟后切小块。

3.将胡萝卜、仙人掌与鸡蛋羹放入碗中，放入盐，拌匀。

4.放上沙拉酱即可。

冬葵子 （利水消肿，通乳，滑肠通便）

科别：锦葵科（Malvaceae）

学名：*Malva verticillata* L.

英名：Cluster mallow，Curled mallow

别名：冬苋菜、冬葵、葵子、冬葵菜、葵菜、响菇菜、马蹄菜、轮叶蜀葵、野葵、冬寒葵、冬寒菜、空麻子、葵菜子、茴（音蒙）麻子。

原 产 地：中国。

分　　布：全国各地，多栽培作蔬菜。

形态特征：一年生或多年生草本，高 40～90 厘米，全株被柔毛。茎直立少分枝，被星状长毛或近无毛。叶互生，叶柄细瘦，被疏柔毛；叶片肾形或圆形，掌状，5～7 裂，基部心形，边缘具细锯齿。花小，常簇生叶腋，小苞片 3 枚，被细毛；花萼杯状，萼齿 5，广三角形；花瓣 5 枚，倒卵形，淡红色或白色；雄蕊多数，合生成花丝管；子房 10～12 室，每室有一胚珠。蒴果扁球形，成熟时彼此分离，并与中轴脱离形成分果，淡棕色。种子小，近肾形，暗黑色。夏、秋间开花，秋冬为果期。

采 收 期：春季采种子；秋、冬采根；夏、秋采叶和幼苗。

药用部分：根、茎、叶、种子。

性味归经：冬葵子：味甘，性寒；入大、小肠、膀胱经。

　　　　　冬葵根：味甘，性温。

　　　　　冬葵茎、叶：味甘，性寒。

功　　效：冬葵子：利尿、通乳、润肠通便、利二便。

冬葵根：神中益气、清热解毒、行气利窍、通便、利尿。

冬葵茎、叶：清热利湿、补肝明目、滑肠通便。

主　　治：冬葵子：小便不利、水肿、热淋、砂淋、大便秘结、乳房肿痛、乳汁不通。冬葵根：乳汁不足、气虚乏力、体虚自汗、腰膝酸软、脱肛、子宫下垂、慢性肾炎。冬葵茎叶：风热咳嗽、尿路感染、子宫收缩无力、难产、黄疸型肝炎。

用　　量：冬葵子：2～4钱；根茎叶：5钱～3两。

用　　法：水煎服。

！使用注意

冬葵子含油脂而质滑，有通便作用，便溏者与孕妇勿用。

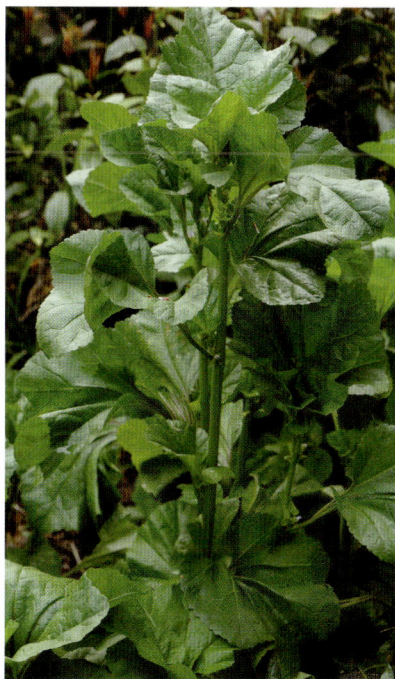

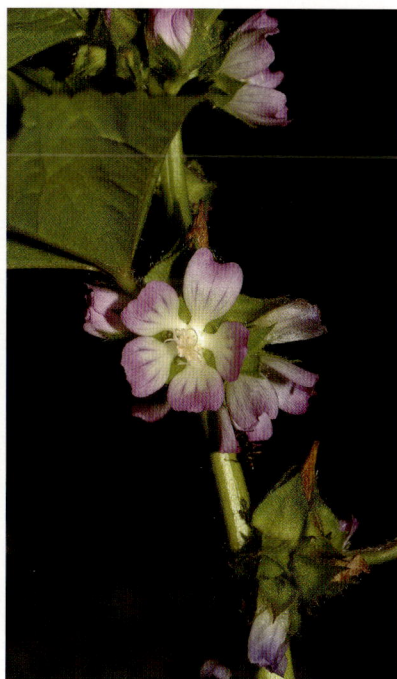

青草组成应用

尿路感染

青草组成：
冬葵茎叶1两、珍冬毛藤8钱、车前草8钱、蚶壳草1两、白茅根1两。

用法： 水8碗煎3碗，当茶饮。

泌尿系结石

青草组成：
冬葵子4钱、玉米须1两、蚶壳草1两、红骨掇鼻草头5钱、金钱草5钱、车前草4钱。

用法： 水8碗煎3碗，代茶饮。

大便燥结

青草组成：
冬葵子5钱（烘干研细末）。

用法：
将冬葵子末调牛乳服；若不通可再服一次。

备注：
或冬葵子配桃仁、郁李仁、火麻仁等同用。

乳汁不足

青草组成：
冬葵根2两、猪瘦肉3两、食盐少许。

用法：
水5碗，共炖烂，早、晚饭后各服一次。

风热咳嗽

青草组成：
冬葵茎、叶3两、土鸡蛋2个、食盐少许。

用法：
水5碗，加鸡蛋和食盐少许，共炖熟，早、晚饭后各服一次；饮汤吃肉。

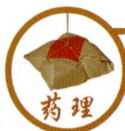

药理 冬葵子因性寒滑，能利水通淋，能通利二便，又具有利水消肿、催乳以及滑肠通大便等作用。

产妇胎盘久留	青草组成： 冬葵子 1 两、红骨掇鼻草 1 两。 用法：水煎两次服。
难产	单方：冬葵叶 2 两（洗净）。 用法： 水 4 碗煎 1 碗半，分两次服。
浮肿	单方：冬葵根 8 钱、黑糖适量。 用法： 水煎，调黑糖服（水肿者：冬葵子 5 钱、冬瓜皮 1 两，水煎服）。
盗汗	简方： 冬葵子 3 钱、糯米根 1 两、白糖适量。 用法： 水 2 碗煎 1 碗，加白糖调服（或冬葵子 3 钱、浮小麦 1 两，水煎服）。

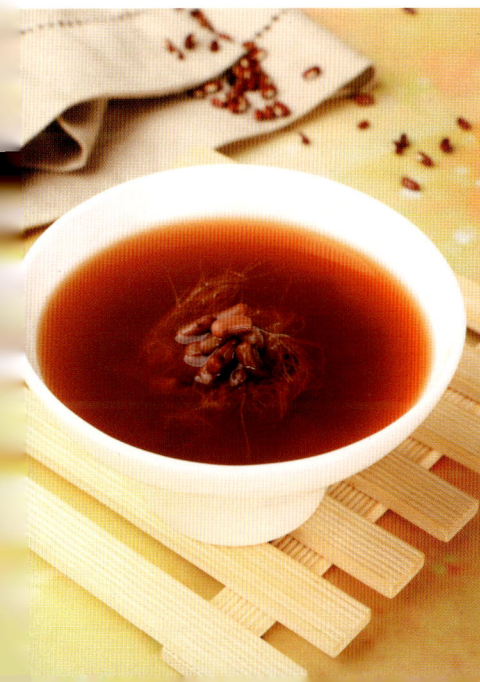

玉米须冬葵子赤豆汤

◎ **原料** 水发赤小豆 130 克，玉米须 15 克，冬葵子 15 克。

◎ **调料** 白糖适量

◎ **做法**

1.砂锅中注水大火烧开，倒入赤小豆、冬葵子、玉米须，搅匀。2.大火煮开转小火煮1小时析出成分，加入适量白糖即可。

冬瓜 （清热利水，解暑热，消热痰，止咳嗽）

科别：葫芦科（瓜科）（Cucurbitaceae）

学名：*Benincasa hispida*（Thunb.）Cogn.

英名：Wax gourd，Ash gourd，White gourd

别名：白瓜、白冬瓜、东瓜、冬瓜皮、白瓜皮、枕瓜、地芝、枕瓜、濮瓜、减肥瓜、毛瓜、节瓜。

原 产 地：中国南方和印度。

分　　布：中国各地区均有栽培供蔬菜食用。

形态特征：一年生攀缘性草本植物，全株有粉蜡质且密被黄色粗毛，蔓茎有卷须，卷须有分歧，匍匐于地面或可攀附瓜棚。叶互生，柄长约 15 厘米，叶片大而略呈心脏形至圆形，具七个边，缺裂呈掌状浅裂，具有齿状缺刻，直径 15 ~ 25 厘米。5 ~ 6 月间开黄色花，花单性，雌雄同株，单生叶腋，花两性或单性，花梗被硬毛，花瓣 5 枚，雄花直径 10 ~ 12 厘米，雌花直径 8 ~ 10 厘米，花萼 5 枚，花瓣离生。瓠果肉质，长筒形或椭圆形，长 30 ~ 130 厘米，表皮绿色，革质厚硬，被有白色粉末。种子卵形、长卵形或扁椭圆状，黑色。

采 收 期：夏、秋间果实成熟或近熟时采摘。

药用部分：种子、冬瓜皮。

性味归经：冬瓜子：味甘，性寒；入肺、胃、大肠、小肠经。

冬瓜皮：味甘，性凉（微寒）；入脾、肺经。

冬瓜肉：味甘、淡，性凉。

冬瓜瓤：味甘，性平。

功　　效：冬瓜子：清热化痰、利湿排脓。冬瓜皮：利水消肿、祛暑。冬瓜肉：利水消痰、清热解毒、除烦止渴。冬瓜瓤：清热止渴、利水消肿。

主　　治：冬瓜子：肺热咳嗽、肺痈、肠痈、妇女白带。冬瓜肉：急性肾炎、全身浮肿、食鱼蟹中毒。冬瓜瓤：糖尿病、口渴心烦。冬瓜皮：肾炎水肿、小便不利、暑热泄泻。

用　　量：冬瓜子3～5钱；冬瓜皮1～2两。

用　　法：水煎服；捣汁服；或作为一般蔬菜煮食。

！ 使用注意

脾胃虚寒、阳气不足而消瘦者少食。

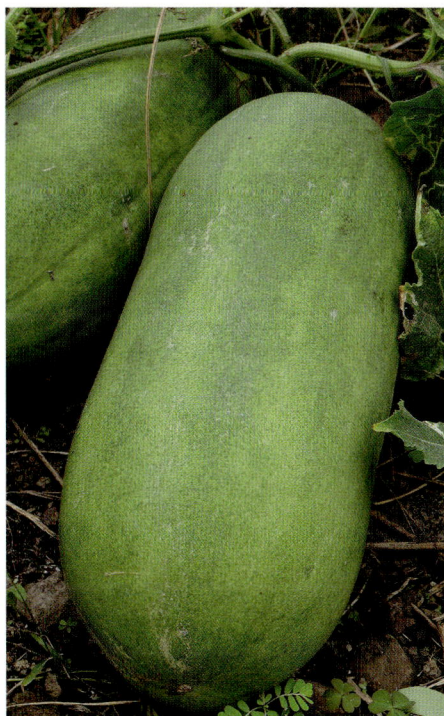

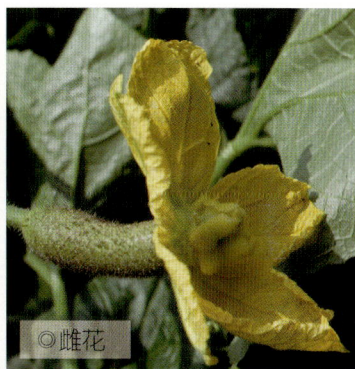

◎雌花

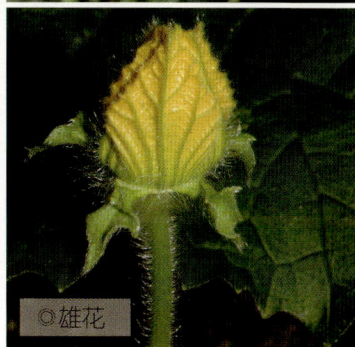

◎雄花

青草组成应用

食鱼蟹中毒	**单方：** 鲜冬瓜肉 1～2 两。 **用法：** 捣烂，绞汁 150 毫升，开水冲服。
热病口渴	**单方：** 鲜冬瓜适量。 **用法：** 捣汁，每次服 1 杯，每日 2～3 次。
糖尿病、口渴心烦	**单方：** 冬瓜瓤半斤。 **用法：** 冬瓜瓤晒干或烘干，研末，每次用 1 两，水煎去渣，乘温服下。
肾炎水肿、小便不利	**青草组成：** 冬瓜皮 8 钱、白茅根 1 两、玉米须 5 钱、西瓜翠衣 5 钱。 **用法：** 水煎，分两次服，每日 1 剂。
急性肾炎、全身浮肿	**简方：** 冬瓜 20 两、鸭子 1 只。 **用法：** 先将冬瓜连皮切片，鸭子去毛和内脏，不可放盐，共炖烂，分次服，一日内服完。

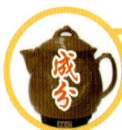

果实含蛋白质、糖类、皂苷、瓜氨酸、胡萝卜素。
果皮含蜡质、树脂、天门冬素以及天门冬氨酸。

| 肥胖症（减肥） | 简方：
冬瓜 13 两、食盐少许、麻油少许。 |
| | 用法：
将冬瓜切厚片，共煮汤食之。 |

| 小儿夏季热 | 简方：
冬瓜皮 1 两、柚子核 5 钱（去壳）。 |
| | 用法：
水煎，频频饮服。 |

| 妇女白带 | 简方：陈年冬瓜子 8 两（炒用）。 |
| | 用法：
研细末，每次服 3～5 钱，米汤送服，每日两次，连服 1 星期。 |

西瓜翠衣冬瓜汤

◎ **原料** 西瓜 200 克，冬瓜 175 克

◎ **调料** 盐、鸡粉各 1 克

◎ **做法**

1.洗净的冬瓜切长方块。2.洗净的西瓜切小瓣，去籽，再切小块，备用。3.砂锅中注入适量清水，用大火烧开。4.倒入切好的西瓜、冬瓜，拌匀。5.盖上盖，烧开后用小火煮约30分钟。6.揭盖，加入少许盐、鸡粉，拌匀调味。7.关火后盛出煮好的汤料即可。

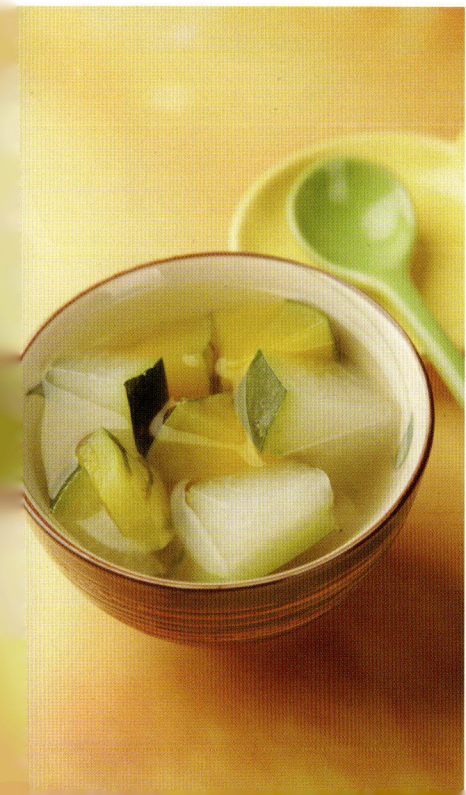

向日葵 （葵花盘：平肝降压，祛风止痛）
（茎髓：利水通淋，镇咳平喘）

科别：菊科（Compositae）

学名：*Helianthus annuus* L.

英名：Sunflower

别名：太阳花、朝阳花、一丈菊、葵花、日轮花、丈菊、日车、望日葵、望日莲、迎阳花、日轮草、日头花、白葵子、天葵子、艾菊、重瓣向日葵。

原 产 地：中美洲、秘鲁。

分　　布：性喜温暖，耐旱。中国大陆有大规模经济栽培，民间也普遍栽培于花坛或庭园供观赏用。

形态特征：一年生草本植物。茎粗壮，直立，全株密生绒毛，株高0.5～5.0米，少数甚可高达12米，茎径1～10厘米。叶淡绿色至深绿色，基部叶对生，第5对以后互生，叶片数在单一茎上从8～70片不等，形状共有心脏形、宽卵形、枪尖形等9种，

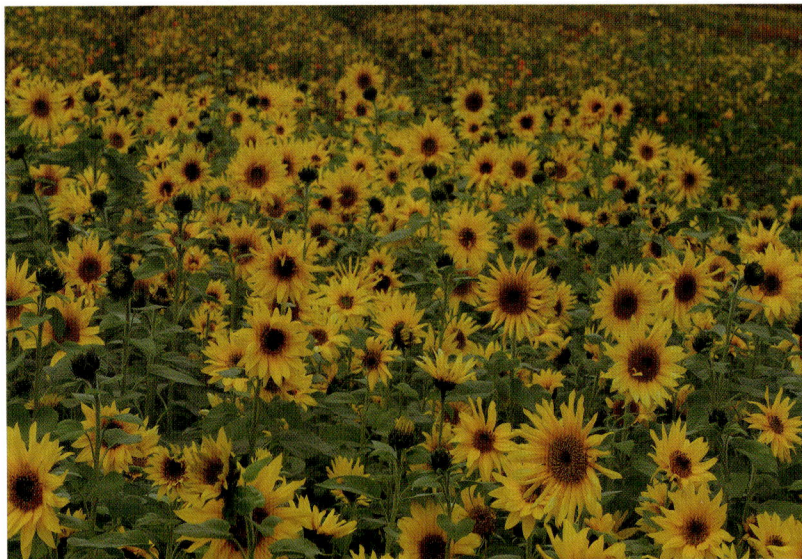

以心脏形占最大部分。夏、秋间开花，头状花序单生茎顶，由花托、花苞、舌状花以及管状花等四部分组成，花径6～75厘米，有700到3000个管状小花，由花序中心作放射弧形状排列，舌状花的颜色通常为金黄色，但也有淡黄、橘黄、红色、混合色以及红黄相间等多种颜色。头状花序开花时大部分都朝向东，成熟时由于种子发育完成重量增加通常均往下垂。种子为瘦果，花序外圈种子较大，内圈较小，长0.7～2.5厘米，呈长形、卵形或近乎圆形，其颜色有多种，可由纯白色、灰色或黑色掺入不同的褐色、灰色或黑色条纹而构成。

采 收 期：果实熟后采集全株。洗净，晒干备用。

药用部分：全株、根、葵盘、花、种子。

性味归经：根：味甘、淡，性平。花盘：味微苦、辛，性平。子：味甘，性温。茎髓：味甘、淡，性平。

功　　效：根、茎髓：清热利尿、止咳平喘、止痛。葵花盘：益肝肾、降血压。种子：滋阴、止痢、透疹、消痈肿、活血、润肠。叶：清热解毒、截疟、止痛。

主　　治：根、茎、心：尿路结石、尿道炎、乳糜尿、白带、气管炎、百日咳、血淋。花盘：肾虚耳鸣、头痛目眩、高血压、胃痛、腹痛、牙痛、关节痛、乳腺炎、目昏视物不清痛经。种子：食欲不振、麻疹不透、虚弱头风、血痢、消痈肿、疟疾以及热性病。

用　　量：根茎：5钱～1两；花托（葵房、花盘）：1～2两；花盘：1～3两；茎髓：4～8钱。

用　　法：水煎服。

！ 使用注意

孕妇忌服。

青草组成应用

高血压

青草组成：
向日葵盘 2 两、玉米须 1 两、西瓜皮 5 钱、鲜香蕉皮 5 钱、冰糖 1 两。

用法：
水 8 碗煎 3 碗，去渣，加入冰糖溶化，分三次服。服用 6～10 日（亦可用前两味药水煎去渣，调冰糖服）。

一般高血压

青草组成：
向日葵叶 2 两、掇鼻草 1 两、夏枯草 5 钱、桑叶 5 钱（或夏枯草和桑叶不用亦可）。

用法：
水 8 碗煎 3 碗，分三次服。

小腿抽筋

青草组成：
向日葵子 1 两半（捣碎，用过滤袋包）、伸筋草 1 两、猪前脚蹄 1 节。

用法：
水 5 碗合炖烂服用。

妇女白带过多症

青草组成：
向日葵茎（去粗皮）1 两、白糖 7 钱。

用法：
水煎去渣，加入白糖溶化后服用。服 4～7 日。

绒毛膜上皮癌、恶性葡萄胎

青草组成：
向日葵盘 3 两、凤尾草 2 两、水杨梅全草（茜草科）2 两。

用法：
水 8 碗煎 2 碗，早、晚各服 1 碗。

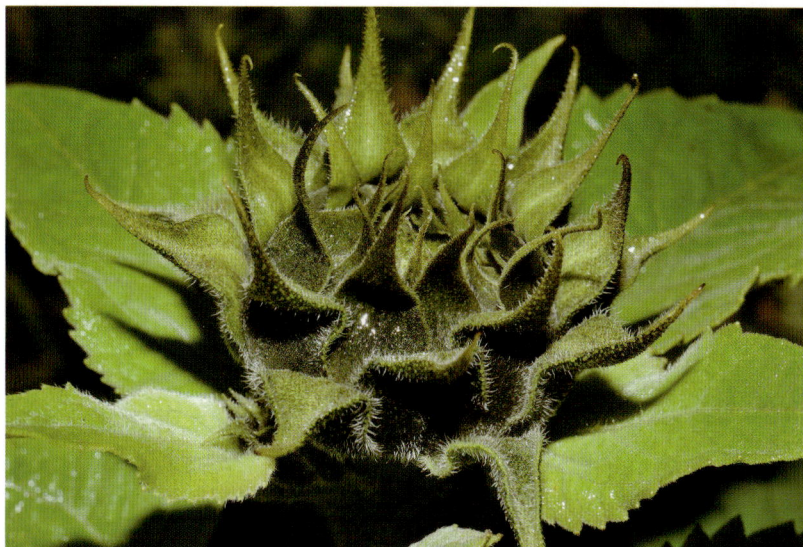

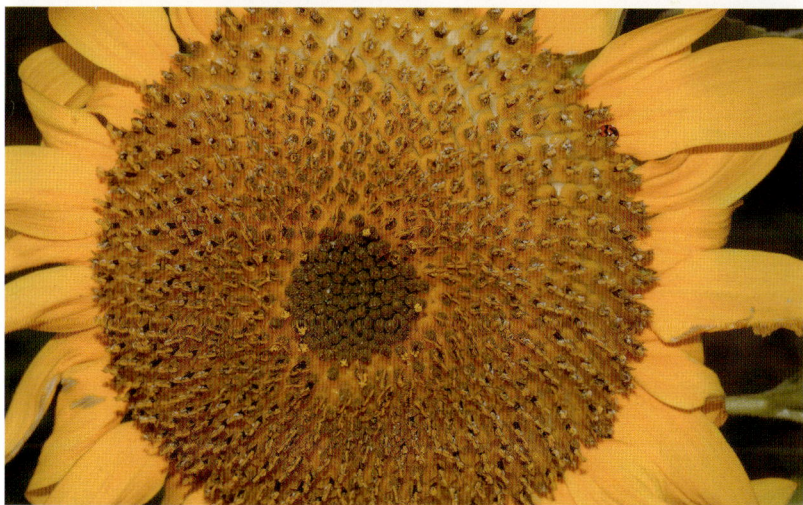

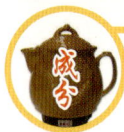

(1) 向日葵花托（又名花盘、葵房）：含有多量木质素、蛋白质、果胶（内有糖蛋白部分）和少量苷类、类脂（内有固醇）等。

(2) 向日葵梗心（又名葵花茎髓、向日葵瓤）：茎含有大量果胶和绿原酸、新绿原酸、4-0-咖啡酰奎宁酸、环栲利酸、栲利烯酸、东莨菪甙等。

麻疹不透	**青草组成:** 向日葵花子（去壳取仁）1两。 **用法:** 将向日葵花子捣烂,冲滚开水服。
气滞引起上腹部胀痛（气滞胃脘胀痛）	**青草组成:** 向日葵根1两、胡荽子5钱、小茴香3钱。 **用法:** 水3碗煎1碗,渣用水2碗半煎8分,两次煎汤混合,分两次服。
大便燥结	**青草组成:** 向日葵盘1个、猪小肚1个、姜和葱少许。 **用法:** 将向日葵盘切碎,同猪小肚、姜和葱,用文火炖熟服,吃猪小肚和饮汤。
热淋小便涩痛	**青草组成:** 鲜向日葵根1两半。 **用法:** 水3碗煎20～30分钟,早、晚饭前各服一次。
赤痢、血痢	**青草组成:** 向日葵子1两（捣碎）、冰糖1两。 **用法:** 水3碗煎1碗,去渣,加冰糖调服。
胃痛	**青草组成:** 鲜向日葵花盘1个、猪肚1个。 **用法:** 水盖向日葵花盘,加入猪肚,共炖烂,饮汤食猪肚。

瓜子仁南瓜粥

◎ **原料** 瓜子仁 40 克，

南瓜 100 克，水发大米 100 克

◎ **调料** 白糖 6 克

◎ **做法**

1.洗净去皮的南瓜切厚片，再切成小块。
2.煎锅烧热，倒入瓜子仁，炒至熟。3.把炒好的瓜子仁盛入盘中，待用。4.砂锅中注入适量清水烧开，倒入洗好的大米，搅散。5.盖上盖，用小火煮30分钟至熟。6.揭开盖，倒入南瓜块，拌匀。7.再盖上盖，用小火续煮15分钟至南瓜熟软。8.揭盖，放入白糖拌匀至入味。9.关火后把煮好的粥盛入碗中。10.撒上瓜子仁即可。

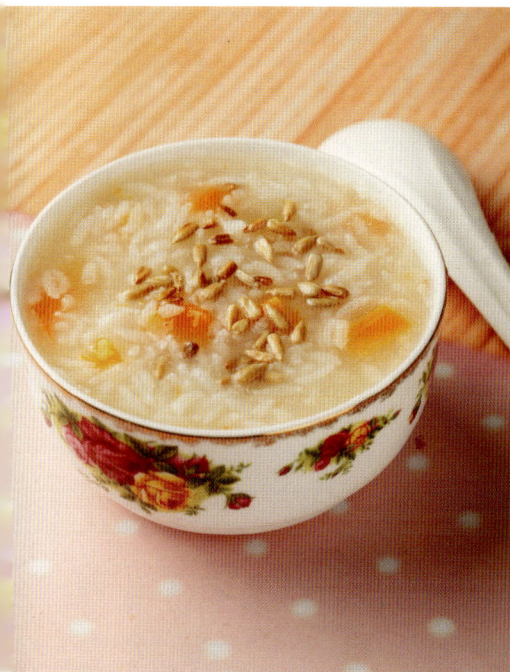

香蕉瓜子奶

◎ **原料** 香蕉 1 根, 葵瓜子仁 15 克, 牛奶 150 毫升, 白糖 15 克

◎ **做法**

1.香蕉去皮，切片，装盘待用。
2.砂锅中注水烧开，放入白砂糖，搅拌至溶化。3.倒入牛奶，拌匀，用大火煮开。4.放入切好的香蕉。5.加入葵瓜子仁，拌匀。6.用小火稍煮2分钟至食材入味。7.关火后盛出煮好的甜汤，装碗即可。

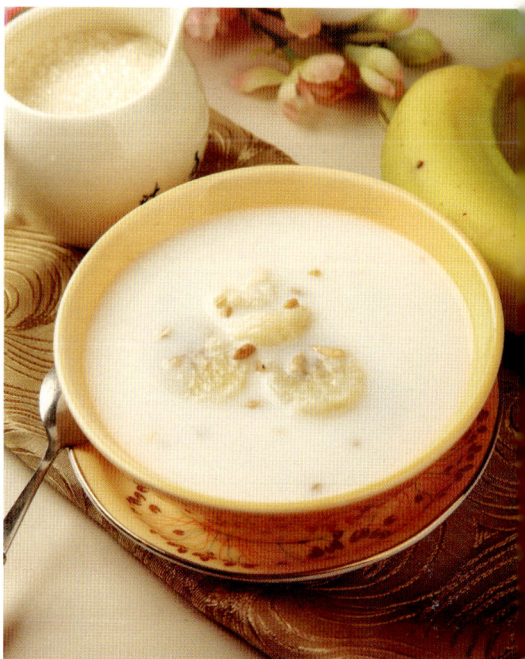

血藤 （补血行血，祛风活血，舒筋活络）

科别：豆科（Leguminosae）

学名：*Mucuna macrocarpa* Wall.

英名：Large-fruit mucuna

别名：大果油麻藤、长荚油麻藤、青山龙、入骨丹、大血藤、乌血藤、串天癀、青山龙藤、大果禾雀花。

原 产 地：中国大陆南方、马来西亚、琉球和印度。

分　　布：生于林中或林边。分布四川、湖北、贵州、广西等地。

形态特征：缠绕性常绿蔓性木质大藤本植物。茎具攀缘性，可蔓延长达 20 米以上，木质，多分枝，小枝具铁锈色毛茸，茎能成长粗大，褐色或深褐色，折之会流出红色液汁，故有"血藤"之称。叶为三出复叶，叶背被褐色绒毛，顶小叶长椭圆形，长 12 ～ 15 厘米，宽 6 ～ 7 厘米，叶尖钝形，尾状凸尖或微凹，叶基楔形或钝形，全缘，叶柄被褐色柔毛，互生，侧生小叶歪斜，卵形或卵状长椭圆形，较小。春、夏间开花，总状花序，深紫色蝶形花萌发于叶腋，花大形，花轴被锈色柔毛，花萼宽钟形，5 齿裂，外被锈色柔毛，旗瓣近圆形。荚果剑形，扁平，长约 40 厘米，宽 3 厘米，种子间呈紧缩状，密被褐色刺毛，种子圆扁，坚硬，黑色。

采 收 期：秋季间采藤、根，洗净，切片，晒干备用。

药用部分：藤、根。

性味归经：味苦微甘，性温；入心、脾、肝、胃经。

功　　效：活血通络、强筋壮骨、祛风湿。

主　　治：风湿筋骨痛、肢节酸痛、麻木拘挛、血虚头晕、子
宫寒冷、筋骨酸痛、跌仆伤痛、白血球减少症、月
经不调。

用　　量：干品 3 ~ 5 钱，大剂可用 1 ~ 2 两。

用　　法：水煎服。

！使用注意

孕妇忌服。

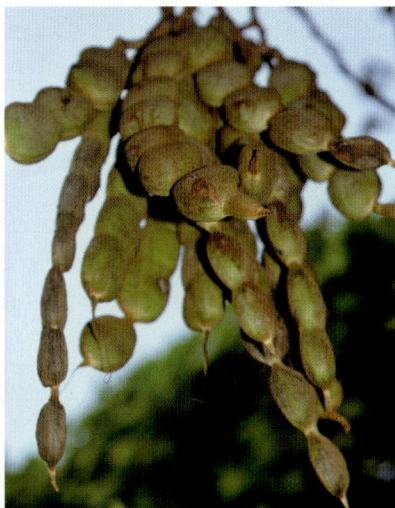

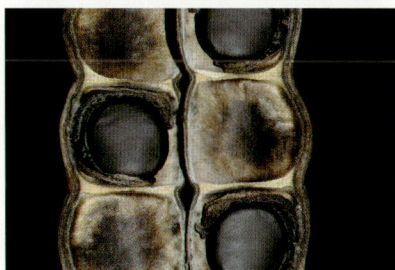

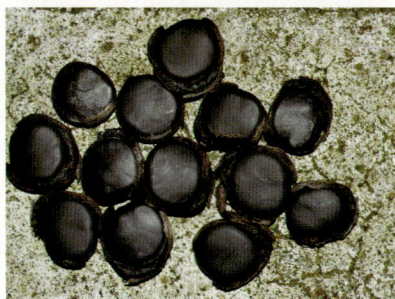

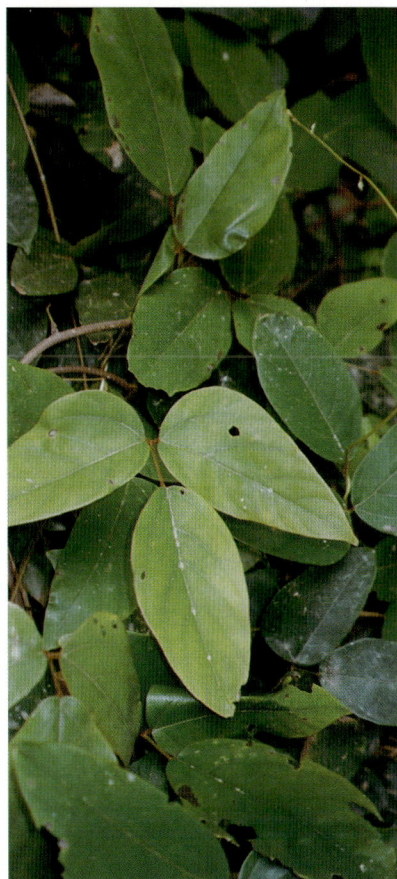

青草组成应用

风湿性关节炎

青草组成：
血藤8钱、五加皮5钱、威灵仙3钱、土细辛5分、络石藤5钱。

用法：
水4碗煎1碗，渣以水3碗煎8分，两次煎汤混合，早、晚各服一次。服用5日。

筋骨疼痛、跌打损伤

青草组成：
血藤根8钱、土牛膝5钱、骨碎补4钱、铁马鞭5钱、千斤拔1两、威灵仙3钱、千年健5钱。

用法：水3碗，酒3碗，煎2碗，早、晚各服1碗。

单纯性急性阑尾炎

青草组成：
血藤2两、蒲公英1两、香附5钱、咸丰草5钱。

用法：水5碗煎1碗，第二次水4碗煎8分，两次煎汤混合两次服。服用5日。

血虚头晕

青草组成：
血藤5钱~1两、枸杞子3钱、桑叶3钱、菊花3钱。

又方：大血藤7钱、当归5钱、土人参1两。用法：水煎两次服。

跌打损伤

青草组成：
血藤8钱、土杜仲根2两、土牛膝5钱。

用法：
水4碗，酒4碗，煎2碗，早、晚饭后各服1碗。服用8~15日。

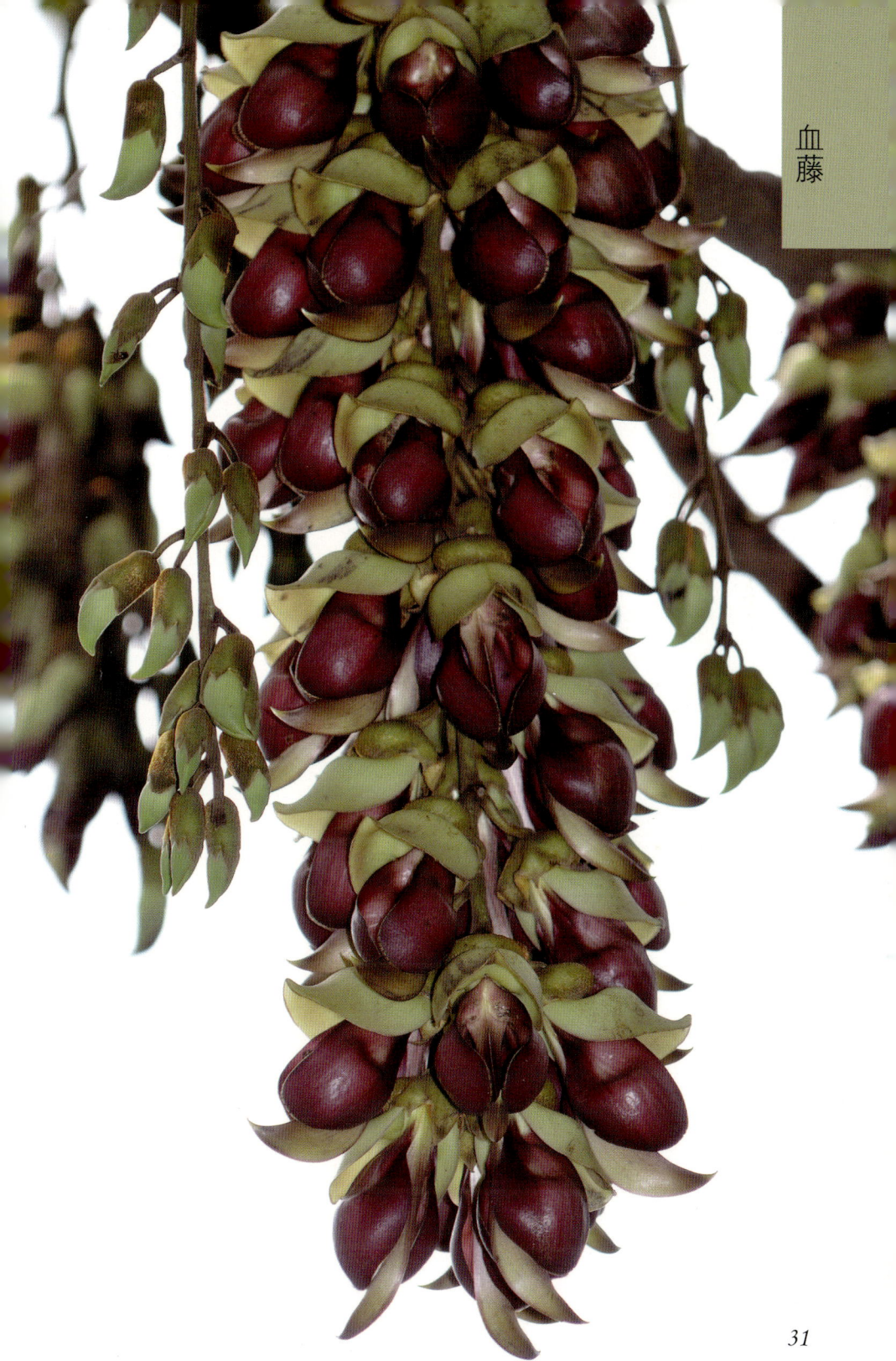

妇女经闭腹痛	**青草组成：** 血藤 8 钱、益母草 5 钱、泽兰 4 钱、香附 3 钱、土牛膝 3 钱、杜仲 5 钱。 **用法：** 水 4 碗煎 1 碗，渣以水 3 碗半煎 8 分，两次煎汤混合，早、晚各服一次。
胆道蛔虫病	**单方：** 血藤 1 两、米酒 1 碗。 **用法：** 水 2 碗，酒 1 碗，煎 1 碗半，分两次服，服 4 帖。
关节酸痛	**青草组成：** 血藤 5 钱、伸筋草 5 钱、虎杖根 5 钱、马鞭草 5 钱、掇鼻草 5 钱、络石藤 5 钱。 **用法：** 水煎 2 次，早、晚各服一次。
关节酸痛、四肢麻痹	**青草组成：** 血藤 3 钱、络石藤 1 两、伸筋草 1 两、丝瓜络 5 钱、威灵仙 3 钱。 **用法：** 水 2 碗半，酒 2 碗半，煎 2 碗，早、晚各服 1 碗。
中风后引起筋硬	**青草组成：** 血藤 5 钱、龙葵根 3 两、千斤拔 5 钱、黄藤根 1 两。 **用法：**水 5 碗，酒 1 碗，煎 2 碗。加猪排骨 4 两，炖烂，分两次服。

腰椎损伤	**青草组成：** 血藤5钱、土杜仲1两、虱母子5钱、桑寄生5钱、骨碎补4钱、红糖适量、米酒半碗。 **用法：** 水6碗煎2碗，去渣。加入红糖和米酒调匀后分两次服。服5～7日。
风湿 筋骨痛	**青草组成：** 血藤1两、五加皮1两、红骨掇鼻草根5钱、爬山虎5钱、威灵仙3钱。 **用法：** 水2碗半，酒2碗半，煎2碗，早、晚各服1碗。服5日。
妇女产后 恶露不尽	**青草组成：** 血藤1两、紫花益母草5钱、桃仁2钱、香蒿（又名青蒿）1两、茜草3钱、黑艾草3钱、紫草根3钱、红糖5钱。 **用法：** 水煎2次，去渣。加红糖调匀服。
脖子僵硬酸痛、 筋骨痛	**青草组成：** 血藤5钱、杠香藤2两、一条根1两。 **用法：** 水6碗煎2碗，加猪排骨4两，炖烂，分两次服，早、晚饭后各服一次。

耳钩草（解热利尿，消肿解毒，祛风清热）

科别：紫草科（Boraginaceae）

学名：*Heliotropium indicum* L.

英名： India heliotrope，Wild heliotropium

别名：金耳坠、狗尾虫、蟾蜍草、地丁、肺炎草、大尾摇、猫尾草、母交藤、大摇尾、蟾蜂草、鱿鱼草、虾蟆草、斑草、象鼻草、墨鱼须草、耳交草、蟑蟋草、鬓篦仔草、南蛮琉璃草、鲸鱼草、全虫草、象鼻癀、天芥菜、四角苏、钩头草、臭柠檬。

原 产 地：亚热带至热带地区。

分　　布：生于山野、荒地、斜地、斜坡、沟边、路旁草丛中，中国南方地区均有广泛分布。

形态特征：一年生草本植物，高30～80厘米，全株密生细毛。根圆柱形，干时黄褐色。茎直立，粗壮，多分枝，被糙伏毛。叶互生或近对生，具柄，卵形或卵状矩圆形，长3～8厘米，宽2～5厘米，两面被毛，基部钝形或稍尖而延至柄上，先端短尖或渐尖，钝锯齿缘或波状缘，叶面有皱纹状，形似蟾蜍，故又名蟾蜍草。春、夏季间开浅蓝紫色带白色花，穗状花序顶生或与叶对生，先端向外弯曲呈蝎尾状，花密生花轴上侧，由下部渐向上开放，萼片深裂，绿色，5枚，被毛，裂片线状披针形；花冠高脚碟状或盆状，5浅裂，先端钝圆，雄蕊5枚，浅蓝色或近白色。瘦果广卵形，熟时呈深褐色。花期4～7月，果期8～10月。

采 收 期：全年可采集，洗净，鲜用或晒干备用。

药用部分：全草和根。

性味归经：味苦微辛，性平（凉，苦甘，温平），有小毒；入
　　　　　肺、脾、肝、肾经。

功　　效：清热、利水、杀虫止痒。

主　　治：肺炎、肺积水、肺蓄脓、喘咳、咽喉肿痛、肺痈、
　　　　　酒后感冒、口腔糜烂、白喉、肝炎、睾丸肿痛、腹痛、
　　　　　痢疾、痈肿、感冒、腹水型血癌、肿瘤、肾脏病。

用　　量：鲜品5钱～2两，干品减半。

用　　法：水煎服；或加猪肉、鸡肉炖服。

！使用注意

体虚者不宜服用鲜汁，单用勿久服，孕妇忌服。

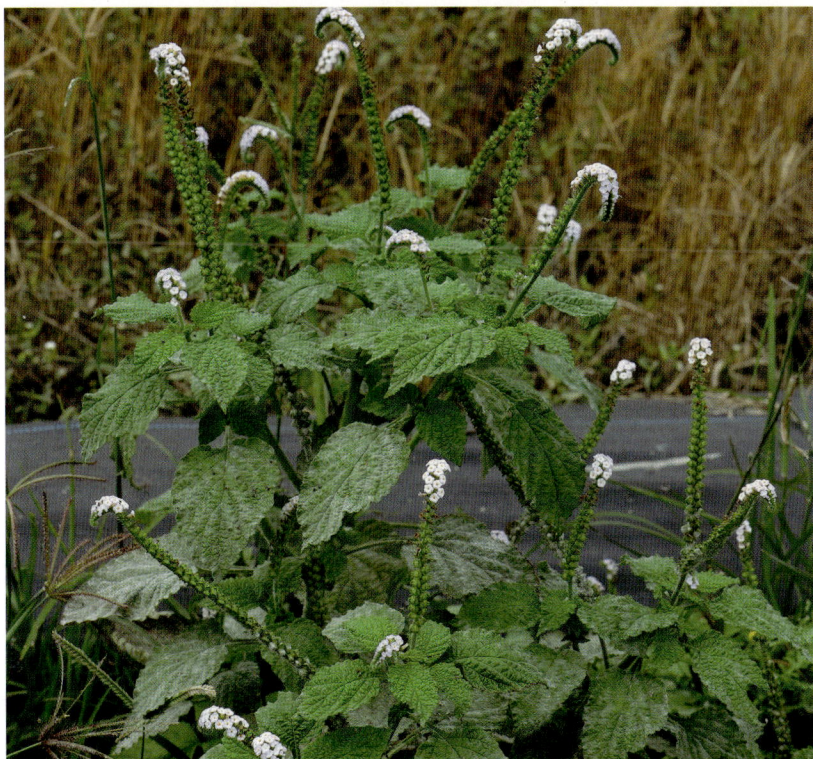

青草组成应用

肺炎、肺癌	**青草组成：** 鲜耳钩草 3 两、鲜小飞扬 2 两、猪瘦肉 5 两。 **用法：**第二次淘洗米水 8 碗，加猪瘦肉，共炖熟，分 2～3 次服。连服 7～20 日。
肺痈	**青草组成：** 耳钩草 1 两、红鸡屎藤 5 钱、爵床 5 钱、黄花蜜菜 5 钱、雷公根 5 钱、鱼腥草 1 两。 **用法：** 水 6 碗煎 2 碗，去渣。加猪排骨 4 两，炖烂，分两次服。
助发育方	**青草组成：** 耳钩草 7 两、红骨九层塔头 2 两、狐狸尾 1 两、火炭母草 7 两、茄冬根 7 两、猪瘦肉 5 两。 **用法：** 水 8 碗煎 2 碗，加猪瘦肉，炖烂，分两次服。
咽喉肿痛	**青草组成：** 耳钩草 5 钱、苦蘵 1 两、兔儿菜 1 两、马鞭草 1 两、草决明 5 钱、雷公根 1 两、酢浆草 5 钱、凤尾莲 5 钱。 **用法：** 水 8 碗煎 3 碗，分三次服。
小儿发育	**青草组成：** 耳钩草 1 两、火炭母草 1 两、红骨九层塔 2 两、猫尾射 1 两、牛筋草头 1 两、土鸡肉 5 两。 **用法：**水 3 碗，酒 3 碗，加鸡肉，炖熟，分两次服。

青草组成：

耳钩草 1 两、乌面马 1 两、红骨九层塔头 1 两、
猫尾射 1 两、红骨蚶壳草 1 两、火炭母草头 1 两。

**女孩发育
不良**

用法：

水 5 碗，米酒 1 瓶，煎 3 碗，加鸡肉 5 两，炖烂，
分次服。

备注： 本方适合 14、15 岁女孩用，月经洗净后再煎服。

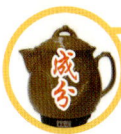

成分

耳钩草含有蟾蜍草碱、乙酰碱、酶、脂质、蛋白质
以及糖类等成分。

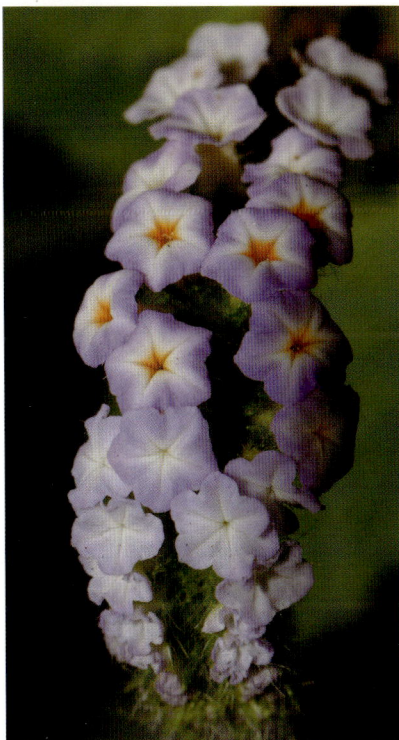

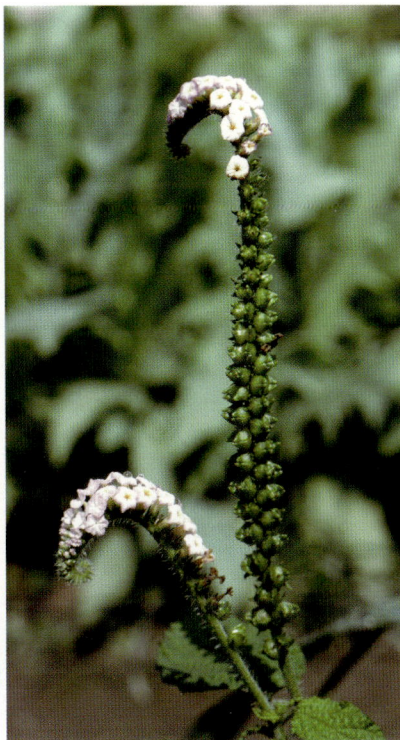

竹节蓼（清热解毒，散瘀消肿，拔毒止痛）

科别：蓼科（Polygonaceae）

学名：*Homalocladium platycladum*（F. V. Muell.）Bailey

英名：Centipede plant，Ribbon-bush，Wire vine

别名：蜈蚣草、蜈蚣竹、百足草、扁竹草、扁竹、扁节蓼、节节花、
对节蓼、鹅江草、大本蜈蚣草、观音竹、铁扭边、上石百竹、
飞天蜈蚣、扁竹花、斩蛇剑、鸡爪蜈蚣、对节草、竹节山草、
百脚山草、大本飞天蜈蚣、斑竹、寒忌竹、扁茎蓼。

原 产 地：新几内亚以及所罗门群岛。

分　　布：平野、村旁，多为民间栽培供观赏或药用。分布福
建、广东、广西等地。

形态特征：多年生草本植物，株高 1～3 米。茎基部圆柱形，
木质化，上部枝扁平，呈带状，宽 0.7～1.2 厘米，
深绿色，具光泽，有明显的细线条，节处略收缩。
叶互生于新枝节上，无柄；托叶鞘退化成线状，分

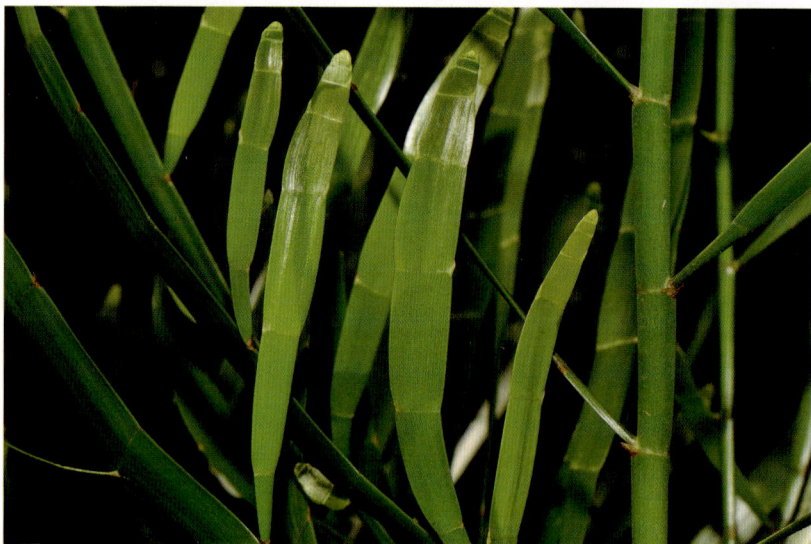

枝基部较宽，先端锐尖；叶片菱状卵形至披针形，长 0.4～2 厘米，宽 0.2～1 厘米，先端渐尖，基部楔形，全缘或在近基部有一对锯齿。花淡白色，小花为两性花，具纤细柄，簇生于节上；苞片膜质，淡黄棕色；花被 5 深裂，初为淡绿色，后渐变红；雄蕊 6～7 枚，花丝扁，花药白色，比花被短；雌蕊 1 枚，花柱短，3 枚，柱头分叉。瘦果三角形，平滑，包于肉质紫红色或淡紫色的花被内，呈浆果状。花期 9～10 月，果期 10～11 月。

采 收 期：全年可采。鲜用或晒干备用。

药用部分：全草。

性味归经：味甘、淡、酸、涩，性微寒；入心、肝、脾经。

功　　效：茎叶：清热利湿、消肿解毒。

主　　治：热病、蛇伤、蜈蚣咬伤、痈疽肿毒、带状疱疹、跌打损伤、慢性肾炎、牙床疔、心热目赤。

用　　量：鲜品 1～2 两，干品 5 钱～1 两。

用　　法：水煎服；捣烂外敷。

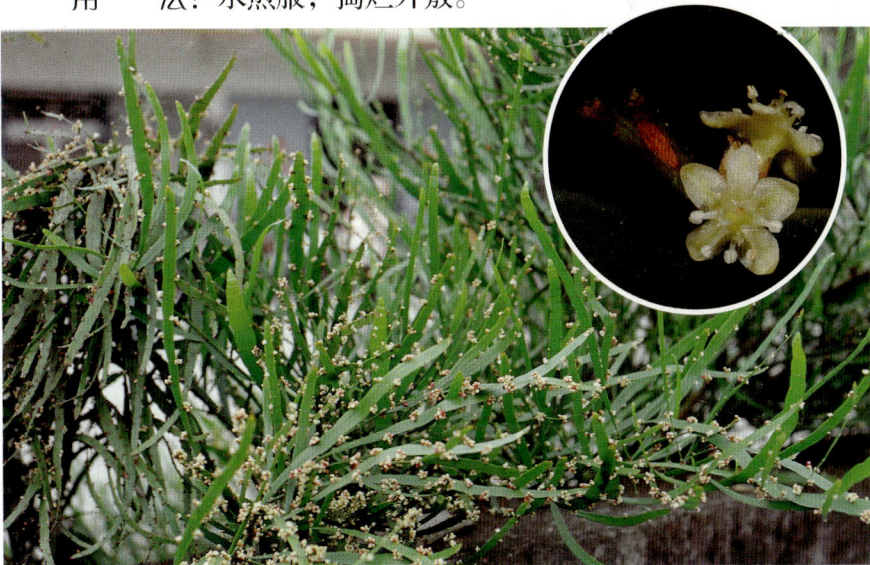

青草组成应用

肿瘤、无名肿毒	**青草组成：** 竹节蓼5钱、白茉莉花头1两、白花蛇舌草1两、半枝莲6钱、南岭荛花6钱、大飞扬5钱、红骨蛇5钱、别解亮5钱。 **用法：** 水8碗煎2碗，早、晚饭后各服1碗。
慢性肾脏病	**青草组成：** 竹节蓼5钱、腰子草5钱、大飞扬1两、盘龙参6钱、茄冬根5钱、黄花蜜菜1两、甜菊2钱。 **用法：** 水8碗煎3碗，分三次服。
心热目赤、面赤、利水等症	**青草组成：** 竹节蓼5钱、珠仔草5钱、马蹄金1两、夏枯草5钱、九层塔5钱、遍地锦5钱。 **用法：** 水6碗煎2碗，分两次服。
牙床疔	**青草组成：** 竹节蓼1两、红骨掇鼻草头1两、狗头芙蓉5钱、别解亮5钱、铁马鞭5钱。 **用法：** 水6碗煎2碗，分2～3次含漱或含服（或红骨掇鼻草头切片浸泡汤圆醋含于患处）。
蜈蚣咬伤	**单方：** 鲜竹节蓼5钱～1两。 **用法：** 捣烂，外敷伤口周围，曝露伤口使毒液流出畅通。

跌打损伤

单方：
鲜竹节蓼 16 钱、米酒 1 瓶。

用法：
先将鲜竹节蓼洗净，加入米酒 1 瓶，煎成 1 碗半，分两次服。另以渣捣敷伤处。

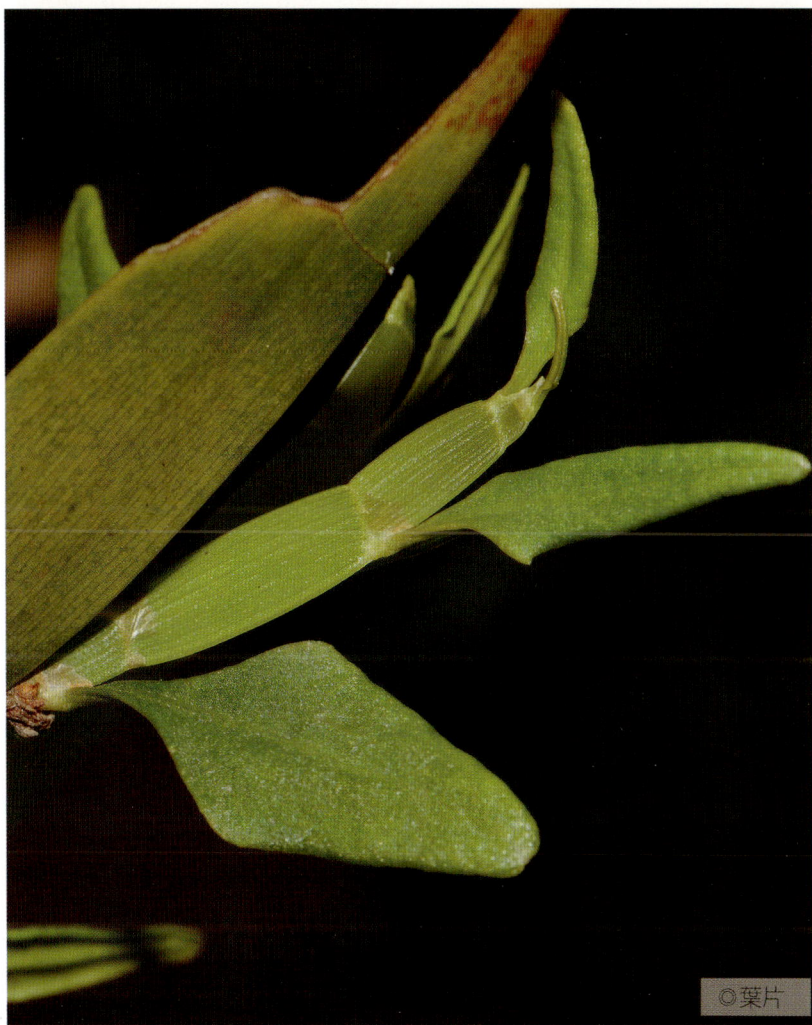

◎葉片

羊蹄 （凉血止血，杀虫通便，清热解毒）

科别：蓼科（Polygonaceae）

学名：*Rumex joponicus Houtt.*

英名：Wild spinach

别名：羊蹄根、土大黄、土大黄根、牛舌大黄、壳菜头、野菠菜、壳菜根、牛西西、牛舌头、羊舌头、雪糖菜、猪耳朵、秃头草、大头王、牛舌菜、壳菜、金荞、败毒菜、牛舌锅、本大黄、羊蹄叶、山壳菜。

原 产 地：欧洲。

分　　布：常见于低海拔的平野、山区，多生长在土壤肥沃、水分供应不缺的溪边、田埂、沟旁、废耕地、果园以及道路两旁。全国各地均有分布。

形态特征：多年生草本植物，株高 0.3 ~ 1 米。全草无毛，茎直立，通常不分枝或分枝较短。根粗大，黄棕色，味苦。叶互生，薄纸质，披针形至长圆形；根生叶丛生，长 12 ~ 30 厘米，宽 4 ~ 8 厘米，基部多为楔形，具波状缘；茎生叶较根生叶小，向上渐小，先端急尖，基部圆形、截形以至楔形，边缘波状皱摺，两边无毛。春、夏间开黄色或淡绿色小花，腋生，花多朵成束，并由多数稠密的花束组成总状花序，复排为狭长的圆锥花序，花序上杂生有叶，花两性，花被 6 裂，排为 2 轮，内面 3 枚在结果时增大呈卵圆形，顶端钝，基部心形或截平，边缘有不整齐的齿牙，每个裂片的背部有一长圆状的小瘤状突起；雄蕊 6 枚，柱头 3，呈画笔状。瘦果三棱形，具卵圆形翅，熟时棕色，表面光滑。

采 收 期：夏、秋季间采集。洗净，鲜用或晒干。

药用部分：根、全草。

性味归经：味苦、酸，性寒（凉），有小毒；入肝、脾、胃、心经。

功　　效：利湿、利胆、消肿退癀、健脾开胃、泻火、泄热通便、抗菌、止痒。

主　　治：急性肝炎、慢性气管炎、肺热咳血、吐血、鼻衄、痔血、功能性子宫出血、白血球减少性紫癜症、大便秘结、皮肤病、肛周炎、无名肿毒、淋浊、黄疸、痈肿、头虱白屑、疥疮、顽癣。

用　　量：干品 3～5 钱，鲜品 5 钱～1 两半。

用　　法：水煎服；磨汁或捣烂外敷；煎水薰洗患处；磨汁调醋涂抹患处。

！ 使用注意

有部分患者服用羊蹄后有轻泻反应，但约一星期后就会消失。脾虚泄泻者忌服；老人家气虚性便秘者慎用。

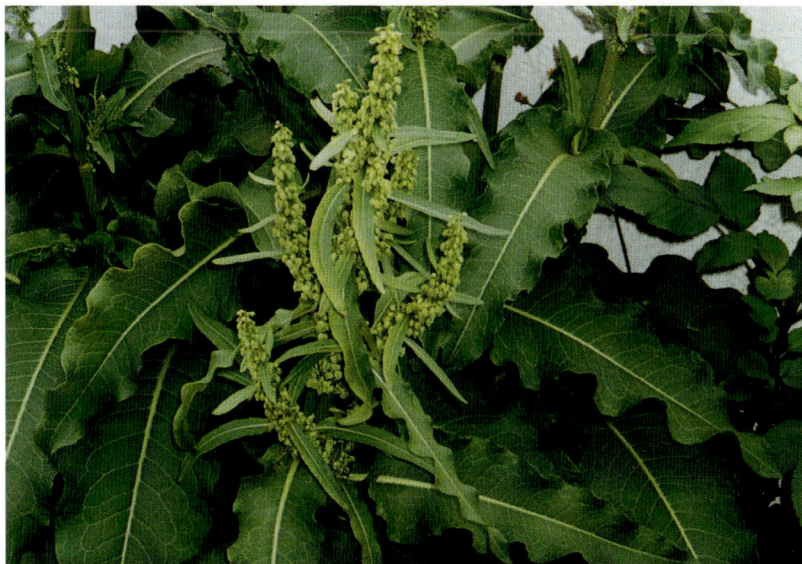

青草组成应用

血小板减少性紫癜症	**青草组成：** 羊蹄根 5 钱、红枣 1 两。 **用法：** 水煎服。可使血小板增加。
咽喉部息肉	**青草组成：** 羊蹄叶 1 两。 **用法：** 水 3 碗煎浓汁，频频含漱。
便秘发热	**青草组成：** 鲜羊蹄（全草）5 钱～ 1 两。 **用法：** 水煎两次服。
妇女崩漏、便血、吐血、咯血、流鼻血	**青草组成：** 鲜羊蹄根 5 钱～ 1 两（服后会有轻泻反应）。 **用法：** 水煎，分 2 ～ 3 次服。
跌打损伤（外敷方）	**青草组成：** 鲜羊蹄根 2 两、米酒适量。 **用法：** 鲜羊蹄根捣烂，加适量米酒炒热敷伤处。
皮肤癣（外用方）	**青草组成：** 鲜羊蹄 1 两、鲜白鹤灵芝草 4 两、鲜乳仔草 1 两、高粱酒 1 瓶。 **用法：** 上药洗净，去除水分后浸泡 10 ～ 15 日，使用时取药液涂抹患癣处。

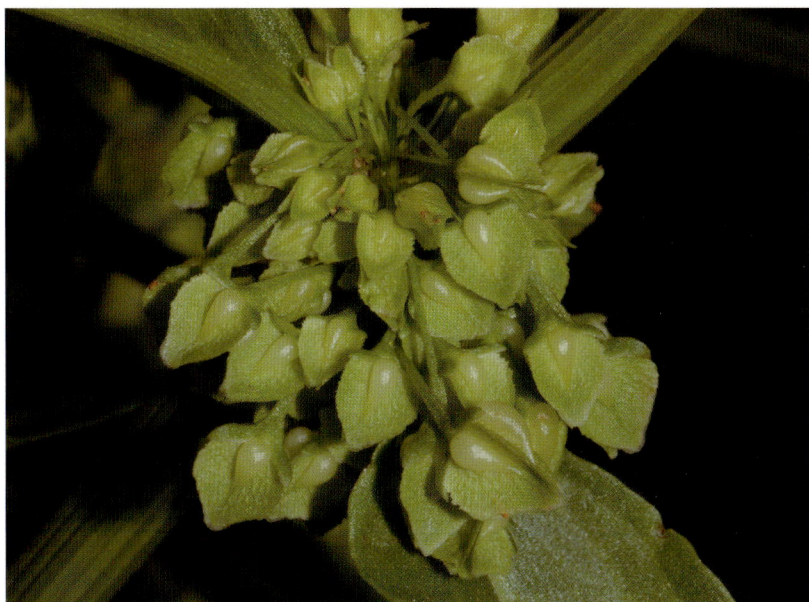

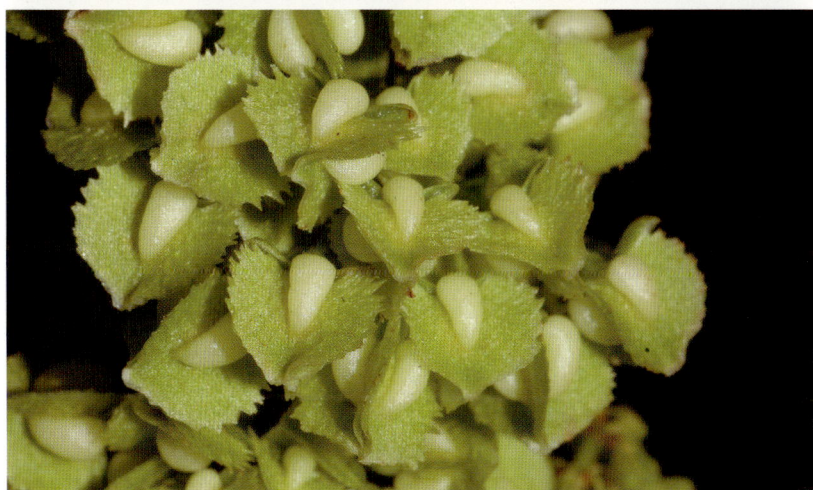

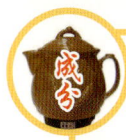

羊蹄含有大黄酚、大黄素、蒽醌类化合物、鞣质、草酸钙等。

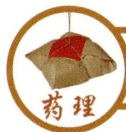

羊蹄煎剂对小鼠可缩短凝血时间，有止血作用。

头部搔痒、头皮屑（外敷方）	**青草组成：** 鲜羊蹄全草 1 两、盐少许。 **用法：** 羊蹄洗净，捣烂，加入盐少许槌出汁涂抹头部，一日数次。
皮肤炎、湿疹、癣、急性乳腺炎、外痔发炎、疖肿	**青草组成：** 鲜羊蹄 2 两（外敷方）。 **用法：** 水煎外洗，或捣敷患处。
肛门周围炎（消化道的下口，粪便排出体外的部位）	**青草组成：** 鲜羊蹄根 5 钱～1 两半、红糖 5 钱。 **用法：** 水煎去渣，加入红糖调匀，分次服。
白喉、咽喉炎	**青草组成：** 鲜羊蹄 1 两、鲜酢浆草 1 两。 **用法：** 洗净，捣汁频频含服。
湿疹、疥癣	**青草组成：** 羊蹄根 3 钱、大叶桉叶 2 钱、硼砂 5 分。 **用法：** 先将羊蹄根和大叶桉叶共研末，加入硼砂调匀，与菜子油调涂患部。
白秃头、疥癣（外用方）	**青草组成：** 鲜羊蹄 1 两、食用醋适量。 **用法：** 磨汁后调醋，涂抹患处，一日数次。

热结便秘	**青草组成：** 羊蹄 5 钱、山芝麻 5 钱、黄肉川七 3 钱。 **用法：** 水煎，分两次服。
阴囊湿疹 （外洗方）	**青草组成：** 羊蹄根 5 钱、苦楝树二层皮 2 两、扫帚子（地肤子）5 钱、野茴香（蛇床子）1 两。 **用法：** 煎水薰洗患处，一日两次。
头虱白屑、 痈肿	**单方：** 鲜羊蹄叶 1 两（洗净）。 **用法：** 捣烂，外敷患处。
顽癣、 疥疮	**单方：** 鲜羊蹄根 1 两、食用醋少许。 **用法：** 将鲜羊蹄洗净，磨汁调醋涂抹患处。
痔疮	**简方：** 鲜羊蹄 8 钱、青壳鸭蛋 1 个、麻油少许。 **用法：** 先将鲜羊蹄洗净，用麻油炒热后，加入水 3 碗，炖青壳鸭蛋，分 2 ~ 3 次服。
汗斑、 顽癣	**简方：** 鲜羊蹄根适量、醋少许。 **用法：** 将鲜羊蹄根洗净，切片，蘸醋外擦患处。

艾草 （温气血，逐寒湿，温经止痛，止血安胎）

科别：菊科（Compositae）

学名：*Artemisia princeps* Pamp. var. *orientalis*（Pamp.）Hara

英名：Artemisias，Asiatic wormwood

别名：医草、祈艾、艾蒿、艾叶、艾根、艾、五月艾、艾绒、生艾、
白艾、白蒿、端午艾、野艾蒿、灸草、饼草、家艾。

原 产 地：中国大陆、蒙古、朝鲜半岛、西伯利亚、台湾等（东
欧及西亚）。

分　　　布：中低海拔丘陵、荒地、山野、村落旁以及平原有水
的田野。全国各地均有分布。

形态特征：多年生草本植物，株高 60 ~ 120 厘米，全株具浓
烈香气。主根明显，侧根多，地下有根茎稍粗短，
直立或斜向上；地上茎直立，褐色或上部微带红
色，纵棱明显，分枝多，开展或稍开展，全株被灰
白色绒毛。叶互生，叶片卵状椭圆形，羽状深裂，
叶缘有粗锯齿，表面布有白色腺点，背面则密生白
毛。花期 9 ~ 11 月，头状花序卵形、长卵形或宽
卵形，多数，排列于枝顶或叶腋，花小，具短梗及
小苞叶，直立，黄色或淡褐色，总苞卵圆形，边
花雌性，4 ~ 8 朵，心花两性，8 ~ 12 朵。果期
10 ~ 12 月，瘦果长椭圆形、无冠毛。

采 收 期：夏、秋季间采集，5 ~ 6 月取地上部分，阴干备用。

药用部分：全草。艾叶和艾根。

性味归经：根：味苦，性微温。叶：味苦、辛，性温，有小毒；入肝、脾、肾经（干叶捣成艾绒，可作灸料）。艾实：味苦、辛，性热。

功　　效：温经止血、散寒除湿、安胎、调经。止血炒炭用。

主　　治：叶：月经不调、崩漏、经闭、神经痛、关节痛、胸痛、跌打损伤、胎动不安、心腹冷痛、泄泻转筋、久痢、下血、衄血。根：头痛、腹水、肠炎、痢疾。

用　　量：干艾草 3 ~ 5 钱，艾叶 1 ~ 3 钱。

用　　法：水煎服；煎水洗澡。

使用注意

阴虚血热者慎用。艾草煎水洗澡，可祛除小儿受惊。

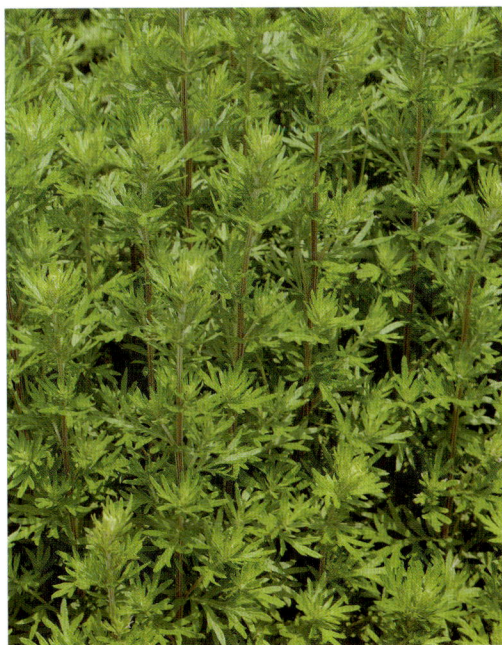

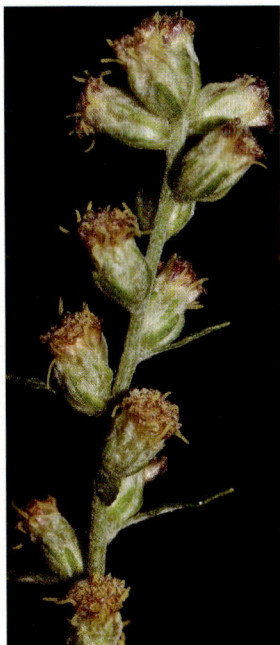

艾草

青草组成应用

子宫虚寒不孕	**青草组成：** 艾草根5钱、红骨九层塔头5钱、益母草8钱、白肉豆根1两、白龙船花头1两、猪小肠2尺长。 **用法：** 水6碗煎2碗，去药渣。加猪小肠，炖烂，分两次，早、晚饭前各服一次。
妇女血崩	**青草组成：** 艾叶3钱、山茶仔头5钱、鲜侧柏叶5钱、黑地榆3钱。 **用法：** 水煎两次服。
妇女血崩	**简方：** 鲜艾草心叶1两、丝瓜络1两、米酒适量。 **用法：** 将艾草洗净后捣碎，丝瓜络烧成灰，共放入茶杯里，冲温热酒服。
子宫出血	**青草组成：** 黑艾叶3钱、侧柏叶5钱、生地4钱、陈棕炭3钱、黑蒲黄3钱、黑地榆3钱、紫草根3钱。 **用法：** 水煎两次服。
妇女阴痒症	**青草组成：** 艾叶1两、蛇床子5钱、白藓皮3钱、白矾3钱。 **用法：** 将艾叶、蛇床子、白藓皮共研粗末（包煎），加水煮好时，放入白矾溶化，调匀，薰洗患处。

习惯性流产	**简方:** 老枝艾叶 5 钱（用清水洗净）、鸡蛋 1 个。
	用法: 将艾叶和鸡蛋同放入瓷器锅内，加水煮熟，吃蛋。
	备注: 从妇产科医师确诊后开始，每日一次，连服 1 星期。以后每月定期吃一次，每次吃鸡蛋 2 个。
肠炎、痢疾	**青草组成:** 艾草 5 钱、红乳仔草 1 两、蚶壳草 5 钱、凤尾草 5 钱。
	用法: 水 5 碗煎 2 碗，去药渣。加黑糖调匀，分 2 ~ 3 次服。
调经止痛（肝气郁结引起的月经不调、经痛）	**青草组成:** 艾叶 3 钱、香附 4 钱、当归 3 钱、白芍 4 钱。
	用法: 水煎两次，早、晚各服一次。
虚寒性痛经	**简方:** 艾叶 3 钱、香附 4 钱、红糖适量。
	用法: 水煎，加红糖调服。
月经失调、经来延迟、有紫色块、腹部胀痛	**青草组成:** 艾草 2 钱、香附 3 钱、乌药 2 钱、川芎 2 钱、白花益母草 4 钱、炒白芍 3 钱、当归 3 钱。
	用法: 水煎两次，早、晚各服一次。

青草组成应用

功能性子宫出血、产后出血症	**青草组成：** 艾叶炭 8 钱、蒲公英 5 钱、蒲黄 5 钱。 **用法：** 水 4 碗煎 1 碗，第二次煎用水 3 碗煎 8 分，将两次煎汤混合，分两次服。
头风痛	**青草组成：** 艾草根 5 钱、七叶埔姜 1 两、土牛膝 5 钱、红骨鸡屎藤 5 钱、牛乳埔 1 两、山烟草 5 钱、乌骨海芙蓉 1 两、大风草 5 钱、芡实 1 支。 **用法：** 水 8 碗煎 2 碗，早、晚饭前各服 1 碗。
脚麻无力	**青草组成：** 艾根 2 两、牛筋草头 2 两、葱白根 2 两、紫茎牛膝 1 两。 **用法：** 米酒 3 瓶，和四味草药共煮沸，蒸气薰蒸患处。每次半小时，一日数次，药汤可连续使用。
月经不调、腹痛、闭经（属虚寒症者）	**青草组成：** 艾叶 1.61 钱、香附 2.4 钱、当归 2.4 钱、丹参 12.4 钱、益母草 2 钱。 **用法：** 水煎，分两次服。

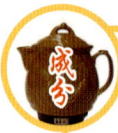

艾叶含有挥发油（即艾叶油），油中含有桉叶素、β-石竹烯、松油烯醇等，油中的主要成分为苦艾素。

艾叶炒鸡蛋

◎原料 艾叶5克，鸡蛋2个，红椒5克

◎调料 盐、鸡粉各1克，食用油适量

◎做法

1.洗净的艾叶稍稍切碎。2.洗好的红椒切开去籽，切成丝。3.鸡蛋打入碗中，加入盐、鸡粉。4.搅散，制成蛋液。5.用油起锅，倒入蛋液，稍稍炒拌。6.放入切好的艾叶、红椒。7.将食材炒约3分钟至熟。8.关火后盛出菜肴，装盘即可。

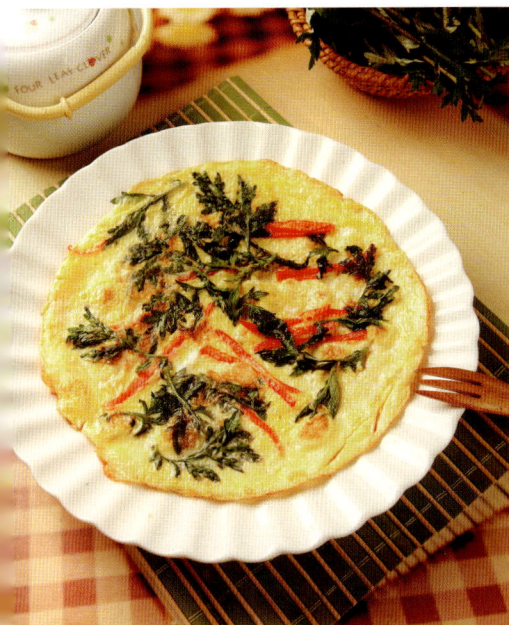

艾叶鸡蛋汤

◎原料 去壳熟鸡蛋2个，艾叶8克

◎调料 红糖20克

◎做法

1.砂锅中注入适量清水，倒入艾叶，拌匀。2.稍煮片刻至水沸腾。3.放入去壳熟鸡蛋，拌匀。4.加盖，大火煮开转小火煮15分钟至析出有效成分。5.揭盖，加入红糖。6.搅拌片刻至入味。7.关火，盛出煮好的鸡蛋汤，装入碗中即可。

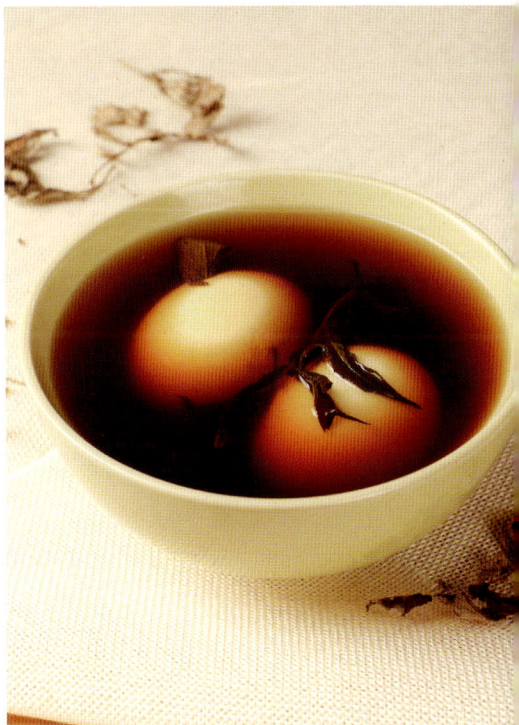

艾纳香 （祛风除湿，温中活血，散瘀消肿）

科别：菊科（Compositae）

学名：*Blumea balsamifera*（L.）DC. var. *microcephala* Kitamura

英名：Balsamiferous blumea，Balsam blumea

别名：大风草、大风艾、大风叶、冰片艾、牛耳艾、大枫草、大丁癀、
大黄草、白手龙脑，盖手香、三稔草、枫草、冰片叶、再风艾、
大艾、大骨风、真金草、土冰片、艾粉、叶下香、山大艾。

原 产 地：亚洲热带的中国大陆西南部、海南岛、马来西亚、
印度。

分　　布：中国南方旷野、村边、路旁、山区种植颇多。

形态特征：多年生直立木质状草本或亚灌木，全株密被黄白色
绒毛或绢毛，株高1～3米。茎直立，木质化，多
分枝。单叶互生，具香气，叶片椭圆形或椭圆状披
针形，长10～25厘米，宽2～8厘米，先端短尖，
边缘具不规则锯齿，叶面绿色有短柔毛，叶背密被
银白色绒毛。3～7月开花，顶生头状花序较小，
排列成伞房状；管状花黄色，边花为雌性，多数；
心花为两性花，花冠管状，先端5裂；雄蕊5枚，
伸出管口之外；雌蕊1枚，柱头2裂。瘦果有10棱，
被绒毛，顶端有淡白色冠毛1轮。果期5～8月。

采 收 期：夏、秋间采叶，品质较好。洗净，晒干备用。

药用部分：全草，根和嫩枝。

性味归经：味辛、微苦，性微温，有小毒；入肺、胃经。

功　　效：根：祛风活血、发汗解热。

枝叶：祛风除湿、温中活血、发汗、祛痰、杀虫。

主　治：根：感冒、咳嗽、百日咳、支气管炎、风湿痛、跌打瘀痛、神经痛、产后头风、产后骨痛、痛经、腹痛、腹泻、风湿性关节炎。

枝叶：跌打损伤、筋骨酸痛、手脚骨节痛、腹痛肠鸣、腹胀、寒湿痢疾、湿疹、皮肤炎、痛经。

用　量：干品5钱~2两。

用　法：水煎服。

！ 使用注意

虚热者慎用（本品为客家产妇用来煮水沐浴必需品，产妇可用艾纳香1把煮水洗澡。可祛风、预防偏头痛以及伤风感冒）。

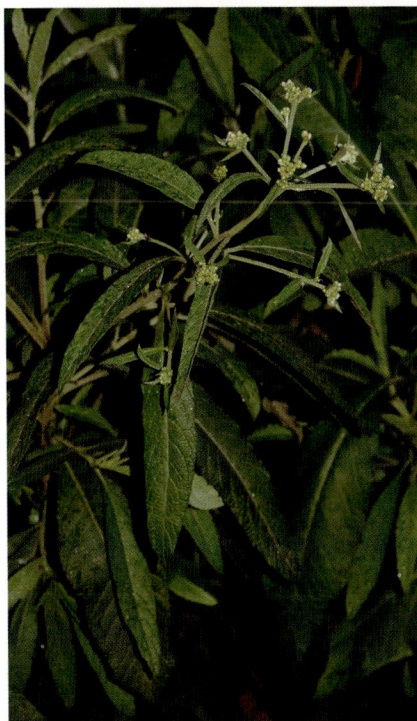

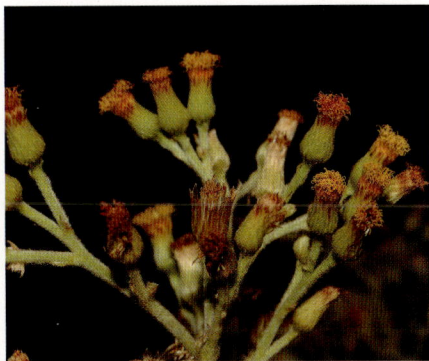

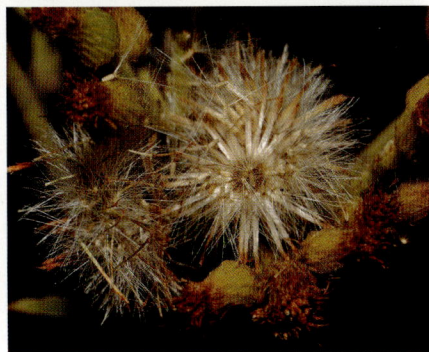

青草组成应用

感冒引起筋骨酸痛

青草组成：

艾纳香头 1 两、水蜈蚣草 1 两、别解亮 5 钱、火炭母草头 1 两、红骨蛇 5 钱。

用法：水 8 碗煎 2 碗，早、晚各服 1 碗。

风湿症

青草组成：

艾纳香头 1 两、番仔刺头 1 两、小本山葡萄 1 两、红骨蛇 5 钱、红骨茄冬根 5 钱。

用法：水 8 碗煎 2 碗，早、晚饭后各服 1 碗。

妇女月内风

青草组成：

艾纳香头 1 两、黄金桂 5 钱、红水柳 1 两、走马胎 1 两、牛港刺头 5 钱、鸡肉 4 两。

用法：水 3 碗，酒 3 碗，煎 2 碗，去药渣。加鸡肉炖烂，分两次饭后服。

脑神经痛

青草组成：

艾纳香头 5 钱、白埔姜头 5 钱、艾头 5 钱、黄菊花 3 钱、夏枯草 4 钱、冬虫夏草 3 钱、川芎 3 钱、猪脑 1 个（去红筋）。

用法：

水 3 碗，酒 3 碗，与猪脑共炖烂，分两次服。

鹤膝风关节肿大

青草组成：

艾纳香头 1 两、红九螺 1 两、猪屎豆 1 两、别解亮 1 两、黄金桂 1 两、满山香 5 钱。

用法：水 3 碗，酒 3 碗，煎 2 碗。加猪排骨 4 两，炖烂，分两次服。

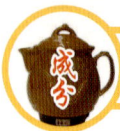

艾纳香含有挥发油，主要成分为左旋龙脑。

头风痛	**青草组成：** 艾纳香头 1 两、钩藤 5 钱、鸡屎藤 1 两、七叶埔姜头 1 两、响耳草 1 两、抹草头 5 钱、红藤 5 钱、两面针 5 钱。 **用法：** 水 4 碗，酒 4 碗，煎 2 碗，加芡实 1 支，炖烂，分两次服。
遍身酸痛症	**青草组成：** 艾纳香头 1 两、番仔刺头 1 两、络石藤 5 钱、海风藤 5 钱、软枝棺梧 1 两、鸡屎藤 1 两、芙蓉头 5 钱、威灵仙 3 钱、两面针 3 钱。 **用法：** 水 4 碗，酒 4 碗，煎 3 碗，加猪排骨 21 两，炖熟，分三次服。
头痛	**青草组成：** 艾纳香头 1 两、千斤拔 1 两、乌骨海芙蓉 1 两、青山龙 8 钱、风藤 8 钱、猪脑髓。 **用法：** 水 8 碗煎 2 碗，加猪脑髓炖烂，早、晚各服一次。
月内风	**青草组成：** 艾纳香头 1 两、金合欢根 1 两、走马胎 8 钱、风藤 8 钱、小金樱 5 钱、猪瘦肉 4 两。 **用法：** 水 6 碗煎 2 碗，加猪瘦肉，炖熟，分两次服。
妇女痛经、经闭腹痛	**青草组成：** 艾纳香根 1 两、白花益母草 8 钱、红藤 8 钱、香附 3 钱。 **用法：** 水 5 碗煎 2 碗，分两次服。

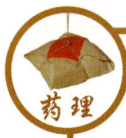

药理 艾纳香提取物对动物有降压、扩张血管以及抑制交感神经的作用，浸剂也能利尿。

朱蕉 （清热凉血，止血消炎，祛瘀止痛）

科别：龙舌兰科（Agavaceae）

学名：*Cordyline fruticosa*（L.）A.Cheval

英名：Cordyline terminalis

别名：红竹、朱竹、红叶铁树、观音竹、红竹叶、朱蕉叶、紫千年木、铁树、千年木。

原　产　地：中国大陆、印度、马来西亚。

分　　　布：多为人工栽培，常被栽培作为庭园观赏植物。分布于我国南部热带地区。

形态特征：常绿性灌木，株高 1～4 米。茎单一，直立，少分枝，修长细杆状，表面平滑，茎面环纹明显。单叶互生，丛生于茎顶，全缘，叶形为披针形或椭圆形披针形，先端尖锐，叶大小依品种而异，长 10～40 厘米；叶面颜色依品种而不同，有绿色、淡红、暗紫或淡红与黄色相间；叶面平滑，厚纸质，中肋明显，叶柄长 5～50 厘米；春季新生的叶片最美，色彩红艳，老叶则逐渐暗淡。春季开花，自叶腋萌发出许多绿色、白色、微黄色、红色或紫色的小花，呈三角状圆锥花序。果实为球形浆果，熟时红色。

采　收　期：根、叶全年可采；春、夏间采花，晒干备用。

药用部分：叶、根、花。药用以叶为主。

性味归经：叶：味甘淡，性凉；入肝、肺经。

种　　　子：味苦涩，性平，有毒。

功　　　效：叶：清热、止血、散瘀止痛、止咳。种子：消炎、

止血、通经、祛痰止咳、消化系统障碍。花：止
血、祛痰。

主　　治：吐血、便血、肺结核咯血、尿血、痔疮出血、月经
过多、先兆流产、肠炎菌痢、跌打肿痛、风湿骨
痛、紫癜症、胃出血、肝病。叶治咳嗽。

用　　量：干根 1~2 两，干叶 3~5 片，鲜叶 1~2 两，干
花 3~5 钱。

用　　法：水煎服。

！使用注意

妇女月经过多者，用量不宜过大，以免引起闭经。

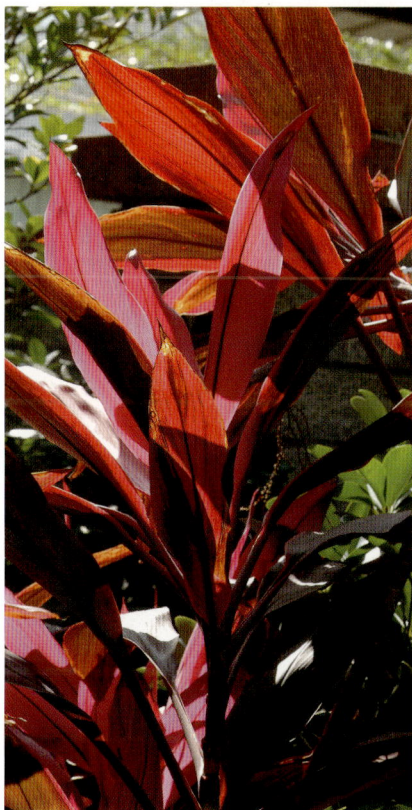

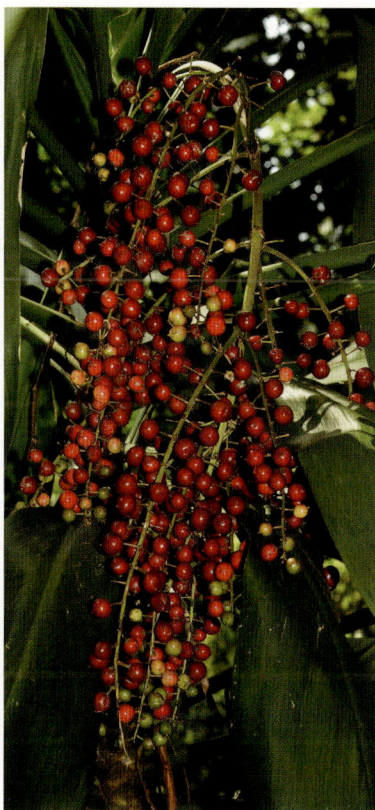

青草组成应用

吐血和祛伤解郁、中气不顺	**单方：** 朱蕉根 5 钱～1 两、猪瘦肉 2 两。 **用法：** 加水炖熟服（祛伤解郁、中气不顺者，炖冰糖服）。
肺结核	**青草组成：** 朱蕉根 5 钱～1 两、白龙船花根 2 两、猪瘦肉 2 两。 **用法：** 水 5 碗，酒 1 碗，加肉炖烂，分两次服。
血小板减少性紫癜	**青草组成：** 朱蕉叶 5 钱、白茅根 1 两、仙鹤草 1 两。 **用法：** 水 6 碗煎 2 碗，分两次服。
痨伤吐血、鼻衄、咳嗽	**简方：** 朱蕉叶 5 钱～1 两、蚌兰叶 1 两、猪瘦肉 3 两。 **用法：** 第二次淘米水 6 碗煎 2 碗，去渣。加猪瘦肉，炖烂，分两次服。 **备注：** 米泔水有健脾胃、助长药力、迅即驱散邪气的功效。
肠炎痢疾	**青草组成：** 朱蕉干根 1 两、石榴皮 5 钱、鲜马齿苋 2 两、红糖 1 两。 **用法：** 水 6 碗煎 3 碗，去渣。加红糖溶化调匀，分三次服。连服 3～5 日。

咳嗽	**青草组成：** 朱蕉叶5钱、黄花蜜菜1两、蚌兰叶5钱、红田乌草5钱、十药1两。（后下煎10分钟） **用法：** 水6碗煎2碗，分两次服。
腹痛	**青草组成：** 朱蕉叶10片。 **用法：** 煮水，当茶饮。
胆结石	**青草组成：** 朱蕉叶3钱、化石树5钱、猫须草5钱、丁竖杇1两、林投根5钱、雷公根1两、水丁香1两、腰子草4钱、冰糖1两。 **用法：** 水8碗煎3碗，去渣。加冰糖炖溶化，当茶饮。
肾脏炎脚肿	**青草组成：** 朱蕉叶5钱、丁竖杇1两、牛乳埔1两、水丁香1两、雷公根1两、车前草8钱、白茅根5钱。 **用法：** 水8碗煎3碗，当茶饮。

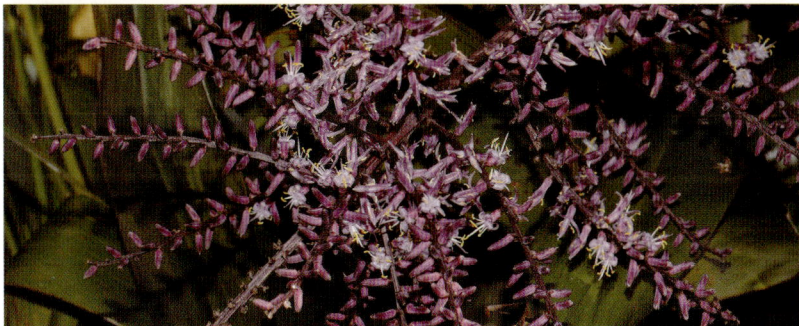

杠香藤 （祛风解表，舒筋活络，降火利尿，清热平肝）

科别：大戟科（Euphorbiaceae）
学名：*Mallotus repandus*（Willd.）Muell. -Arg.
英名：Creepy mallotus
别名：桶交藤、桶钩藤、粪箕藤、攀高藤、石岩枫、山龙眼、黄豆树、大力王、倒挂金钩、万子藤、舒力起、犁头柴、倒金钩、青倒钩、木贼枫藤、万刺藤、犁头枫、千香藤、岩桐麻、黄豆树、青钩旱、闹钩、加吊藤、狂枸藤、马面草、木本蕹菜黄、木梗犁头尖、大叶牛奶香、六角枫藤、糠木麻、倒挂茶、钩藤。

原 产 地：中国南部、马来西亚、印度、菲律宾以及澳洲等地。

分　　布：生于山坡裸岩旁或石砌上，常缘石蔓生，喜石灰质土壤。分布江苏、安徽、浙江、湖北、湖南、四川、陕西、福建、台湾、广东等地。

形态特征：常绿蔓性灌木，有时藤本状，长可达10米以上，全体密被黄色星状柔毛。叶互生，菱状椭圆形、三角卵形或卵形，长9～12厘米，宽3～5厘米，先端渐尖，基部圆、截平或稍呈心形，全缘，两面被毛，具长柄，叶柄长2.5～4厘米；春、夏间开黄绿色小花，花单性，雌雄异株；雄花呈穗状总状花序，簇生叶腋间，单一或分枝，花萼3裂，密被黄色茸毛，具雄蕊多数；雌花序顶生或腋生，单生，萼3裂。蒴果球形，被锈色茸毛；种子黑色，微有光泽，球形，直径约0.3厘米。

采 收 期：全年可采集。洗净，切片，晒干备用。

药用部分：根、茎、叶（本品有红骨和白骨两种）。

性味归经：味甘微苦，性凉；入血分、气分、行十二经。

功　　效：根：祛风解热、行血、止痛、杀虫、止痒、降火、利尿。叶：杀虫、驱蛔虫。

主　　治：根茎：肝炎、伤风感冒、慢性溃疡、风湿肿痛、头晕痛、肾脏病、跌打损伤、风湿病、腰骨酸痛、坐骨神经痛、牙痛。叶：皮肤痒症、疮疖、绦虫。全草：治肝炎、蛇伤。

用　　量：干品5钱~3两。

用　　法：水煎服。

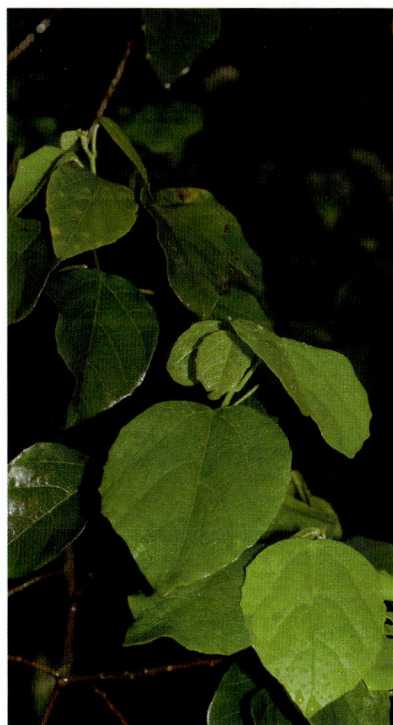
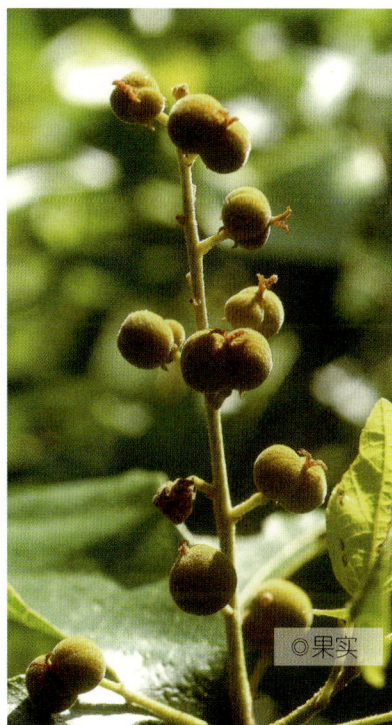

◎果实

青草组成应用

严重尿酸	**青草组成：** 杠香藤 1 两、腰子草 5 钱、红骨掇蔡鼻草 1 两、鹿茸草 5 钱、狗头芙蓉 5 钱、小本山葡萄 1 两。 **用法：** 水 10 碗煎 3 碗，分三次服。
肾脏病、小便不利	**青草组成：** 杠香藤 1 两、凤尾草 6 钱、菟丝子 1 两、白有骨消 5 钱、蒲公英 6 钱、水丁香 5 钱、丁竖杇 5 钱、腰子草 3 钱。 **用法：** 水 10 碗煎 3 碗，当茶频频服之。
肝炎	**青草组成：** 杠香藤 1 两、山苎麻 5 钱、黄水茄 5 钱、甜珠仔草 5 钱、金花菊 5 钱、七层塔 1 两、钮仔茄 5 钱、水鸡爪 5 钱、六角英 1 两。 **用法：** 水 8 碗煎 3 碗，分三次服。
肝炎、目赤、利水	**青草组成：** 杠香藤 4 两、金针根 1 两、猪瘦肉 4 两。 **用法：** 水 8 碗，共炖服。
肝炎	**青草组成：** 杠香藤 2 两、白花蛇舌草 8 钱、金针根 8 钱、半枝莲 8 钱、冰糖 2 两。 **用法：** 水 8 碗煎 3 碗，去渣。加冰糖，炖溶化后，分三次服。

风湿症、关节炎	青草组成： 杠香藤 1 两、白马鞍藤 1 两、倒地麻 5 钱、楦梧头 5 钱、黄金桂 5 钱、风藤 5 钱、埔盐根 1 两。 用法：水 4 碗，酒 4 碗，煎 3 碗，加猪排骨 4 两，炖烂，分三次服。
腰酸痛	青草组成： 杠香藤 5 钱、牛乳埔根 1 两、椿根 5 钱、青山龙 5 钱、王不留行 5 钱、黄金桂 5 钱、埔盐根 1 两、橄榄根 5 钱。 用法： 水 4 碗，酒 4 碗，煎 3 碗，加猪排骨 4 两，炖烂，分三次服。
肝病、乙肝	青草组成： 杠香藤 1 两、山九层塔 1 两、黄水茄 1 两、白花蛇舌草 5 钱、夏枯草 8 钱、半枝莲 5 钱。 用法： 水 8 碗煎 3 碗，当茶饮。

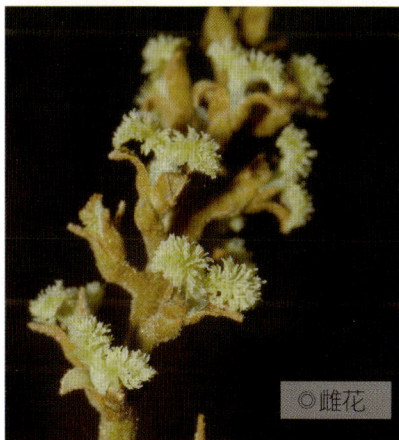

◎雌花

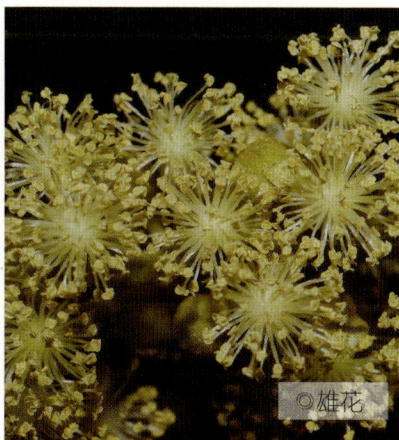

◎雄花

印度罗勒（祛风利湿，散瘀止痛，健壮脾胃）

科别：唇形科（Labiatae）

学名：*Ocimum bisilicum*

英名：Sweetscented basil

别名：大本九层塔、大本七层塔、毛叶罗勒、印度零陵香、大号七层塔、罗勒、蓝香、零陵香、肝圣灵、七层塔、毛叶丁香罗勒、美罗勒、丁香草、臭草、东印度罗勒、丁香罗勒、树罗勒、灌木罗勒。

原　产　地：亚洲热带区。

分　　　布：野生或栽培。分布云南、四川、广东、广西等地。

形态特征：多年生灌木状草本植物，枝叶密生柔毛，株高80～120厘米，常呈丛生状。茎直立，木质化，方形，灰白色，被柔毛。叶片对生，椭圆形至卵形，长5～15厘米，宽2～4厘米，基部楔形，先端锐尖至渐尖，锯齿缘，两面疏被短毛和腺点；叶柄长1～4厘米。花期5～10月，轮伞花序顶生枝端或腋生，苞片卵状菱形至披针形；花萼钟形，外被柔毛和腺点，5齿裂，顶端芒状；花冠唇形，白色或黄白色，长约0.4厘米，上唇4浅裂，下唇矩圆形，全缘；雄蕊4枚，花柱短。小坚果暗褐色，长圆形，径约0.1厘米，具网纹。花果期夏秋间。

采　收　期：全年采集全草。洗净，切段，晒干备用。

药用部分：全草。一般药用以根茎为主。

性味归经：味甘、辛，性温；入肝、肾经。

66

功　　效：疏风行气、发汗解表、活血调经、化湿健脾。

主　　治：肝病、肝火大、肝功能衰退、甲肝、乙肝、水肿、感冒、健脾胃、小孩发育不良、尿酸、痛风、消化不良、月经不调、呃逆、跌打损伤。

用　　量：1～2两。

用　　法：水煎服。

！使用注意

一般清肝火的药，多为寒凉药，久服易伤胃，但若加入本药，有助消化、健脾胃的作用。

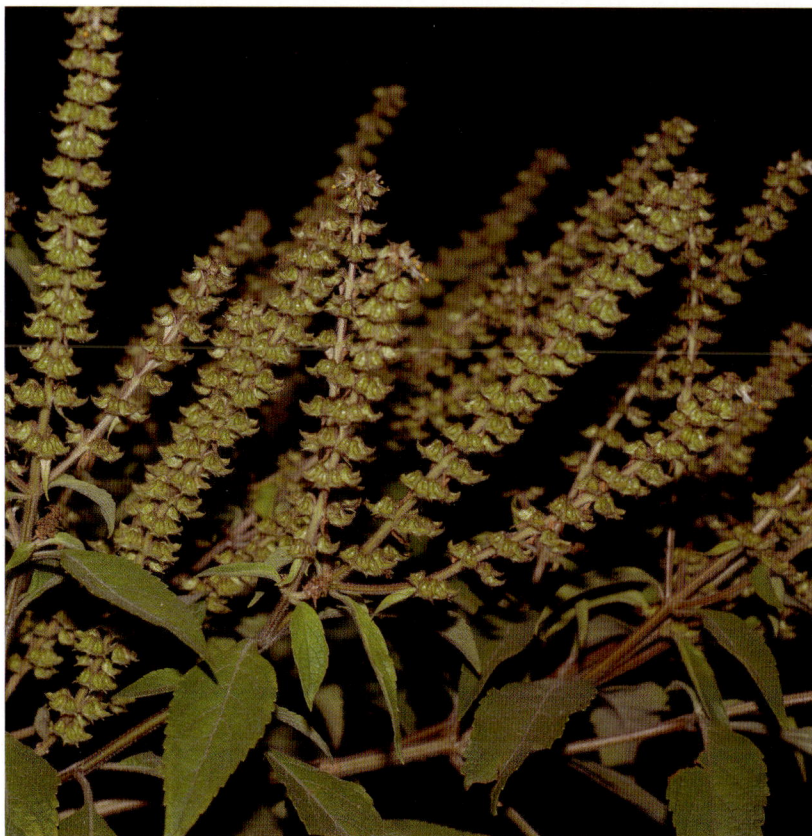

青草组成应用

肝脏异常，GOT、GPT 偏高	**青草组成：** 印度罗勒 1 两半、白鹤灵芝草 1 两半、杠香藤 1 两、黄水茄 1 两、木棉根 1 两。 **用法：** 水 8 碗煎 3 碗，当茶饮。
胃寒消化不良、腹胀	**青草组成：** 印度罗勒 2 两、月桃头 5 钱、木香 3 钱。（木香也可用砂仁代替） **用法：** 水 6 碗煎 2 碗，分两次服。
乙肝、慢性肝炎	**青草组成：** 印度罗勒 1 两、杠香藤 1 两、夏枯花 5 钱、金针根 8 钱、茵陈 5 钱、小本蒲公英 5 钱、黄水茄 1 两。 **用法：** 水 8 碗煎 3 碗，分三次服。
肝炎引起的疲劳	**青草组成：** 印度罗勒 1 两、咸丰草 1 两、钮仔茄 5 钱、含羞草 8 钱、杠香藤 1 两、黄水茄 5 钱。 **用法：** 水 8 碗煎 3 碗，当茶饮。
肝火大引起的口苦、口臭或不寐	**青草组成：** 印度罗勒 1 两、金针根 5 钱、咸丰草 1 两、杠香藤 1 两、野生小苦瓜藤 1 两、蚶壳草 1 两。 **用法：** 水 8 碗煎 3 碗，分三次服。

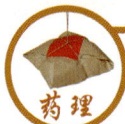

药理

(1)丁香罗勒油有防腐和局部镇痛作用。叶、枝含有精油，对霉菌有抑制作用。

(2)本品味甘，性辛温，加入寒凉的青草时，印度罗勒有顾脾胃、助消化而不伤胃的功效。

| 肝炎 | **青草组成：**
印度罗勒 2 两、黄水茄 1 两、野菇 5 钱、金花菊 5 钱、黑糖 1 两。
用法：
水 8 碗煎 3 碗，加黑糖，炖溶化后，分三次服。 |
| 肝硬化、乙肝 | **青草组成：**
印度罗勒 1 两、龙葵根 1 两、杠香藤 1 两、冇骨消 8 钱、蚶壳草 8 钱、肝茄 5 钱、盐酸草 5 钱。
用法： 米泔水 8 碗煎 3 碗，分三次服。 |

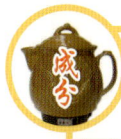

成分　本品全草含有挥发油（丁香罗勒油）。枝叶含有精油。

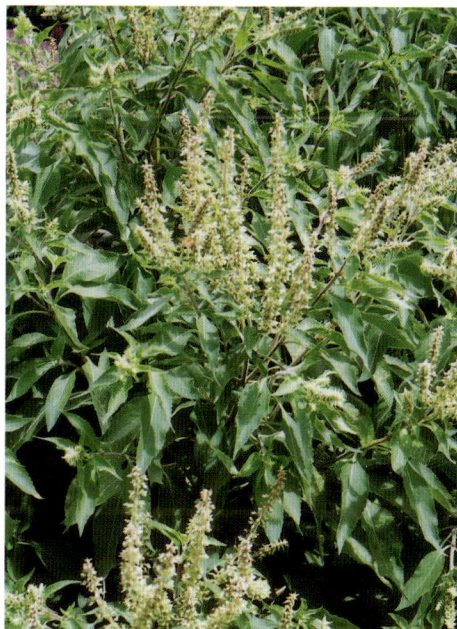

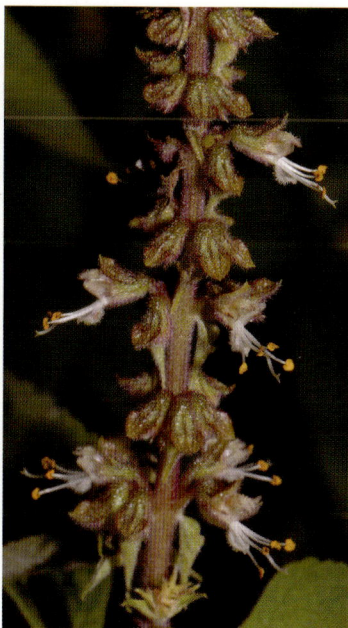

西瓜 （清暑解热，止渴利尿）

科别：葫芦科（Cucurbitaceae）
学名：*Citrullus lanatus* var. *lanatus*
英名：Watermelon
别名：水瓜、寒瓜、夏瓜、西瓜皮、西瓜翠。

原 产 地：热带非洲。

分　　布：全国各地均有栽培。

形态特征：一年生草本蔓性植物。茎多分枝，幼枝有白柔毛，卷须分叉。叶互生，广卵形、卵形或心脏形，叶片前端尖形，有缺刻，羽状三深裂或全裂，有不规则分裂，小裂片倒卵状椭圆形，两面被毛，长3～25厘米，宽1.5～5厘米，叶柄长。春、夏间开漏斗状淡黄色花，花单性，雌雄同株，雄花直径2.5～3厘米，雄蕊3枚，花丝离生。雌花形似雄花，柱头3裂，肾形，花萼5枚，钟状，呈披针形；花冠钟状，深裂，黄色，花瓣呈长椭圆形、卵形或圆形，长1～1.5厘米。瓠果球形或椭圆形，大小不等，果皮色黄、深绿色或淡绿色，或有条纹和网纹，果肉红色或黄色，肉质，有浆汁。种子多数，有黑、有白也有赤，水占94%，为夏天最便宜、最有水分的水果。

采 收 期：夏季果实成熟时采收果实。西瓜皮洗净晒干（西瓜翠）。

药用部分：西瓜皮、瓤、子、西瓜霜。

性味归经：西瓜瓤和皮：味甘、淡，性寒。西瓜子：味甘，性平。西瓜霜：味咸，性寒。西瓜汁：味甘，性凉。

功　　效：西瓜瓤和皮：清热解暑、解渴、止热除烦、利小便。西
瓜子：滋补、润肠。西瓜霜：清热消肿、解暑、利
咽喉。

主　　治：西瓜瓤和皮：肾炎、水肿、小儿夏季热、高血压、
肝硬化腹水。西瓜子：便秘。西瓜霜：咽喉肿痛、
口舌溃烂。西瓜汁：口疮。

用　　量：视各人病情适量用之。

用　　法：水煎服。

使用注意

脾胃虚寒者勿用，消化不良或腹泻者少用。

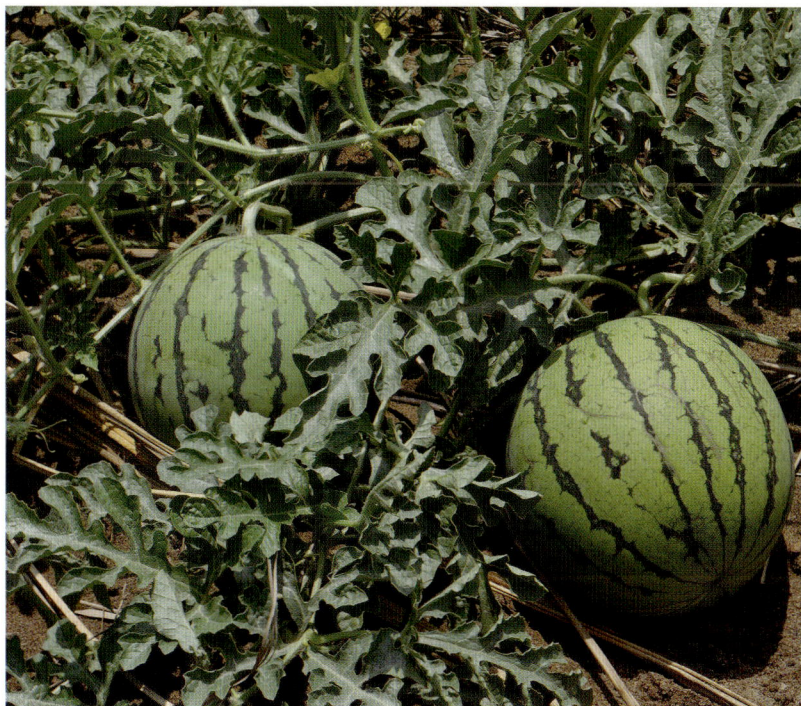

青草组成应用

急性肾炎、水肿	**简方：** 西瓜皮2两、赤小豆1两、鲜白茅根2两。 **用法：** 水煎，当茶饮。
小儿夏季热	**简方：** 鲜西瓜翠衣2两、荷梗3钱、青蒿2钱、竹叶心1钱半、石膏3钱。 **用法：** 水煎，分次服。
咽喉肿痛、口舌溃烂	**单方：** 西瓜霜适量 **用法：** 将西瓜霜吹入口腔患处，每日五次。
高血压	**简方：** 西瓜皮2两、钩藤1两、草决明5钱。 **用法：** 水煎，当茶饮。

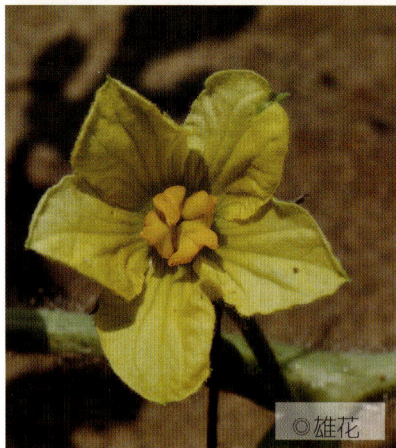

◎雄花

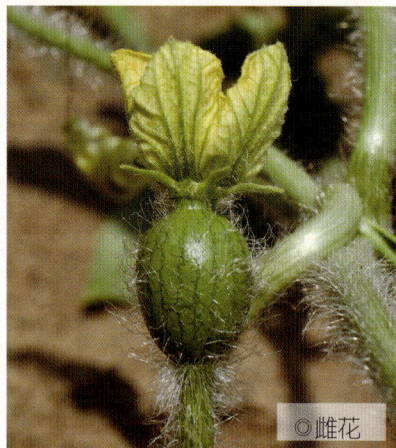

◎雌花

肝硬化腹水

简方：
新鲜成熟西瓜1个（2~3斤重），紫皮大蒜适量。

用法：
先将西瓜用刀挖一个茶杯大的洞，掏尽瓤和西瓜子，再将大蒜剥去外皮，填满大蒜，然后将切下的西瓜皮合拢，用竹签插牢。将西瓜放入锅内，隔水蒸2小时，瓜蒸熟。吃瓜和大蒜，分四次吃和饮汤。一日内吃完，数天后可再服一剂。

水肿

简方：
西瓜皮1两、冬瓜皮1两、白茅根1两、赤小豆1两、玉米须1两。

用法：
水煎，当茶饮。

西瓜西红柿汁

◎ 原料 西瓜果肉120克，西红柿70克

◎ 做法

1.将西瓜果肉切成小块，西红柿切成小瓣。

2.取榨汁机，选择搅拌刀座组合，倒入切好的食材。

3.注入少许纯净水，盖上盖，选择"榨汁"功能，榨取蔬菜汁。

4.断电后倒出蔬菜汁，装入碗中即可。

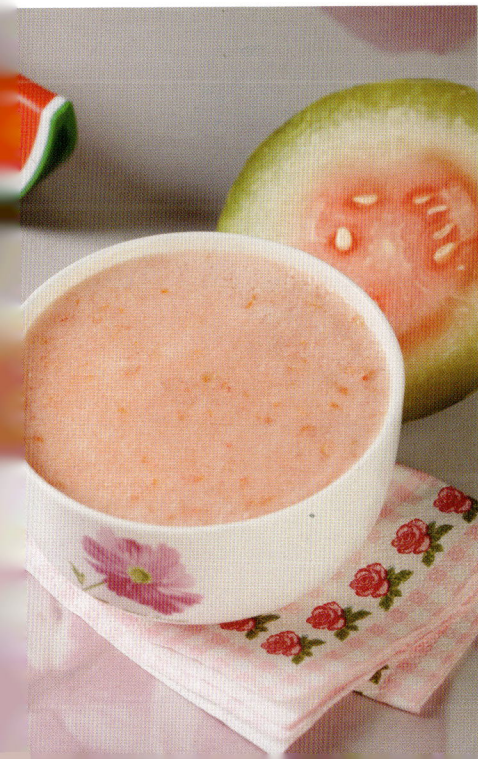

杠板归 （利水消肿，清热解毒，收湿止痒）

科别：蓼科（Polygonaceae）
学名：*Polygonum perfoliatum* L.
英名：Perforate fleeceflower
别名：三角盐酸、贯叶蓼、犁头刺、刺犁头、犁尖草、犁壁刺、老虎利、
　　　山荞麦、退血草、犁壁藤、老虎艿、蛇不过、退西草。

原 产 地：台湾、中国大陆、日本、印度、马来西亚。

分　　布：全岛各地的平野和低山带，常见于废耕地、道路两
　　　　　旁、果园以及森林边缘成群成片地蔓生。

形态特征：多年生攀缘性草本植物，全体无毛而被有少许粉白。
　　　　　茎蔓性，有棱，具逆刺，紫红色。单叶互生，三角
　　　　　状盾形，长 3～8 厘米，宽 3～6 厘米，膜质，叶
　　　　　背绿白色，具长柄，叶柄盾状着生，托叶鞘短、圆
　　　　　形，茎看来就像从其中心穿过。春至夏季开花，为
　　　　　短穗状花序，长 1～2 厘米，基部具圆叶状苞，小
　　　　　梗短，着生粒状绿白色或淡紫色小花十余朵；小花
　　　　　无花瓣，花被 5 裂，裂片卵形，不甚开展，随果实
　　　　　长大而增大，变为肉质；蕊 8 枚，花柱 3 枚。瘦果
　　　　　球形，直径约 0.3 厘米，黑色，具光泽，但外附宿
　　　　　存蓝色肉质花萼，状似浆果。

采 收 期：夏、秋季采集。鲜用或晒干备用。

药用部分：全草入药。

性味归经：味酸，性凉；有小毒；入肝、肾、肺、小肠经。

功　　效：祛痰止咳、止痢、降压、利水、拔毒。

主　治：感冒发热、肠炎腹泻、水肿、百日咳、化脓感染、高血压、带状疱疹、皮肤痒、喉痛、蛇咬伤、蜂螫伤、白血球过高症。

用　量：干品5钱~1两，鲜品1~3两。

用　法：水煎服；烘干研末调麻油外敷；捣烂外敷；水煎薰洗。

！使用注意

勿过量久服。

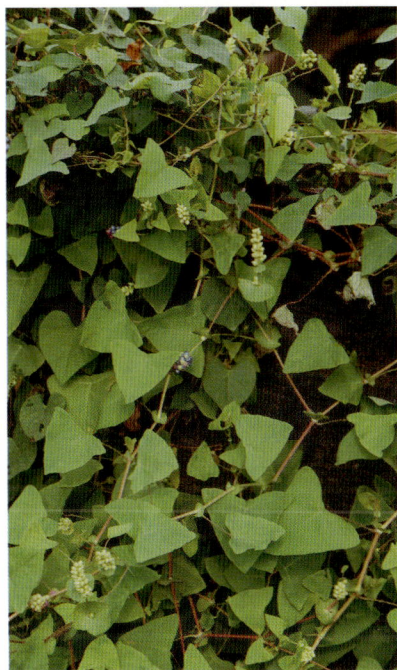

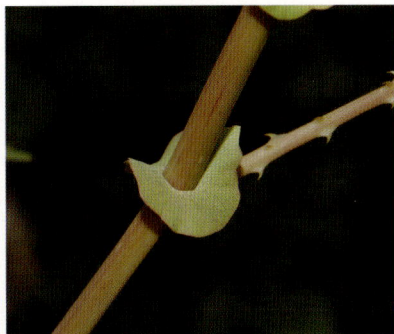

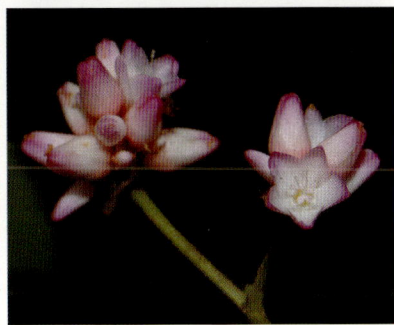

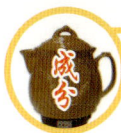

成分 杠板归全草含黄酮苷、靛苷、强心苷、氨基酸、有机酸、酚类、糖类等。

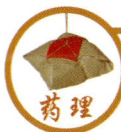

药理 抗菌试验：水煎剂在体外对金黄色葡萄球菌、大肠杆菌、痢疾杆菌、溶血性链球菌、伤寒杆菌以及绿脓杆菌均有抑制作用。

青草组成应用

肝硬化腹水

青草组成：
杠板归1两、爵床5钱、白英3钱。

用法： 水5碗煎1碗，第二次煎以水4碗煎1碗，两次煎汤混合，分两次服。

百日咳

青草组成：
鲜杠板归1两、白糖5钱（或冰糖）。

用法：
先将草药洗净，切碎微炒，放进杯里，加入白糖，冲温开水，分三次服。或煎水调冰糖或白糖服。

湿疹、带状疱疹

简方： 鲜杠板归3两（洗净）、食盐2钱。

用法： 捣烂，加入食盐拌匀，外敷患处。或绞汁涂抹亦可。

淋巴结核

青草组成：
杠板归5钱、夏枯草8钱、凤尾草8钱、半枝莲8钱、鲜蛇莓1两。

用法：
水8碗煎3碗，分三次服。或炖青壳鸭蛋服。

白血球过高

民间用方：
鲜杠板归5两、蜂蜜适量。

用法： 将鲜杠板归用清水洗净，捣烂，绞汁约半碗，加入蜂蜜调匀服，下降后停服。

皮肤病（外洗方）

方药：
鲜杠板归2两、千里急1两、苍耳草1两、茅莓1两、牛筋草1两、明矾少许。

用法：
水煎去渣，加入明矾拌匀外洗患处。

| 皮肤搔痒 | 简方：杠板归1两、鹅不食草1两、麻油适量。 |
| | 用法：将两味药烘干，研细末，每次用适量调麻油敷搔痒处。 |

| 脓疱疮（黄水疮） | 简方：
杠板归（茎、叶）1两、冰片少许、麻油适量。 |
| | 用法：先将杠板归茎叶烘干，研细末，每次适量，加入冰片少许，调麻油涂脓疱疮。 |

蜂螫伤、一般毒蛇咬伤	简方：鲜杠板归1～3两（洗净用）、甜酒少许。
	用法：捣烂，绞汁，冲入甜酒服之。
	外敷方：鲜杠板归1两～3两（洗净）。
	用法：捣烂外敷伤处（蛇咬伤者，外敷伤口周围，暴露伤口以利毒液引流通畅）。

| 青春痘 | 简方：杠板归1两、杠香藤1两、金针根1两。 |
| | 用法：水6碗煎2碗，加猪瘦肉4两，炖烂，分两次服。 |

乳痈	内服方： 杠板归2两、一点红2两、忍冬藤1两、木通3钱、蒲公英8钱。
	用法：水8碗煎3碗，分三次服。
	外敷方：有刺仙人掌（去皮）、米酒少许。
	用法：捣烂，加米酒调匀，外敷患处。

| 小儿急性肾炎的浮肿 | 简方：
鲜杠板归3两（洗净）。 |
| | 用法：水煎，薰洗全身。 |

杜鹃花

（根：和血止血，活血去瘀，祛风止痛）
（叶：清热解毒，止血止痒，化痰止咳）
（花：活血止血，祛风湿）

科别：杜鹃花科（Ericaceae）
学名：*Rhododendron* spp.
英名：Azalea
别名：映山红、满山红、清明花、杜鹃、山踯局、艳山花、野山红、照山红、踯躅。

原 产 地：原生地分布很广，包括了北半球的温带、亚热带和寒带。

分　　布：广布于长江流域各省，东至台湾、西南达四川等地。

形态特征：常绿或落叶性灌木，株高 50 ~ 500 厘米。枝条平滑，多分枝，密被黄褐色绒毛或腺毛。单叶多为互生，全缘，无托叶，叶形多变，有椭圆形、卵形、披针形、倒卵形、三角状卵形等，有些有密度不一的疏糙毛茸，有些则光滑无毛，叶片大小、厚薄、质地等也极富变化；常绿或少数落叶。春至夏季开花，总状花序或圆锥花序，花 3 ~ 7 朵簇生枝梢，花形有单瓣、重瓣之分，花色更富变化；花冠漏斗形、钟形、管形等，花形、花序和花色都有各种变异；雄蕊 5 ~ 18 枚，通常为 5 或 10 枚，数目因品种而有所不同，同花冠裂片或多 2 倍；萼 4 ~ 7 裂，残存，花冠 4~7 裂，大多数为 5 裂。蒴果卵圆形，密被硬毛，开裂，种子较小，有肉质的胚乳和直立的胚，有时有翅。

采 收 期：根：四季采根。花：春天采花。
　　　　　叶：夏、秋间采叶。

药用部分：花、叶、根，鲜用或晒干用。

性味归经：花：味酸、甘，性温（平）。叶：味酸，性平。
根：味酸、甘，性温，有毒。

功　　效：花：和血调经、祛风湿、止血。叶：清热解毒、止
血、化痰止咳、止痒。根：祛风止痛、和血止血、
活血去瘀。

主　　治：花：月经不调、经闭、崩漏、吐血、衄血、痔血、
跌打伤、内伤咳嗽、风湿痛。叶：慢性气管炎、荨
麻疹、外伤出血、疔疮痈肿。根：跌打伤、风湿痛、
月经不调、崩漏、痢疾、肠风下血、吐血、衄血。

用　　量：花 3～8 钱，根 3～8 钱，叶 3～5 钱。

用　　法：水煎服；捣烂外敷；水煎，熏洗患处。

！使用注意

孕妇忌服。

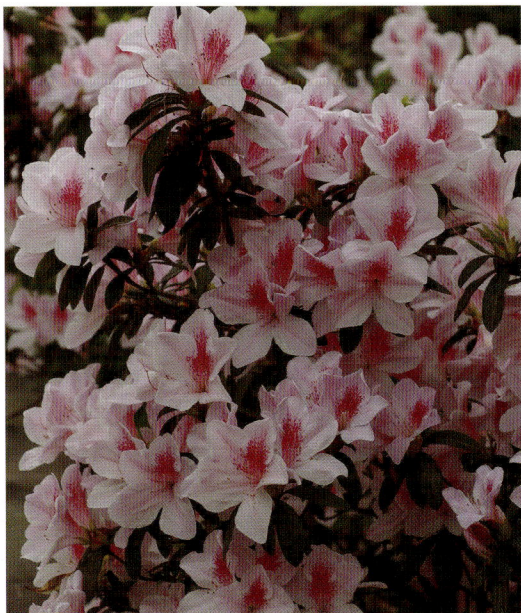
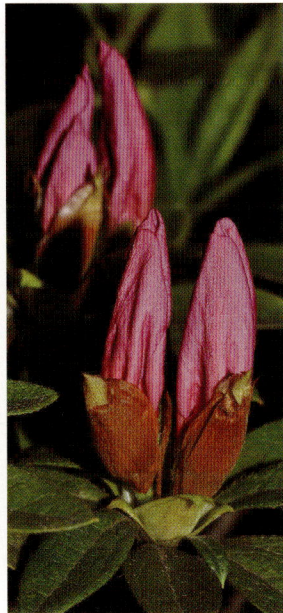

青草组成应用

妇女白带	**简方：** 杜鹃花根5钱、三白草5钱、猪瘦肉2两。 **用法：** 水3碗煎1碗，第二次水2碗半煎8分，两次煎汤混合，炖猪瘦肉，早、晚各服一次。服5日。
妇女月经不调、经水清稀、腰腹痛	**简方：** 杜鹃花根1两、金沙藤1两、乌药5钱。 **用法：** 水5碗煎2碗，月经前5日开始服。服5日。
慢性气管炎	**简方：** 杜鹃花叶1两、蒲公英5钱、槄梧叶5钱、黄荆子5钱（中药店有售）。 **用法：** 水5碗煎2碗，分三次服。服用1星期。
荨麻疹（风疹）（水洗方）	**简方：** 鲜杜鹃花叶1两、鲜千里光1两、鲜苍耳草（全草）1两（或只单用杜鹃花叶2两亦可）。 **用法：** 水煎，洗荨麻疹处。
跌打伤痛	**简方：** 杜鹃花子3钱（烘干研细末）、米酒适量。 **用法：** 每次服5分，米酒送服。

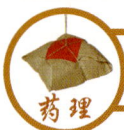

药理 杜鹃花水煎剂和浸膏对小鼠试验有镇咳祛痰作用。

外伤流血（外敷方）	**简方：** 鲜杜鹃花叶 1 两。 **用法：** 捣烂，外敷伤处。
眼睛外伤红肿（外敷方）	**简方：** 鲜杜鹃花嫩叶 5 钱、母乳少许。 **用法：** 先用冷开水洗净，捣烂调人乳，外敷伤处。
妇女白带	**简方：** 杜鹃花根 5 钱、三白草 5 钱、车前草 5 钱、猪瘦肉 2 两。 **用法：** 水 5 碗煎 2 碗，去渣。炖猪瘦肉服。服 5 日。
喉咙肿痛	**简方：** 鲜杜鹃花嫩叶 1 两（洗净）。 **用法：** 捣汁，调蜂蜜喝。
疔疮痈肿、外伤出血	**简方：** 鲜杜鹃花叶 1 两（洗净）。 **用法：** 捣烂，外敷患处。

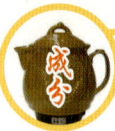

成分

杜鹃花含有杜鹃黄素的糖苷、矢车菊素。杜鹃花叶含杜鹃醇、杜鹃花醇苷、槲皮苷、金丝桃苷、槲皮素等，均有祛痰、镇咳成分。

杜虹花 （滋阴补肾，清血去瘀，止血止痛）

科别：马鞭草科（Verbenaceae）

学名：*Callicarpa formosana* Rolfe

英名：Formosan beautyberry

别名：粗糠根、白粗糠、红粗糠、毛将军、台湾紫珠、粗糠仔、大丁黄、白粗糠仔、白粗糠树、粗糠树、黄袄婆、灯黄、山槟榔、螃蟹花（因其开花有如螃蟹吐的白沫而得名）。

原 产 地：中国、日本和菲律宾。

分　　布：生于海拔600米以下的山坡、沟谷灌丛中。分布中国南方各省。

形态特征：常绿性灌木，植株高1.5～5米。全株密被星状毛茸。叶对生，长卵形或长椭圆形，长8～15厘米，宽3～7厘米，先端渐尖，基部钝形，细锯齿缘。3～6月间开花，花小型，排列成腋生的聚伞花序，花序梗并作二叉分歧，花萼4浅裂，花冠管状，粉红或紫红色，雄蕊4枚，伸出花外，长度约为花冠的3倍。果实为浆质核果，径0.2～0.3厘米，成熟时呈紫色。

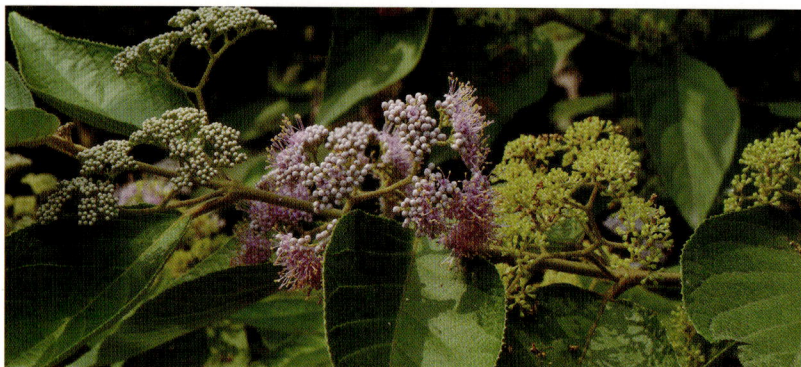

采 收 期：夏、秋季采叶，秋冬季采根，洗净，切片，晒干。

药用部分：根、茎、花、叶。

性味归经：味苦、微涩，性平；入心、心包、三焦、胃、肾、肝经。

功　　效：补肾滋水、消炎散瘀、活血止血。生品：清热消炎、止痛。干品：利肝消炎、滋阴退火。

主　　治：风湿症、神经痛、老人四肢酸痛、下消、眼疾、妇女白带、喉痛、肾脏病，月内风、淋病、肺炎、支气管炎、胃肠出血、中气不足、子宫出血。

用　　量：干根5钱~3两。

用　　法：水煎服；烘干研末调蜂蜜服。

！ 使用注意

煎汤勿用铁器；内痔患者宜配合其他药用，勿单服。

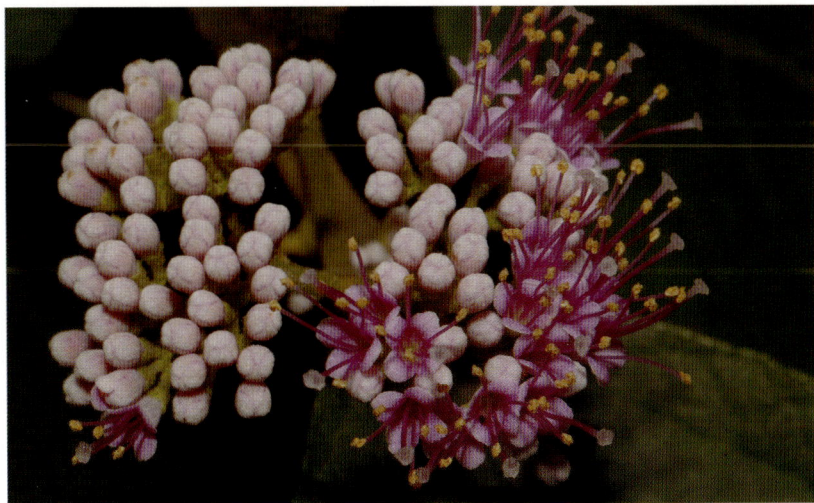

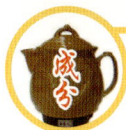

成分 杜虹花（叶）含有树脂、鞣质、黄酮类、钙、铁以及糖类等成分。

青草组成应用

小便似油状

青草组成：
杜虹花 1 两半、白龙船花根 1 两、白刺苋 5 钱、金樱根 5 钱、山素英 1 两、猪瘦肉 4 两。

用法：
水 8 碗煎 2 碗，去药渣。加猪瘦肉，炖烂，早、晚饭前各服一次。

妇女白带、肾虚者

青草组成：
杜虹花 1 两、白肉豆根 1 两、龙眼花 5 钱、小本山葡萄 5 钱、荔枝根 5 钱、白石榴 5 钱。

用法：
第二次淘米水 8 碗煎 2 碗，去渣。加公猪小肚 1 个，炖烂，早、晚各服一次。

妇女赤白带

青草组成：
杜虹花 1 两、龙眼花 3 钱、白龙船花头 1 两、益母草 5 钱、白刺苋根 5 钱、鸭舌癀 5 钱、白肉豆根 5 钱、白花虱母子头 5 钱。

用法：
水 8 碗煎 2 碗，去药渣。加公猪小肚，炖烂服。

神经痛

青草组成：
杜虹花 1 两、软枝椬梧 1 两、黄金桂 1 两、千斤拔 5 钱、弄楼仔头 5 钱、过山香 5 钱、王不留行 5 钱、猪尾骨 1 条、金钱薄荷 3 钱、菊花木 5 钱、藿香蓟 3 钱。

用法：
水 4 碗，酒 4 碗，煎 3 碗，加猪尾骨，炖烂，分三次服。

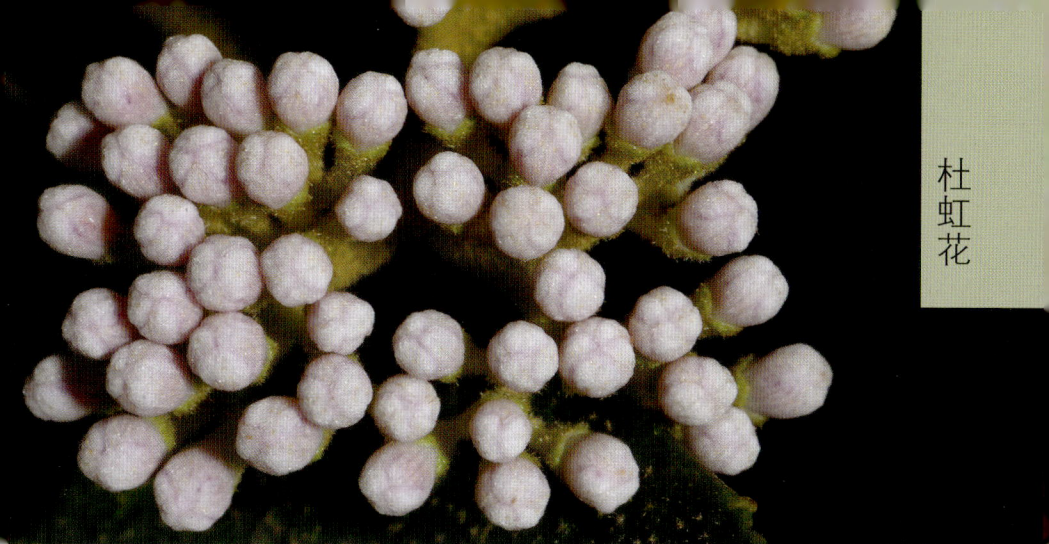

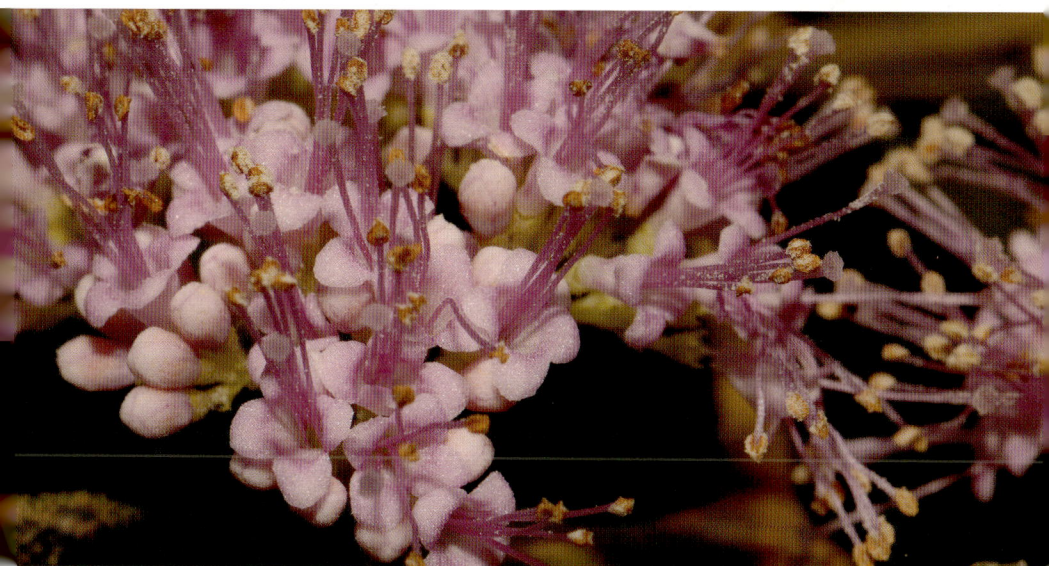

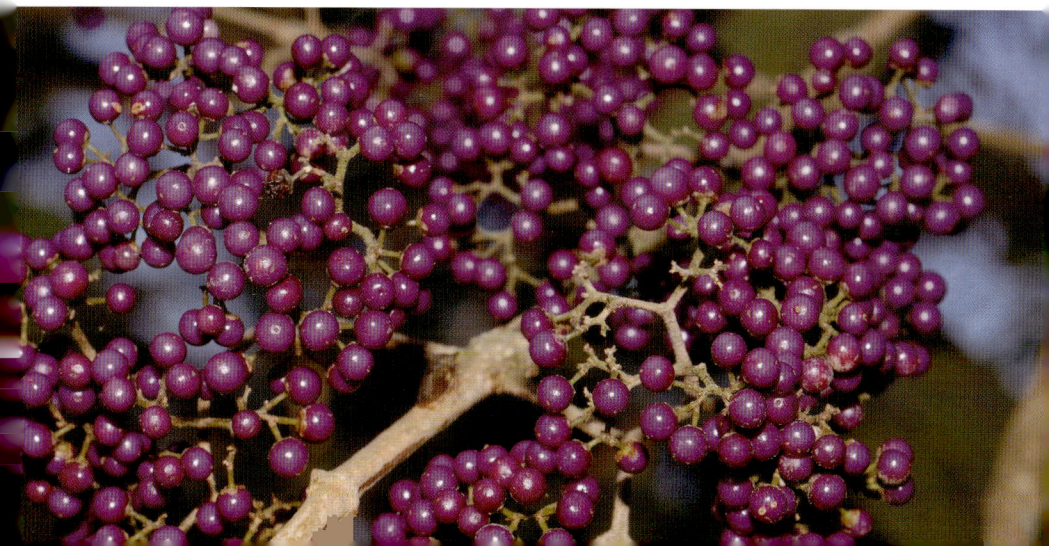

四肢酸软

青草组成：

杜虹花 2 两、红药头 1 两半、走马胎 1 两半、金钱薄荷 3 钱、菊花木 5 钱、藿香蓟 3 钱、猪脚蹄 1 节。

用法：

水 3 碗，酒 3 碗，加猪脚蹄，共炖烂，分次服（或用本方随症加减）。

肾、膀胱结石症

青草组成：

杜虹花头 1 两、金针根 5 钱、车前草 8 钱、蚶壳草 8 钱、红柿根 5 钱、猫须草 5 钱、香蒲 4 钱、栾樨 5 钱。

用法：

10 碗水煎 3 碗，当茶饮。

消渴症、下消症

青草组成：

杜虹花 1 两、白射榴 5 钱、白肉豆根 5 钱、小本山葡萄 1 两、白花菜 5 钱、香圆根 1 两、白龙船根 5 钱、埔盐根 5 钱、木棉根 5 钱。

用法：

水 8 碗煎 3 碗，去渣。加猪小肚 1 个，炖烂，分三次服。

男人败肾

青草组成：

杜虹花 1 两、白龙船根 1 两、白石榴 8 钱、山素英 1 两、白花莲 5 钱、王不留行 5 钱、大叶千斤拔 1 两、土鸡肉 5 两。

用法：

水 8 碗煎 3 碗，去渣。加鸡肉炖熟，分三次服。

童子小便白浊	**青草组成：** 杜虹花5钱、猫尾射3钱、白肉豆根3钱、土豆藤3钱、丁竖杇2钱、白橄榄根5钱、小本赐米草根3钱、牛乳埔1两、千斤拔3钱。 **用法：** 第二次淘米水6碗煎2碗，加猪小肠，炖烂，早、晚饭后各服一次。
肾亏、补肾方	**青草组成：** 杜虹花1两、山素英1两、红药头1两、山葡萄1两、白龙船根1两、小金樱5钱、骨碎补5钱、土鸡肉4两。 **用法：** 水8碗煎3碗，去渣。加土鸡肉，炖熟，分三次服，饮汤吃肉。
衄血、流鼻血	**简方：** 杜虹花叶6钱、蜂蜜适量。 **用法：** 烘干，研细末，每次服0.6钱，蜂蜜调开水送服，每日三次。
胃肠出血	**青草组成：** 杜虹叶1.2两。 **用法：** 烘干，研细末，每次服1.2克，冷开水调服，每日三次。

佛手柑 （理气健胃，止呕止痛，破滞气）

科别：芸香科（Rutaceae）

学名：*Citrus medica* L. var. *sarcodactylis*（Noot.）*Swingle*

英名：Fingered citron

别名：佛手、佛手香橼、佛手香圆、香圆、五指柑、花柑、香橼佛手、佛手香柑、五指香橼。

原 产 地：中国大陆广东、福建与浙江。

分　　布：长江以南地区多栽培为药用以及家庭少量栽培供观赏。

形态特征：常绿灌木或小乔木，高可达4米。树枝细长具展开性，有短而硬的棘刺。单叶互生，长椭圆形或矩圆形或倒卵状长椭圆形，长6~8厘米，宽3~4.5厘米，革质，边缘有浅波状锯齿，散生有绿色油胞点；表里两面皆光滑无毛，叶柄长0.5~0.7厘米，无翼。春季开白花，外侧淡紫色，具香气，雌雄异花，开放时花径1~1.5厘米，总状花序簇生于枝梢或叶腋；花萼杯形，先端4~5裂；花瓣5枚，肥厚，具芳香；雄蕊30枚以上，花丝细长；柱头常变形为手指状，10~15枚。柑果长椭圆形，长10~25厘米，先端分裂如拳头或手指状，成熟时呈柠檬黄色，有甜美的芳香味；内有瓤囊10枚，果肉淡黄，果汁柠檬色。

采 收 期：秋、冬间采果实；全年采粗根，洗净，切片，晒干备用。

药用部分：花、果实、根。

性味归经：佛手：味辛、苦、酸，性温；入肝、脾、胃经。

　　　　　香橼皮：味辛、苦、酸，性温入肝、脾、肺经。

　　　　　花：味微苦，性温。根：味苦、辛，性平。

功　　效：佛手：和中理气、止呕、醒脾开胃、化痰、行
气止痛、和胃健脾。香橼皮：理气宽中、化痰。
花：醒脾开胃、止呕（适应症与佛手相似，花治
胃气痛）。根：顺气止痛、破滞气。

枝　　叶：驱风、止痛、益胃。

主　　治：佛手：胸闷气滞、胃脘疼痛、呕吐、食欲不振、神
经性胃痛、噎隔、痰饮咳喘、咳嗽、颜面寒痛、赤
痢、瘰疬、传染性肝炎。香橼皮：肝气郁结、脾胃
气滞、胸腹痞满、胁肋胀痛、噫气、呕吐、痰饮
咳嗽、胸膈不利。根：肝气郁滞、肝胃气痛、闪腰、
四肢酸软、下消症。枝叶：胃痛、疳积。花：降肺
气、治肺气上逆的喘咳。

用　　量：佛手 3 ~ 5 钱；根 5 钱 ~ 2 两；皮 1 ~ 3 钱
克；花 1 ~ 2 钱。

用　　法：水煎服。

！使用注意

阴虚火旺、无气滞者
以及孕妇慎用。

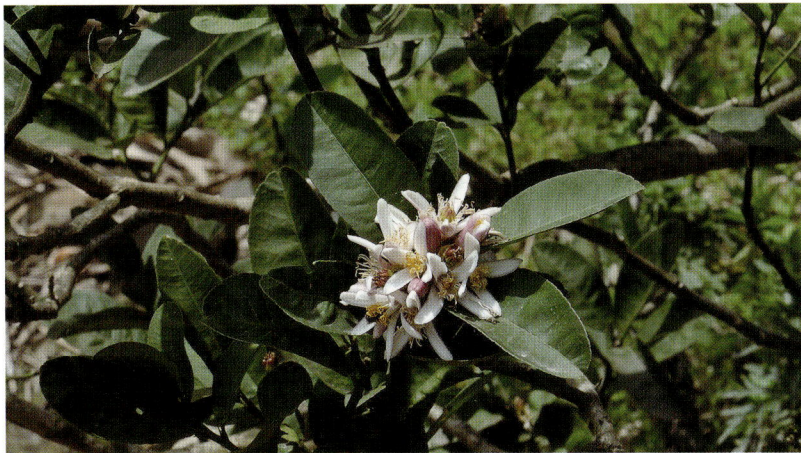

青草组成应用

慢性肾炎全身水肿	**青草组成：** 佛手柑2两半、岗梅1两半、丁竖杇1两、木棉根2两半、刀伤草5钱、车前草3钱、水丁香3钱、菊花木5钱。 **用法：** 水10碗煎3碗，当茶饮。
尿酸	**简方：** 佛手根6两、白石榴1两半、红骨掇鼻草1两。 **用法：** 水10碗煎3碗，当茶饮。
尿蛋白	**青草组成：** 佛手根1两半、白橄榄根1两、万点金1两、龙葵根8钱、猪小肚1个。 **用法：** 水8碗煎3碗，去药渣。加猪小肚，炖烂，分三次服。
肾、膀胱结石	**青草组成：** 佛手根2两、白花草5钱、水丁香1两、丁竖杇1两、金钱草5钱、山甘草5钱、小化石草5钱。 **用法：** 水8碗煎3碗，当茶频频服之。
肾亏（亦治发育不良）	**青草组成：** 佛手根6钱、小本牛乳埔8钱、白龙船花根8钱、白肉豆根6钱、土枸杞根6钱、地胆草根6钱、猪瘦肉3两。 **用法：** 水10碗，加猪瘦肉，炖烂，分三次服。

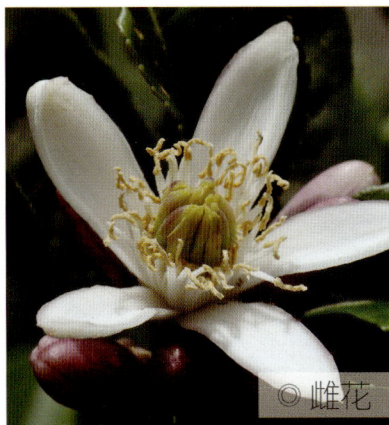

◎ 雌花

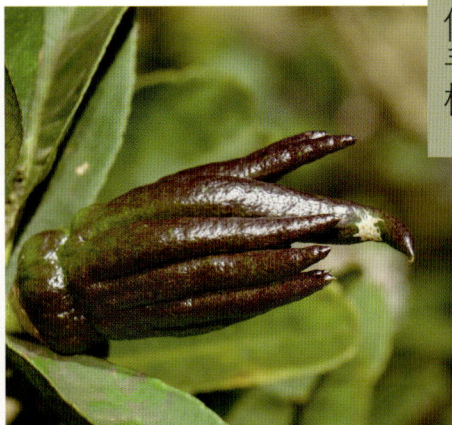

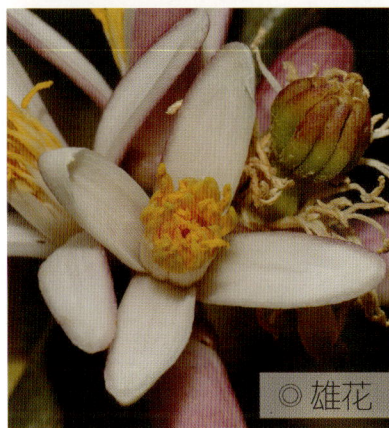

◎ 雄花

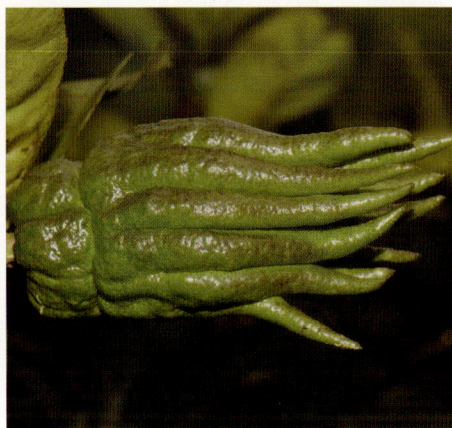

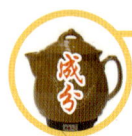

(1) 佛手柑含有柠檬油素、橙皮苷、香叶木苷、挥发油、黄酮苷、苦味质等。

(2) 佛手果皮含挥发油、枸橼油，主要为右旋柠檬烃、水芹萜、枸橼醛、乙酸胡荽酯等成分。

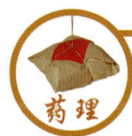

(1) 动物试验：醇提物对乙酰胆碱引起的兔十二指肠痉挛有明显的解痉作用。

(2) 佛手花与佛手的功效相似，佛手花的作用较缓而更长于降肺气，多用在肺气上逆的喘咳。

小便残有分泌物	**青草组成：** 佛手根 1 两、白橄榄根 1 两、香椿皮 5 钱、岗梅 1 两、桂花根 1 两、龙眼根 5 钱、苦瓜根 5 钱、猪小肠 2 尺长。 **用法：** 水 10 碗煎 3 碗，去渣。加猪小肠，炖烂，分三次，饭前温服。
胃病	**青草组成：** 佛手根 1 两、小本牛乳埔 5 钱、桂花根 1 两、通天草 1 两、橄榄根 1 两、小槐花根 5 钱。 **用法：** 水 4 碗，酒 4 碗，加猪瘦肉 21 两，共炖烂，分 2～3 次饭前服。
妇女白带	**单方：** 佛手 2 两、猪小肠 1 条（约 2 尺长）。 **用法：** 共炖服。
肾丝球发炎	**简方：** 佛手香橼 2 个、猪瘦肉 3 两。 **用法：** 将佛手柑切片晒干，加猪瘦肉共炖烂，分两次服。
静脉瘤兼水肿	**青草组成：** 佛手根 1 两半、橄榄根 1 两半、毛莲菜 1 两、雷公根 5 钱、软枝榅梧 5 钱。 **用法：** 水 8 碗煎 3 碗，去渣。加猪瘦肉 4 两，炖烂，分三次服。

佛手柑鸭汤

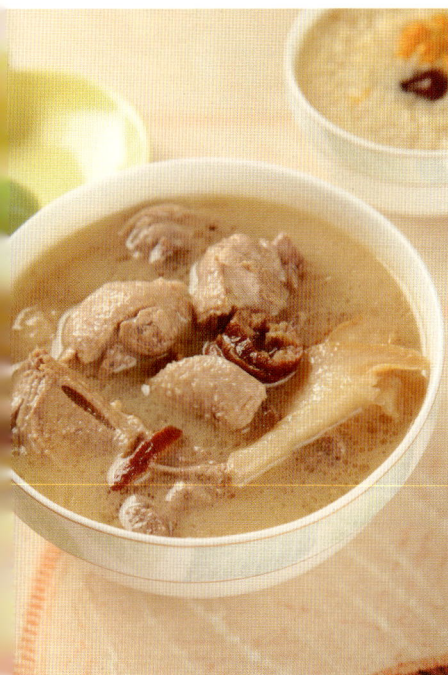

◎ 原料 鸭肉块 400 克，佛手、枸杞、山楂干各 15 克

◎ 调料 盐、鸡粉各 2 克，料酒适量

◎ 做法

1. 锅中注入适量清水烧热，倒入切好的鸭肉，淋入料酒，拌匀，略煮一会儿，捞出汆煮好的鸭肉，沥干水分备用。2. 砂锅中注入适量清水，倒入鸭肉。3. 放入佛手、山楂干、枸杞，拌匀。4. 淋入料酒，拌匀，盖上盖，用大火烧开后转小火续煮 2 小时至食材熟透。5. 揭盖，加入盐、鸡粉，拌匀，煮至食材入味。6. 关火后盛出煮好的汤料，装入碗中即可。

佛手柑粥

◎ 原料 水发大米 160 克，佛手柑 20 克，冰糖 30 克

◎ 做法

1. 砂锅中注入适量的清水大火烧热。2. 倒入大米、佛手柑、冰糖，搅拌片刻。3. 盖上锅盖，大火煮 30 分钟至熟软。4. 掀开锅盖，持续搅拌片刻。5. 关火，将粥盛出装入碗中即可。

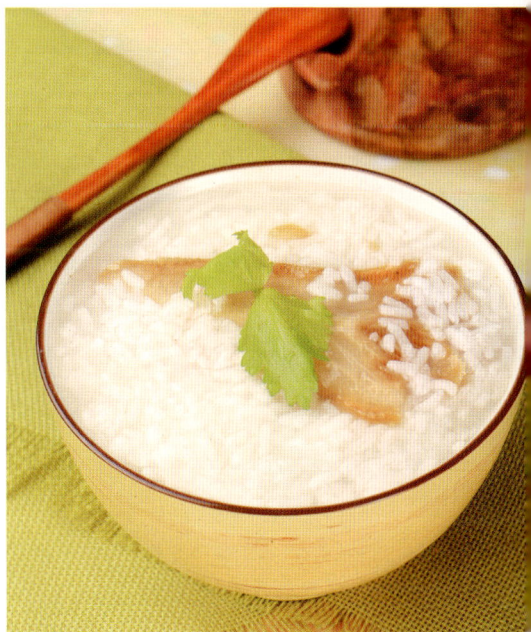

伸筋草（祛风通络，消肿止痛）

科别：石松科（Lycopodiaceae）

学名：Common clubmoss herb Latin

英名：Nodding clubmoss，Cernuous clubmoss

别名：筋骨草、鹿茸草、小伸筋、过山龙、铺地蜈蚣、铁毛草、猫公刺、猫骨、毛毛、羊角草、垂穗石松、舒筋草、龙角草、鹿角草、灯笼草、铁骨毛。

原 产 地：热带、亚热带地区。

分　　布：常分布于中海拔以下的山坡、草地和山麓地带，尤好着生于向阳面，主茎沿着地表匍匐生长，因此常形成一大片群落。全国大部分地区均有分布。

形态特征：多年生蔓性常绿草本植物。茎带木质，呈二叉状分枝，植株直立或匍匐生长。匍匐茎之外也具有挺空的直立茎，直立茎常呈倾卧状，高可达50厘米以上，主轴明显，侧枝多。小叶线状披针形，全缘，纤细，长0.3～0.5厘米；孢子叶基部卵形，先端锐尖，边缘有齿状缘毛，集生于小枝末端，形成无柄的孢子囊穗，穗长0.5～1.2厘米，椭圆形，先端具长芒，孢子囊肾形，子囊成熟则开裂，放出黄色孢子，孢子卵状三角形，淡黄褐色。

采 收 期：夏、秋季采集，连根拔起，洗净，晒干备用。

药用部分：全草、孢子。

性味归经：味辛、甘、微苦，性平（甘，温）；入肝、脾、肾经。

功　　效：全草：祛风利湿、舒筋活络、清热、止血生肌。孢
　　　　　子：浸酒强精。

主　　治：跌打扭伤、风湿筋骨酸痛、急性肝炎、目赤肿痛、
　　　　　月经不调、肠炎、痢疾、吐血、衄血、便血、四肢
　　　　　软弱、水肿、小便不利、皮肤麻木、小儿麻痹后遗
　　　　　症、肺炎、黄疸、遗精、跌打损伤。外用：风疹、
　　　　　带状疱疹、烫火伤、疮疖肿毒。

用　　量：干品3钱~1两；鲜品1~2两。

用　　法：水煎服；外用煎水洗，
　　　　　或研细末调茶油或麻
　　　　　油敷患处。

！使用注意

孕妇与出血过
多者忌服。

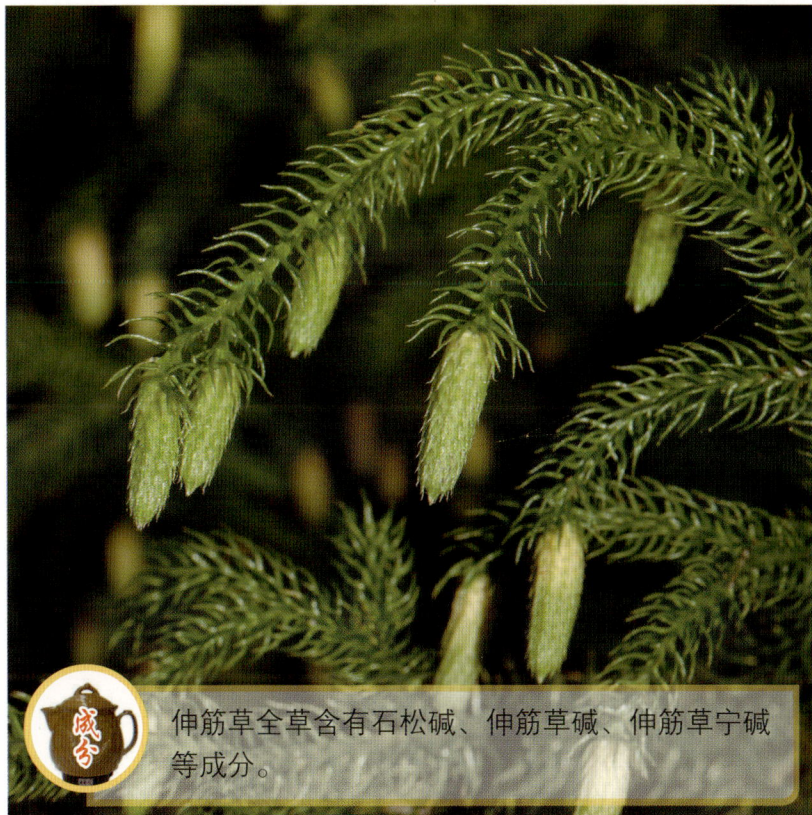

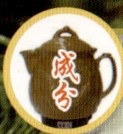

伸筋草全草含有石松碱、伸筋草碱、伸筋草宁碱
等成分。

青草组成应用

脚转筋 （腓肠肌 痉挛）	**简方：** 伸筋草1两、牛膝3钱、木瓜3钱、薏仁5钱。 **用法：** 水4碗煎1碗，渣水3碗煎8分，两次煎 汤混合，分两次服。服3～5日。
虚劳腰痛	**青草组成：** 伸筋草1两、狗脊5钱、土枸杞5钱、土牛膝5钱、 杜仲3钱、五加皮3钱。 **用法：** 水3碗，酒3碗，煎2碗，分两次服。服3～7日。
筋骨麻痹	**简方：** 伸筋草1两、青仁乌豆5钱、猪前脚蹄2节。 **用法：** 加水5碗共炖烂，分两次服，食肉饮汤。
飞蛇 （带状疱 疹）	**简方：** 干伸筋草3两、麻油适量。 **用法：** 将伸筋草研细末，调麻油成糊，涂患处， 一日数次。
吐血	**简方：** 鲜伸筋草1两。 **用法：** 将伸筋草清水洗净，捣烂，冲开水服。
风湿性关 节炎、关 节冷痛	**青草组成：** 伸筋草1两、鬼箭羽5钱、细辛1钱、威灵仙3钱。 **用法：** 水3碗煎1碗，第二次以水3碗煎8分， 两次煎汤混合，早、晚各服一次。 **备注：** 鬼箭羽，又名鬼羽箭、卫矛，为卫矛科植物卫矛的带翅 小枝条。性味功能：味苦，性寒，破血通经。

风湿性关节炎疼痛	**青草组成**：伸筋草1两、威灵仙3钱、红骨掇鼻草5钱、穿山龙7钱、桑枝3钱、豨莶草5钱、红藤5钱。 **用法**：水6碗煎2碗，分两次服。服5～7日。（或炖猪排骨、猪脚服用亦可）
小儿夏天汗疹	**简方：** 石松子（伸筋草的孢子）5钱、滑石粉5钱。 **用法**：合研匀粉，干撒汗疹处，一日2～3次。
急性肝炎	**简方**：伸筋草1两、栀子根5钱、乌藤1两、咸丰草5钱、鱼腥草3钱、金钱薄荷3钱。 **用法**：水5碗半煎1碗，渣以4碗煎8分，两次煎汤混合，分两次服。
痢疾、黄疸肝炎	**简方**：鲜伸筋草2两、黑糖5钱。 **用法**： 水6碗煎2碗，去渣，加黑糖溶化调匀，分次服。
尿酸关节肿痛	**青草组成：** 伸筋草1两、丁竖朽1两、黄肉三七5钱、昭和菜5钱、海金沙5钱、金钱草5钱、汤匙菜根5钱、红肉龙眼根5钱、桂花根5钱。 **用法**：水8碗煎3碗，当茶饮。
妇女月经不调、痛经	**青草组成：** 伸筋草1两、白花益母草5钱、香附3钱、艾草1两、红糖1两。 **用法**：水煎两次，去渣，加红糖调服。空腹时温服，连服3～5日。

伽蓝菜 （清热解毒，散瘀消肿）

科别：景天科（Crassulaceae）

学名：*Kalanchoe laciniata*（L.）DC

英名：Laciniate kalanchoe herb，Herb of laciniate kalanchoe

别名：鸡爪癀、鸡爪三七、倒吊莲、大返魂草、鸡抓黄、鸡爪黄、大还魂、篦叶灯笼草、青背天葵、五爪三七、假川连、五爪田七、小灯笼草、高凉菜、土三七、裂叶落地生根、齿叶落地生根。

原 产 地：亚洲与非洲热带地区。

分　　　布：多为栽培。分布云南、广东、广西、福建、台湾等地。

形态特征：多年生草本常绿多肉质植物，株高 20 ～ 100 厘米。茎粗壮，少分枝，全株蓝绿色，老枝变红，无毛。叶对生，叶柄长 2.5 ～ 4 厘米；茎叶肥厚多汁，叶片三角状卵形或长圆状倒卵形，长 8 ～ 15 厘米；中部叶片羽状分裂，裂片条形或条状披针形，边缘有浅锯齿或浅裂，状似鸡爪；顶生叶较小，披针形。秋季开黄花，聚伞花序圆锥状或伞房状，顶生，长 10 ～ 30 厘米；苞片线形；萼片 4 深裂，线状披针形，长 0.4 ～ 1.0 厘米；花冠高脚碟状，黄色或橙红色，长 1.5 ～ 2 厘米，花冠管伸出花萼外，膜质，裂片急尖；雄蕊 8 枚，2 轮，花丝短，着生在花冠管喉部。蓇葖果长圆形。内含细小种子。

采 收 期：全年可采集。

药用部分：全草。多为鲜用。

性味归经：味甘、微苦涩，性寒；入肝、肺、肾经。

功　　效：凉血、止血、平肝利胆、退癀。

主　　治：咽喉炎、肝炎、肝胆炎、黄疸、肺炎、跌打内伤、
　　　　　扭伤、外伤出血、烫火伤、湿疹、疮疡脓肿、毒蛇
　　　　　咬伤、脑膜炎、高血压。

用　　量：鲜品 5 钱 ~ 2 两。

！ 使用注意

一般青草行称伽蓝菜为返魂草或大返魂草。

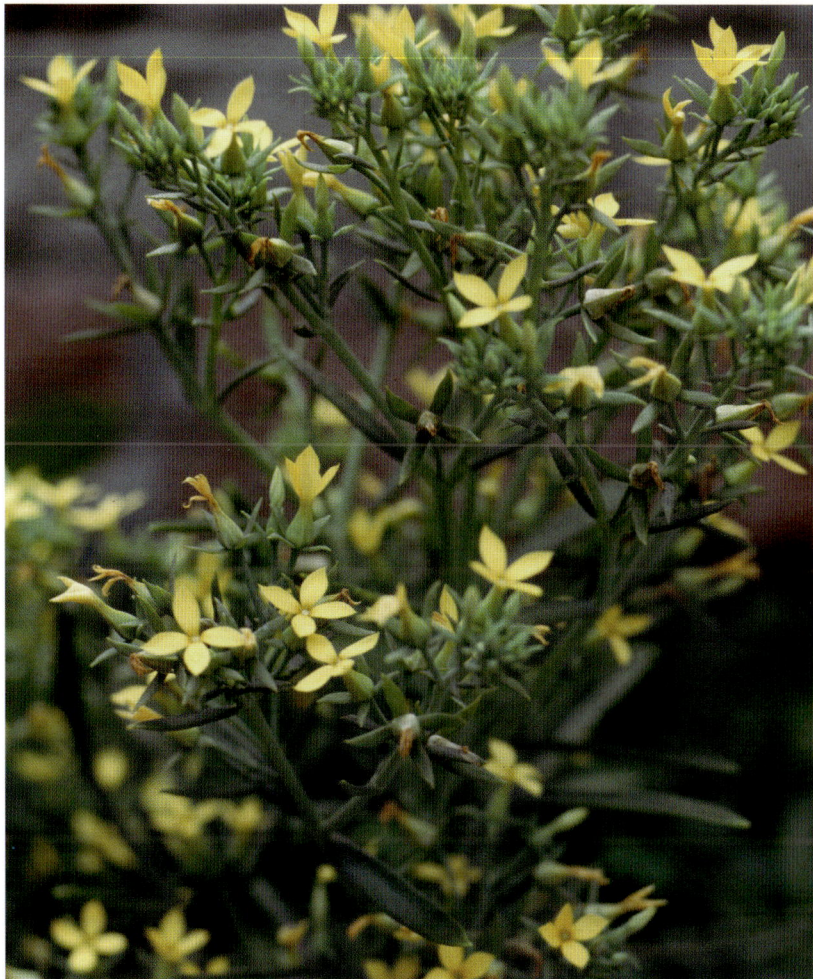

肝胆发炎	**简方：** 鲜伽蓝菜 1 两半、鬼针草 1 两半、冰糖适量。 **用法：** 水 5 碗煎 2 碗，去渣。加冰糖溶化，分两次服。
乳房肿痛 （外敷方）	**简方：** 鲜伽蓝菜 1 两、糯米饭团适量。 **用法：** 合捣烂，敷患处。
疮疡肿毒、毒蛇咬伤、跌打损伤	**单方：** 鲜伽蓝菜 1 两。 **用法：** 捣烂，外敷伤口周围，并以鲜品 1 两，煎水服。
肝胆炎	**简方：** 鲜伽蓝菜 5 钱～2 两、冰糖或蜂蜜适量。 **用法：** 共炖服，或煎汤调蜜服。
脑膜炎、发高烧	**简方：** 鲜伽蓝菜叶 1 两、蜂蜜适量。 **用法：** 将伽蓝菜绞汁 50～100 毫升，调蜜服。
打伤、撞伤	**简方：** 伽蓝菜 1 两。 **用法：** 水 1 碗半，酒 1 碗半，煎 8 分服用。

肝炎、肺炎	**精力汤：** 鲜伽蓝菜5钱、鲜白鹤灵芝草5钱、鲜长柄菊5钱。梨子2两、苹果2两、凤梨2两。 **用法：** 先将上述三味药用矿泉水洗净，与水果一起打浓汁服用。
小便白浊起泡油质状	**青草组成：** 伽蓝菜5钱、白龙船花根1两、白肉豆根1两、黄莲蕉头1两、白刺苋头1两、台风草头5钱、公鸡1只（去内脏）。 **用法：** 先将上药洗净，纳入鸡腹内，置于锅内，隔水炖熟，分次食用，连服3～5次。

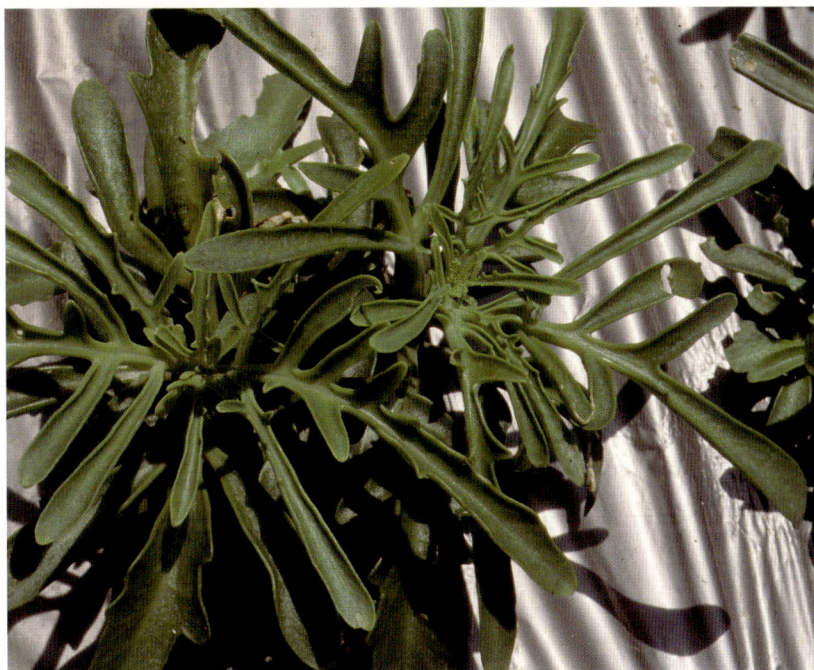

何首乌 （制首乌：补肝肾，益精血，壮筋骨，乌须发）

科别：蓼科（Polygonaceae）

学名：*Fallopia multilflora(Thurb)Haralol*

英名：Polygonum multiflorum

别名：首乌、地精、交藤、赤葛、九真藤、夜交藤、台湾何首乌、川七、红鸡屎藤、红骨蛇、白鸡屎藤、五德藤、鸡香藤、应菜癀。

原 产 地：中国。

分　　布：生长于草坡、路边、山坡石隙及灌木丛中。分布河南、山东、安徽等地。

形态特征：多年生缠绕性草本植物，茎光滑，紫红色，基部木质化，可长达数米。根茎有时肥厚，是为何首乌，呈肥大不整齐的块根状，外皮暗褐色或红褐色。单叶互生，具长柄，叶片卵状长椭圆形、狭卵形或心脏形，叶基截形或心形，先端锐尖形，全缘。夏秋季开花，圆锥花序腋生或顶生，着生多数细小白花，花萼5深裂，缺花瓣；雄蕊8枚；具3裂花柱。瘦果卵圆形，有3棱，黑色，花被宿存，3外被翼延长成膜状，熟时褐色。果期8～12月。

采 收 期：10月至翌年4月间采挖块根，洗净，切片，炮制后用。7～10月间采茎叶，洗净，晒干备用，称为夜交藤、首乌藤等。

药用部分：块根、茎（夜交藤）、叶。

性味归经：鲜品：味甘、苦，性微温。藤：味甘，性平。制熟：味甘、苦、涩，性微温；入肝、肾、胃经。

功　　效：鲜首乌：润肠通便、解毒消痈、截疟。茎：养心定神、滋肾养肝、补气活血、祛风。制熟首乌：补肝肾、益精血、涩精止遗。藤：养血安神、祛风通络。

备注：先将何首乌放在盆内，用煎好的黑豆汁与黄酒加入拌匀，隔水蒸焖，使内部成为棕褐色，晒干，即为制首乌。

主　治：鲜首乌：阴血虚、肠燥便秘、瘰疬、痈疽肿毒、疮疡。制首乌：血虚萎黄、头发早白、失眠、眩晕、肾虚遗精、贫血虚弱、腰骨酸软、腰膝酸软、高血压、血管硬化、血虚头晕、冠状动脉硬化性心脏病、神经衰弱、血虚经闭、崩漏、带下、脾虚久泻、肝肾阴亏。茎（叶）：失眠、血虚、贫血、劳伤、痔疮、痈疽疥癣、瘰疬、汗多。

用　量：3钱～1两。

用　法：水煎服。叶：外用捣烂敷瘰疬、疥癣，或煎水洗。

使用注意

脾虚湿盛患者不宜用。何首乌忌铁器。晒干首乌为生首乌，蒸熟用为制首乌，忌与葱、蒜、萝卜同用。

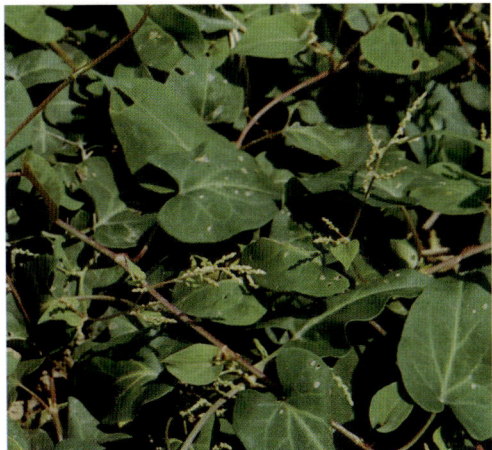
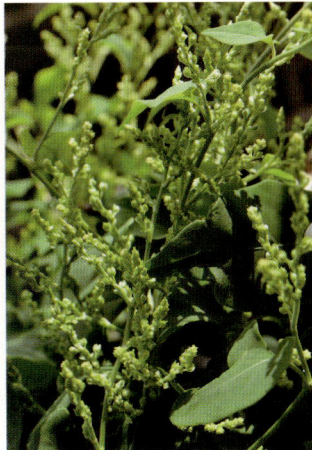

青草组成应用

白发	**简方**：制首乌1两、当归5钱、熟地黄1两。 **用法**： 三味药，浸2瓶米酒，浸泡半个月后开始饮用，每次饮15~30毫升，连续服至见效。
精神分裂症（辅以安定）、失眠、多汗	**青草组成**： 制首乌2两、夜交藤3两、红枣5枚、酸藤1两。 **用法**： 水6碗煎2碗，分两次服（半个月为一个疗程）。
老人家便秘	**简方**： 鲜何首乌5钱、黑芝麻5钱、桑椹5钱。 **用法**：水煎服。
遗精、白带	**青草组成**： 制首乌1两、土牛膝5钱、菟丝子4钱、枸杞叶5钱、金樱根1两、普刺特草8钱。 **用法**：水6碗，加猪瘦肉共炖烂，分两次服。连服3~5剂。或隔日一剂。
胃、十二指肠溃疡	**简方**：何首乌2两、小茴香1两、白芨3钱、鸡内金3钱、甘草2钱、猪肚1个。 **用法**：将首乌、小茴香等装入纱布过滤袋内扎口，再与猪肚加水炖烂，去药渣，分三次服。10天为一个疗程。
疮疖、疥癣	**单方**：鲜首乌1两。 **用法**：煎浓汁，涂患处。

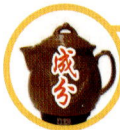

成分 本品含有大黄素、大黄酚、大黄酸、卵磷脂、淀粉以及脂肪等（大黄素与大黄酸等有泻下作用）。

高胆固醇血症	单方：生首乌 1 斤半、山楂 1 两。
	用法： 将生首乌烘干，研成细粉，每次服 5 钱，温开水送服。早、晚各服一次，连服 1 个月。

血虚、头发早白	简方：制首乌 1 两、土鸡蛋 1 ~ 2 个。
	用法： 先将制首乌水煎两次，然后去渣，加入鸡蛋煮熟服，一日一次。连服 1 个半月。

血管硬化、高血压、头晕眼花	青草组成： 制首乌 6 钱、桑寄生 5 钱、青箱子 5 钱、女贞子 5 钱、刀伤草 5 钱。
	用法：水煎分两次服。适用于中年人和老年人。

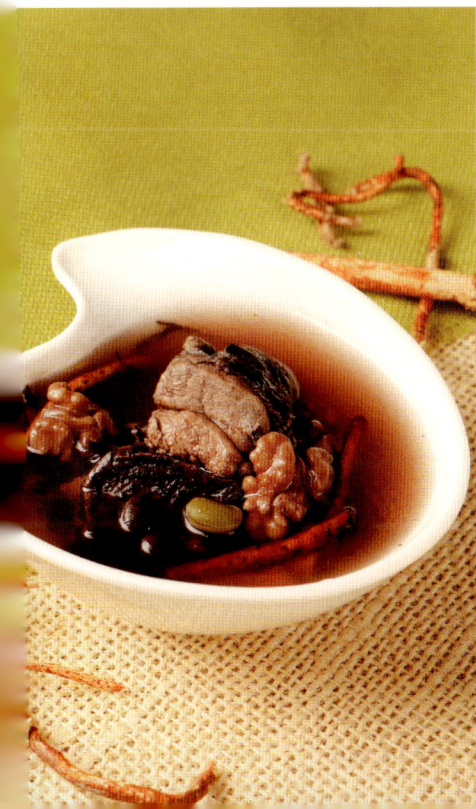

首乌黑豆五指毛桃煲鸡

◎ 原料 乌鸡块 350 克，核桃仁 30 克，水发黑豆 80 克，五指毛桃 40 克，首乌 15 克，姜片少许

◎ 调料 盐 3 克

◎ 做法

1. 锅中注入适量清水烧开，倒入乌鸡块，汆煮片刻。2. 关火后捞出，沥干水分，装盘备用。3. 砂锅中注入适量清水，倒入乌鸡块、五指毛桃、核桃仁、黑豆、首乌、姜片，拌匀。4. 加盖，大火煮开转小火煮 3 小时至熟。5. 揭盖，加入盐。6. 搅拌至入味。7. 关火后将煮好的菜肴盛出，装入碗中即可。

含羞草（安神清热，消积解毒，止痛消肿）

科别：豆科（Leguminosae）

学名：*Mimosa pudica* L.

英名：Sensitive plant，Common sensitiveplant

别名：见笑草、怕羞草、知羞草、感应草、羞诮草、见诮草、指佞草、怕痒花、惧内草、爱睏草、假死草、喝呼草、怕丑草。

原 产 地：热带美洲。

分　　　布：生于山坡丛林中、路旁、潮湿地或庭园观赏栽培。长江流域及南方省份均有分布。

形态特征：多年生草本植物。茎直立或斜状，全株密生逆毛与疏被锐刺。叶对生，二回羽状复叶，具长柄，柄长 1.5 ～ 4 厘米；掌状羽叶 2 ～ 4 枚，小叶对生，10 ～ 20 对，线状长椭圆形，长 0.8 ～ 1.3 厘米，先端急尖，基部近圆形，边缘带紫色，有疏生刚毛，指状排列于总叶柄的顶端；触动时因叶柄的膨压作用，叶片闭合而总叶柄下垂。花期 6 ～ 9 月，头状花序具长梗，单生或 2 ～ 3 朵生于叶腋，如绣球状的绒线球，直径约 1 厘米，紫红色。果期 7 ～ 11 月，荚果扁平弯曲，长约 1.4 厘米，先端有喙，有 3 ～ 4 节，每节有 1 颗种子，荚缘波状，具刺毛，成熟时荚节脱落；种子阔卵形。

采 收 期：夏、秋季采集。洗净，切段，晒干备用。

药用部分：根、全草。

性味归经：味甘、苦、涩，性平（甘，微寒），有小毒；入肝、肾、脾经。

功　　效：根：安神镇静、通络、利尿。鲜叶：治带状疱疹。

主　　治：神经衰弱、失眠、尿酸、糖尿病、肾炎、骨刺、肾
　　　　　结石、慢性肝炎、肠炎、胃炎、气管炎、风湿酸痛、
　　　　　目赤肿痛、小儿疳积、带状疱疹。

用　　量：干品 1～2 两。

用　　法：水煎服；捣烂外敷。

！使用注意

多服或久服易伤胃，
有麻醉作用，故不宜
过量，孕妇忌服。

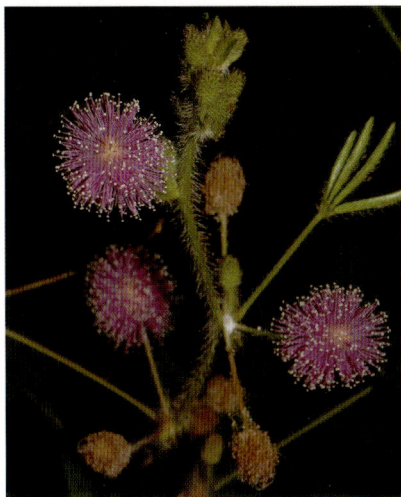

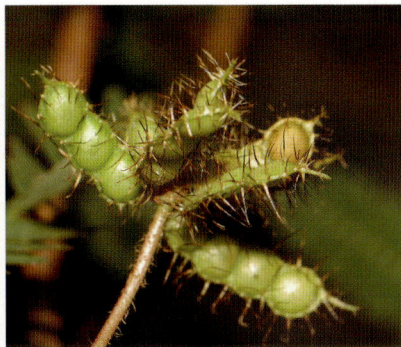

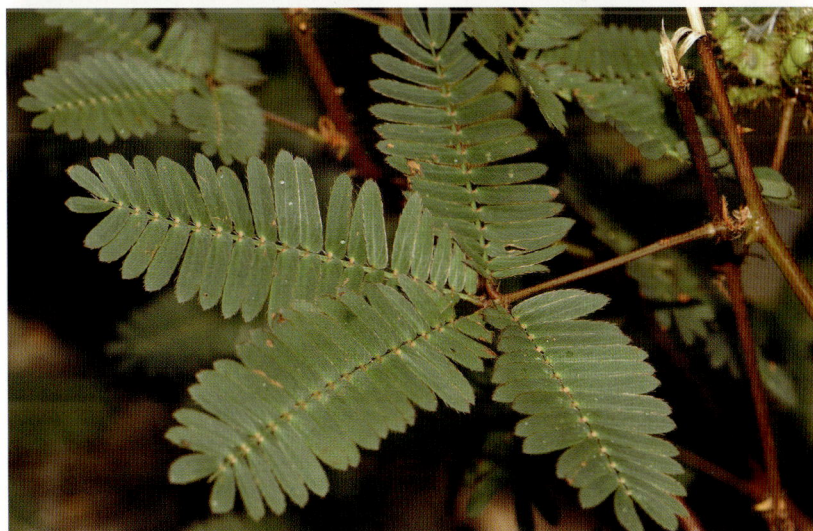

青草组成应用

内外痔

青草组成：
红骨含羞草根 1 两、黄水茄 1 两、苦参根 2 钱、红甘蔗头 2 节（洗净，打碎）、冰糖 5 钱。

用法：
水 6 碗煎 2 ~ 3 碗，去渣，加冰糖溶化调匀，当茶服。

尿酸、糖尿病、肝炎

青草组成：
红骨含羞草 2 两、咸丰草 1 两半、大本七层塔 1 两半、地胆草 1 两、红骨撷鼻草 8 钱、消渴草 8 钱。

用法： 水 10 碗煎 3 碗，当茶饮。

尿酸、尿毒

青草组成：
红骨含羞草 2 两、丁竖杇 1 两半、白刺苋 1 两、过路蜈蚣 1 两、埔银根 1 两。

用法： 水 10 碗煎 3 碗，当茶饮。

关节酸痛、尿酸毒等症

青草组成：
红骨含羞草 1 两半、番仔刺根 1 两、刺拔仔根 1 两、龙眼根 1 两、撷鼻草根 5 钱。

用法： 水 8 碗煎 3 碗，当茶饮。

神经衰弱、失眠

青草组成：
红骨含羞草 1 两半、首乌藤 1 两、合欢皮 5 钱、长冬草 1 两、灯心草 5 钱、酸藤 1 两。

用法：
水 8 碗煎 3 碗，分三次服。或煎水当茶饮。

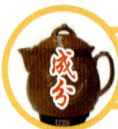

成分 含羞草有含羞草碱，为一种具毒性的氨基酸。

肝炎、乙肝	**青草组成：** 红骨含羞草1两、大本七层塔1两、黄水茄1两、石壁癀5钱、钮仔茄1两、六角英5钱、白马蜈蚣草5钱、咸丰草5钱、山苎麻1两。 **用法：**水10碗煎3碗，当茶饮。
带状疱疹、疮肿	**单方：**鲜含羞草叶1两。 **用法：**捣烂，外敷患处。
肝病	**青草组成：** 含羞草头1两半、大本七层塔1两、水丁香根1两、黄莲蕉头1两半、杠香藤1两。 **用法：** 水8碗煎3碗，当茶饮。服1星期。
尿毒初起	**简方：** 红骨含羞草1两、有骨消5钱、猪瘦肉3两。 **用法：**水5碗，炖猪瘦肉，分2～3次服。
尿毒初起	**青草组成：** 红骨含羞草根1两、小本山葡萄1两、佛手根1两、有骨消5钱、猪瘦肉4两。 **用法：** 水8碗煎2碗，炖猪瘦肉，分2～3次服。

药理

(1)动物试验：大鼠或小鼠食之可使生长停滞、脱毛，并引起白内障。

(2)含羞草根水煎剂对小鼠有显著的止咳作用，而且在体外对金黄色葡萄球菌等有抑制作用。

车前草 （清热利尿，明目降压，祛痰镇咳）

科别：车前科（Plantaginaceae）

学名：*Plantago depressa Cuilld*

英名：Asiatic plantain，Broadleaf plantain，Greater plantain，Large plantain

别名：平车前、六月雪、斑竹相思、大本白花草、尖尾风、台湾泽兰、山泽兰、白花仔草、泽兰草。

原 产 地：中国

分　　布：山野、路旁都可见其大片生长；喜生于菜园、田边和洼地。全国各地均有分布。

形态特征：多年生草本，株高 15～30 厘米。地下茎粗短，须根发达，叶簇生于根茎上，没有茎的构造。叶卵形或椭圆形，长 6～15 厘米，波状缘，有长柄。花期春至夏季，穗状花序腋出，花序上着生多数小花，小花白色，无柄，萼片 4 枚，绿色，长椭圆形，先端尖而反卷；花冠筒很小，4 裂。雄蕊 4 枚，抽出花外，花药卵形。盖果纺锤形，具宿存萼，果实中藏有 4～6 颗种子，种子大小约 0.35 厘米，扁平，黑褐色，背面有隆起。

采 收 期：全草：夏、秋季采。种子：秋季采。洗净，晒干备用。

药用部分：全草、种子。

性味归经：车前草：味甘，性寒；入小肠、大肠经。

车前子：味甘，性微寒；入肝、肾、小肠、肺经。

功　　效：车前草：清热解毒、凉血、明目、祛痰止咳、利尿
　　　　　（有中枢性镇咳祛痰和降压作用）。

　　　　　车前子：利水通淋、止泻、明目、祛痰止咳。

主　　治：车前草：小便不利、尿血、淋浊、带下、热痢、泄
　　　　　泻、黄疸、目赤肿痛、尿路感染、水肿、百日咳、
　　　　　气管炎、尿路结石、脚气水肿、肾炎水肿。

　　　　　车前子：小便不利、暑湿泻痢、淋浊、带下、目赤
　　　　　障翳、咳嗽痰多、热咳。

用　　量：车前草5钱~1两；车前子3~5钱（包煎）。

用　　法：水煎服；捣烂外敷。

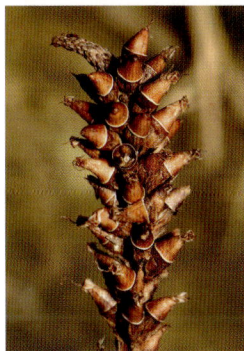

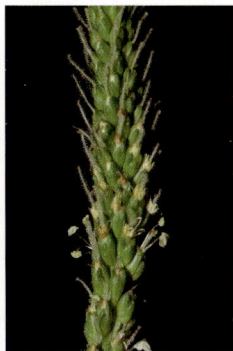

使用注意

本品性寒滑利，肾虚精滑、寒证与孕妇忌服。

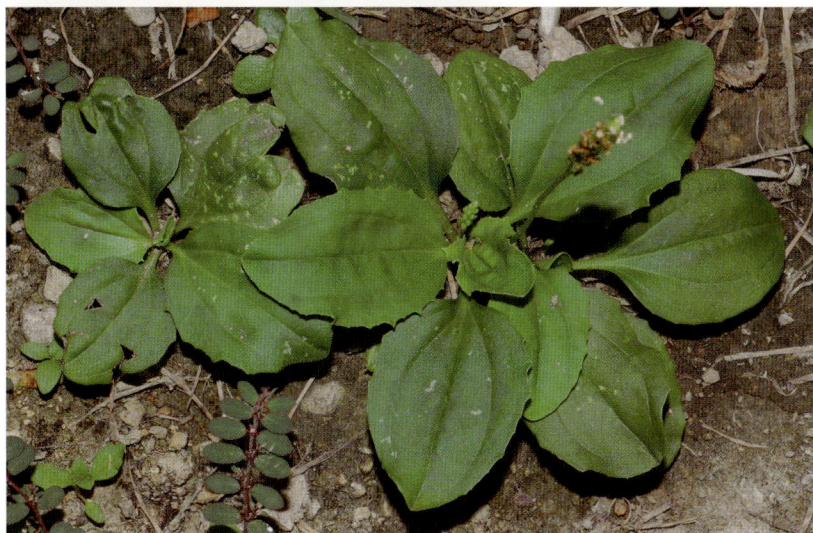

青草组成应用

急性肾炎

方例：
车前草1两、白茅根1两、叶下红1两、野菊花1两、白花蛇舌草1两、水丁香1两、丁竖杇1两。

用法：水8碗煎3碗，分三次服。

尿路结石

方例：
车前草1两、金沙藤1两、石韦1两、威灵仙1两、白茅根1两、金钱草1两。

用法：
水10碗煎3碗，饭后各服一次。

泌尿系统感染、小便热淋

方例：
车前草1两、蚶壳草1两、白茅根1两、海金沙藤5钱、路路通5钱。

用法：
水6碗煎2～3碗，当茶饮（小便热淋者：用车前草1两、鲜白茅根11两，水煎服）。

眼赤、肿痛、视神经衰弱、怕见强光

方例：
车前草5钱、夏枯草4钱、青葙子3钱、龙胆草3钱、白菊花3钱、枸杞根5钱。

用法：
水煎两次，早、晚饭后各服一次。

妇女赤带

方例：
车前子5钱、山药5钱、龙眼花5钱、木通5钱、龙眼根1两、红野牡丹5钱。

用法：
水6碗煎2碗，早、晚饭前各服1碗。

夏季腹泻不舒服

方例：
车前子8钱（包煎）、绿豆3两。

用法：
加水煮烂，分三次服。

乳房红肿热痛

方例：
鲜车前草（用开水洗净，去水分）、黑糖适量。

用法：
共捣烂，涂患部。

膀胱炎、急性肾盂炎

方例：
车前草1两、野菊花1两、白茅根5钱、金丝草5钱、淡竹叶2钱、萹蓄3钱、大小蓟3钱。

用法：
水8碗煎3碗，分三次服。服5～10日。

急性肾盂肾炎

方例：
车前草1两、淡竹叶3钱、萹蓄4钱、野菊花1两、金钱草5钱、白茅根5钱、黄柏3钱。

用法：
水5碗煎2碗，早、晚饭后半小时各服1碗。

肾盂肾炎

方例：
车前草1两、石韦5钱、金银花2钱。

用法：
水6碗煎3碗，分三次服。服10～20日。

急性肾盂肾炎

方例：
车前草1两、石韦5钱、叶下珠1两（鲜品）、白花蛇舌草5钱、金银花2钱。

用法：
水8碗煎3碗，分三次服，服5～7日。

急性眼睛结膜炎	**方例：** 车前子 5 钱、野菊花 5 钱、紫花地丁 5 钱、生石膏 5 钱、叶下珠 5 钱、黄花酢浆草 5 钱。 **用法：** 水煎分两次服。连服 5 日。
血尿	**青草组成：** 车前草 1 两、海金沙藤 5 钱、小蓟 1 两、鲜白茅根 1 两。 **用法：** 水 8 碗煎 2 碗半，分 2～3 次服。
小儿热泻	**简方：** 车前草 5 钱、鲜黄瓜根、叶 1 两半、白糖适量。 **用法：** 水煎去渣。加白糖调匀服之。
热闭小便不利	**青草组成：** 车前草 5 钱、铃茵陈 1 两、白茅根 1 两、地胆草 1 两。 **用法：** 水 6 碗煎 2 碗，分两次服。连服 3 日。

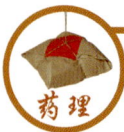

动物实验：

(1) 车前草水煎剂对麻醉猫有祛痰作用，而车前苷有祛痰镇咳作用。

(2) 车前草甘滑而走泄精气，肾虚精滑者忌用，实验发现车前草有升压作用，高血压患者宜配伍他药应用。

车前草猪肚汤

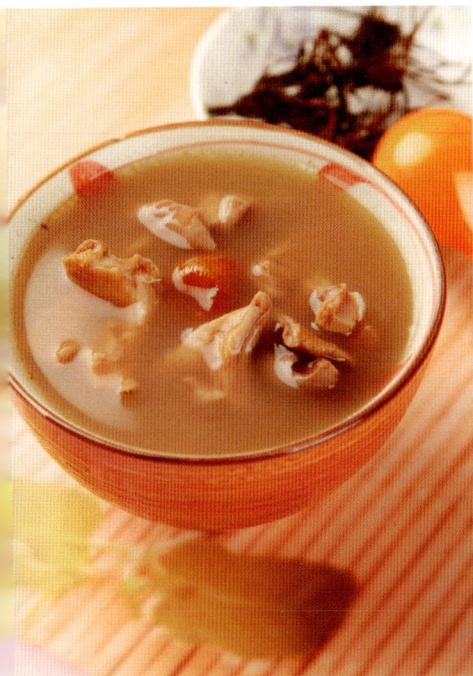

⊙原料 猪肚 200 克，水发薏米、水发赤小豆、各 35 克，车前草、蜜枣、姜片各少许

⊙调料 盐、鸡粉各 2 克，料酒、胡椒粉各适量

⊙做法

1.将猪肚氽水切丝。2.砂锅注水，倒入猪肚，放入备好的车前草、蜜枣、薏米、赤小豆、姜片。3.烧开后用小火煮2小时。4.揭开锅盖，加入少许盐、鸡粉、胡椒粉，拌匀。5.拣出车前草，关火后盛出煮好的汤料即可。

车前草大枣枸杞汤

⊙原料 红枣 30 克，车前草 15 克，枸杞 10

⊙做法

1.砂锅中注入适量清水烧开，倒入红枣、车前草、枸杞，拌匀。2.加盖，大火煮开转小火煮30分钟至析出有效成分。3.揭盖，稍稍搅拌片刻。4.关火后盛出煮好的汤，装入碗中即可。

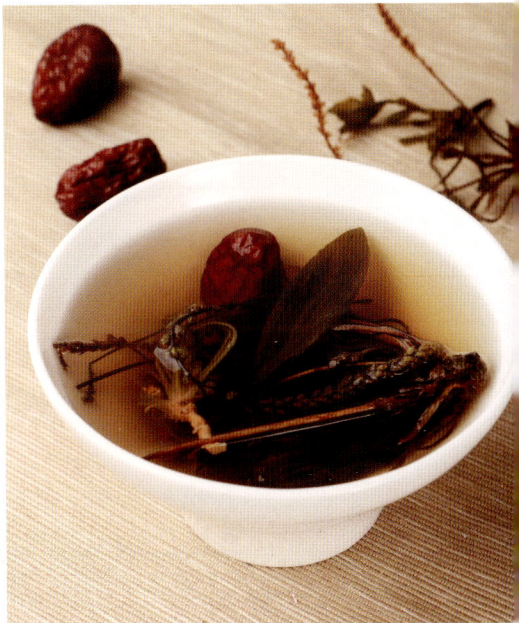

青脆枝 （祛风除湿，解毒消肿，抗癌）

科别：茶茱萸科（Icacinaceae）
学名：*Nothapodytes nimmonianus*（Graham）Mabb.
英名：Nothapodytes
别名：臭马比木、臭假柴龙树、臭假紫龙树。

原 产 地：印度南部、斯里兰卡、中国。

分　　布：中国南方路旁的灌丛或次生林中。

形态特征：常绿灌木或小乔木，株高可达10米。树干直立，
径10～20厘米，灰褐色，嫩枝为淡黄绿色，老茎
表皮粗糙，有明显纵裂痕，有多数分枝；小枝有棱
和宽三角形叶痕、细长、绿色、光滑无毛或近似无
毛。叶互生，膜质至薄革质，卵状椭圆形至长椭圆
状披针形，长10～20厘米，宽5～12厘米，先
端长渐尖，基部略歪斜，表面疏被绒毛，柄长1.5～5.0
厘米。春季间开白色或黄白色小花多数，为顶生聚
伞或伞房状聚伞花序，被短柔毛。7～10月间结
果，核果长椭圆状卵状，长1～2厘米，径0.8～
1厘米，熟时由红转黑。近年则因发现它可以提炼
抗癌成分而名气大噪，是著名抗癌药物"Campto"
的原料。

采 收 期：全年可采根或根皮。洗净，切片，晒干备用。

药用部分：根、茎、叶。

性味归经：根皮：味辛，性温。
　　　　　鲜叶：味辛、微苦，性寒。味臭，微毒。

功　　效：根皮：祛风除湿、解毒消肿、理气散寒、抗癌。
　　　　　全株：解毒、消肿、抗癌（治痈肿癌症）。
主　　治：根皮：关节疼痛、浮肿、小儿疝气、肝炎。
　　　　　鲜叶：鼻咽癌、乳腺炎、甲状腺肿瘤、淋巴肿瘤、
　　　　　子宫水瘤、白血病、癌症、痈肿。
用　　量：根皮：2～5钱；鲜叶：绞汁用2～4片。
用　　法：水煎服；煎水湿敷或熏洗患部。

！使用注意

青脆枝茎含有喜树碱和葫芦巴碱，有抗癌作用。

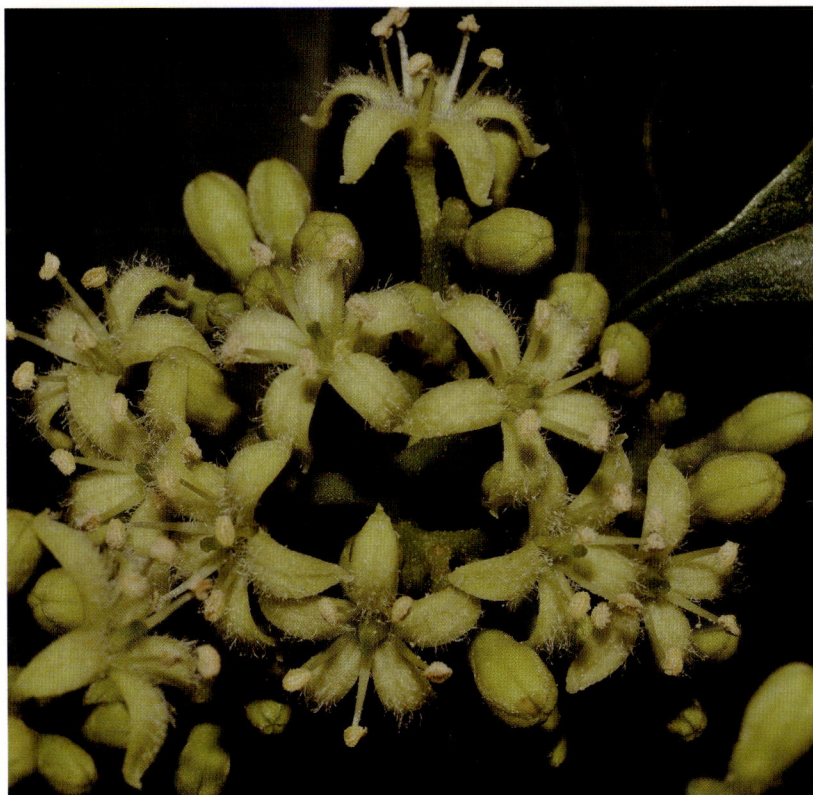

青草组成应用

关节疼痛 外洗方
简方：鲜青脆根皮1两。
用法：煎水，湿敷患部。

肿瘤
青草组成：
青脆枝鲜叶2片、石上柏1两、橄榄根2两、白刺苋2两、猪瘦肉3两、冰糖5钱、白凤豆1两。
用法：水8碗煎2碗，去渣。加猪瘦肉和冰糖5钱，炖熟，分两次服。

小儿疝气
简方：青脆枝根皮2钱。
用法：水煎服。

肿瘤、浮肿
青草组成：
青脆枝3钱、丁竖朽1两、水丁香1两、半枝莲5钱、鱼腥草1两（后下煎）。
用法：水6碗煎2碗，分两次服。

乳痈、瘤
青草组成：
青脆枝3钱、忍冬藤1两、夏枯草1两、小金英1两、山芙蓉1两。
用法：水8碗煎2碗，分两次服。

乳癌
青草组成：
鲜青脆枝叶2片、鲜绿岛防风1片（不用亦可）、山柑子3钱、钮扣茄5钱、双面针5钱、假山念5钱、白凤豆2钱、蒲公英5钱。
用法：共绞汁服；或调蜜服；或水煎服。

痈肿、关节痛
单方：青脆枝5钱~1两。
用法：水煎，薰洗患部。

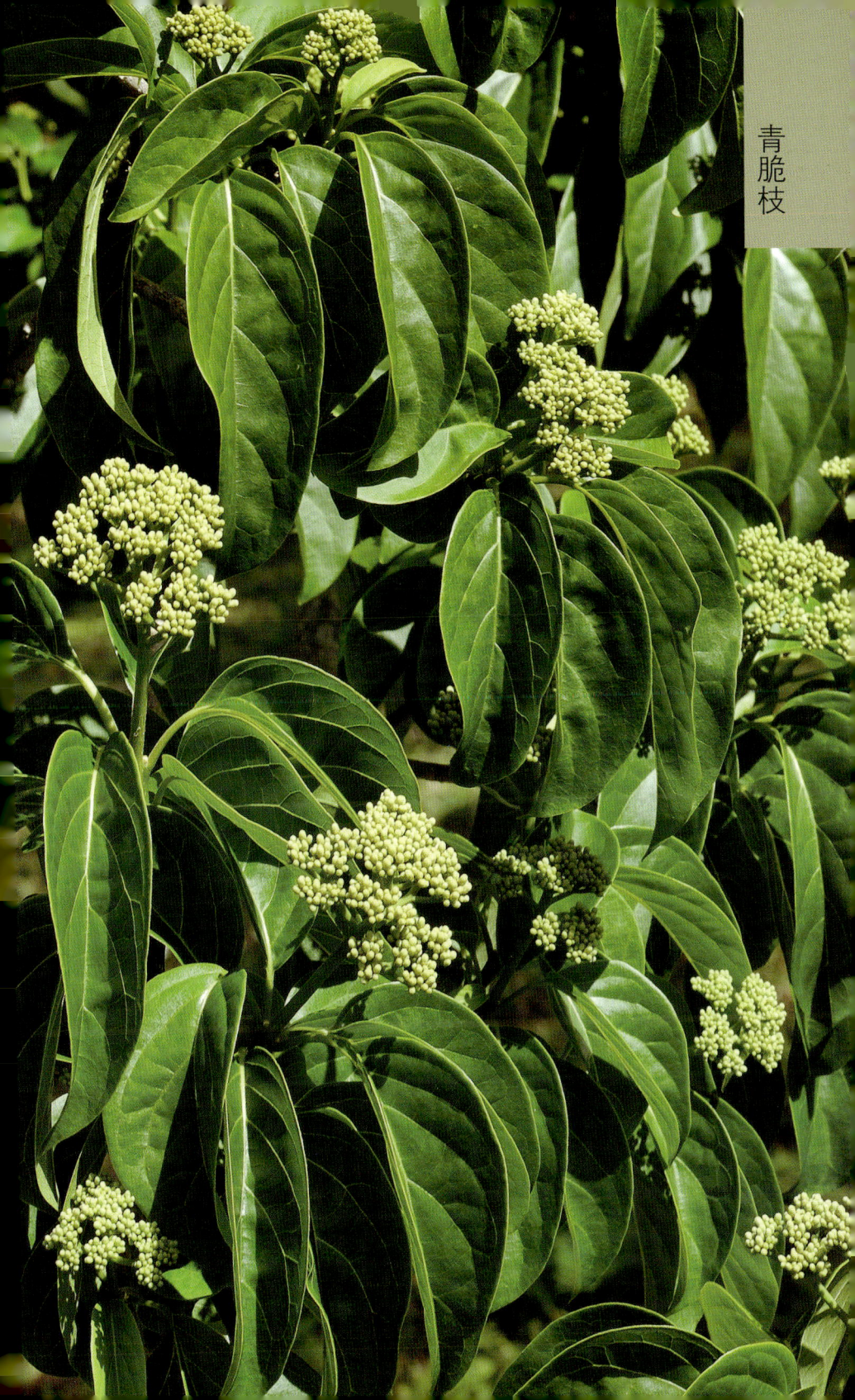

青脆枝

青葙（清肝火，祛风热，降血压，明目退翳）

科别：苋科（Amaranthaceae）
学名：*Celosia argentea* L.
英名：Feather cockscomb
别名：青葙子、野鸡冠花、圆鸡冠花、白鸡冠花、草决明、野鸡冠、鸡冠苋、姜蒿、崑仑草、野鸡头、土鸡冠。

原 产 地：热带亚洲。

分　　布：常生长于荒废地、平地、村落路旁以及农垦旱地。中国各地均广泛分布。

形态特征：一年生草本植物，株高大小30～100厘米。茎为单茎或有分枝，直立，全株光滑无毛。叶互生，线形、披针形或卵形，长4.5～15厘米，宽1～2.5厘米，全缘。花期为春末到深秋；穗状花序顶生或腋生，直立，圆锥形，具长梗，呈披针或直立圆柱状，雌雄同株，花序长5～8厘米，小花长0.6厘米，花色白或紫红色，小花具干膜质苞片3枚，花被5枚，干膜质，长圆状披针形，雄蕊5枚，花药粉红色，丁字状着生，基部合生成杯状，花柱线形，红色，柱头2裂。胞果球形，成熟后横裂，大小为0.3～0.4厘米，种子黑色具光泽，小粒，即中药的青葙子。

采 收 期：夏、秋季采集。晒干备用。

药用部分：种子、花以及全草。

性味归经：茎叶：味苦，性微寒；入肝经。种子（青葙子）：味苦，性微寒；入肝经。

功　　效：种子：清肝热、散风热、消炎、收敛、止血、清肝明目。全草：清热利湿、治哮喘、肝肠上亢之高血压、止痒。

主　　治：高血压、头晕目眩、结膜炎、网膜出血、赤痢、便血、疮疡、疥癣、尿道感染、皮肤搔痒症。

种子：目赤肿痛、翳膜、高血压、流鼻血。

用　　量：种子1～3钱；根5钱～1两。

用　　法：水煎服。

！使用注意

青葙子清肝热力强，而且有扩大瞳孔的作用，所以肝肾虚与瞳孔散大者忌用（青光眼患者禁服）。

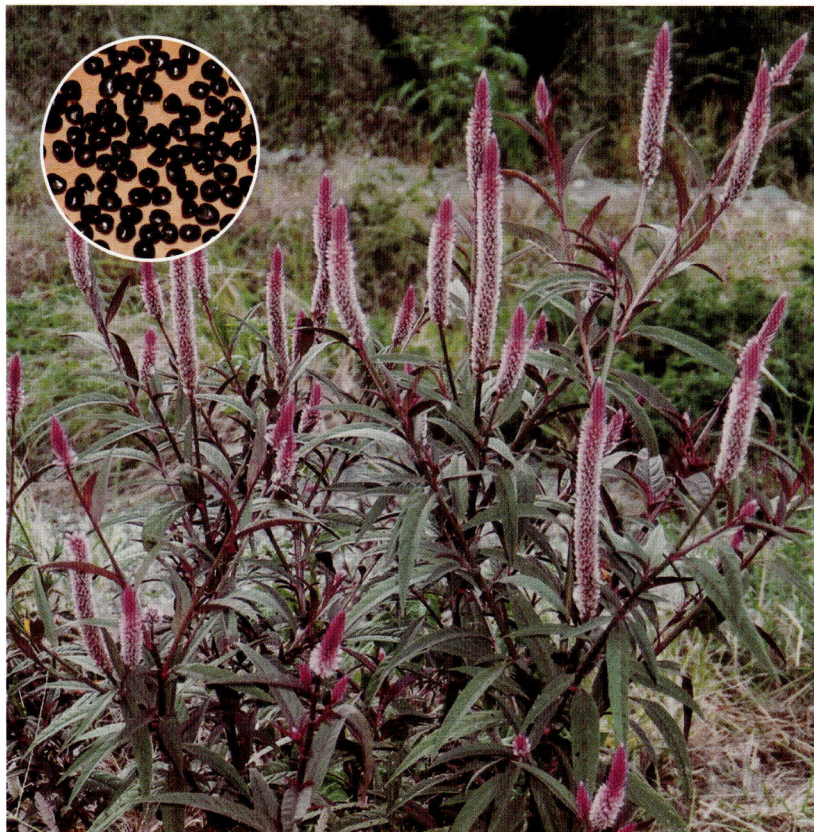

青草组成应用

眉棱骨痛、头痛眼花	**青草组成：** 青葙子3钱、野菊花2钱、夏枯草5钱、莲房3个、白芷3钱。 **用法：** 水4碗煎1碗，第二次以水4碗煎1碗，两次煎液混合，分两次饭后服。
高血压症	**青草组成：** 青葙子4钱、夏枯草8钱、野菊花3钱、桑叶5钱、葎草3钱、刀伤草3钱。 **用法：** 水4碗煎2碗，早、晚各服1碗（或青葙子3钱，煎水服）。
风火赤眼、眼生白翳膜	**简方：** 青葙子5钱、草决明3钱、白菊花3钱、蝉衣1钱。 **用法：** 水煎两次，早、晚各服一次。服用1星期。
眼睛生翳、视物不清	**青草组成：** 青葙子4钱、谷精草4钱、木贼3钱、菊花2钱、吉祥草5钱。 **用法：** 水煎两次，去渣。加鸡肝2副，炖熟，分两次服，吃肝饮汤。 **备注：** 吉祥草又名小叶万年青（百合科，学名：*Reineckea carnea* kunth）。 性味功用：味甘，性凉。 主治：清肺止咳、止血、解毒（本品非花店卖的万年青）。

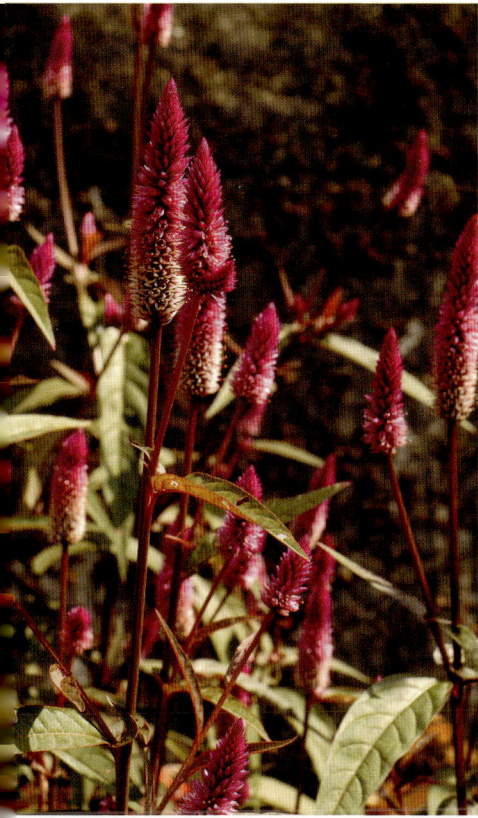
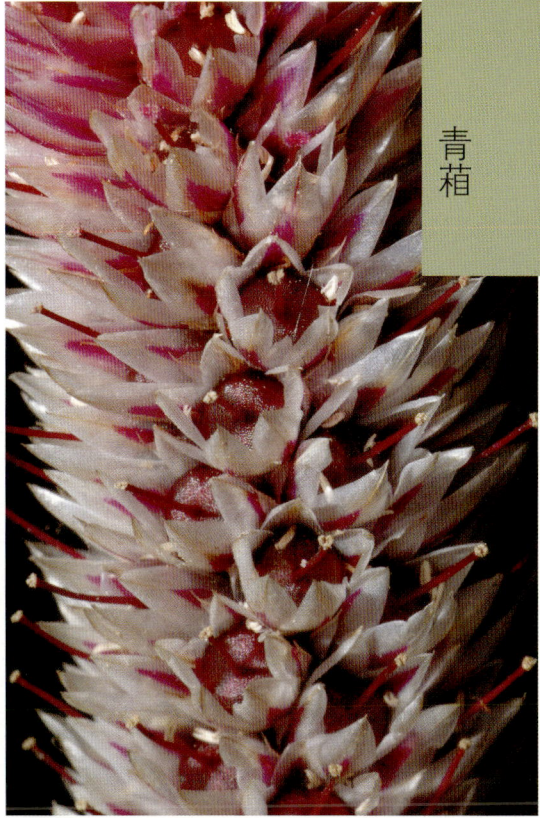

青葙

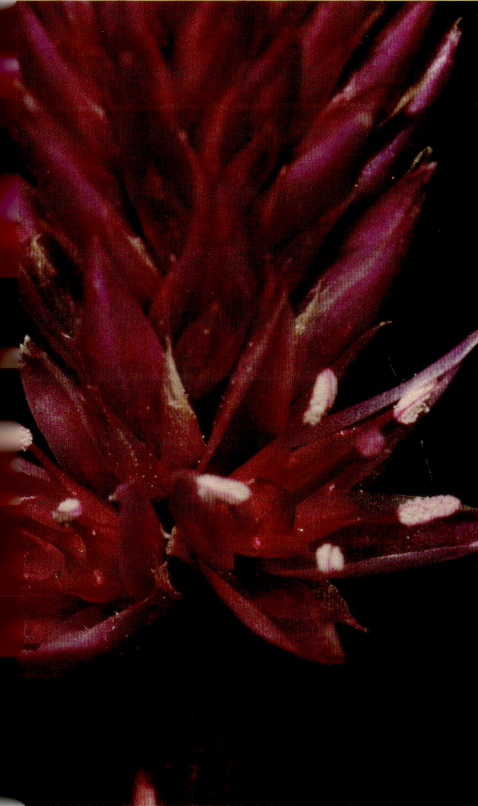
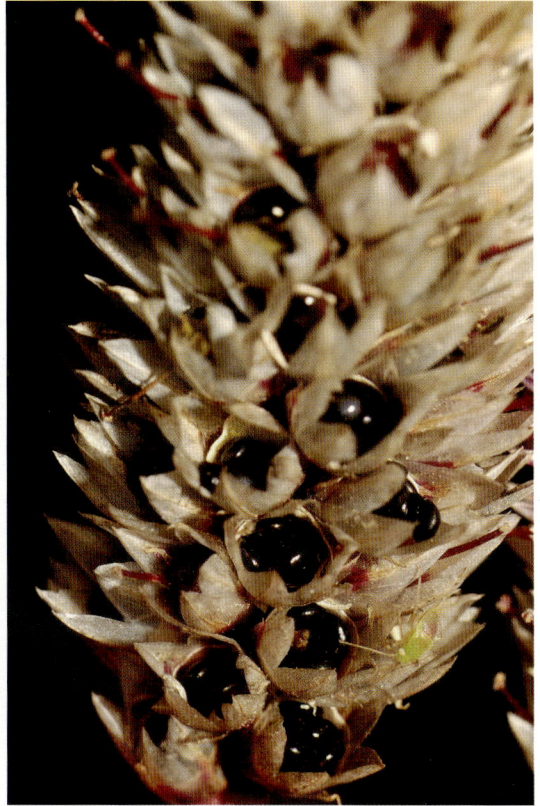

流鼻血	**简方：** 青葙子 3 ~ 8 钱、卷柏 1 两、黑糖 5 钱。 **用法：** 水煎两次，两次煎汤混合后加黑糖，溶化均匀，分 2 ~ 3 次服。
慢性葡萄膜炎的视物模糊、眼前暗彩飘动	**青草配伍：** 青葙子 3 钱、草决明 1.8 钱、白肉豆 3 钱、密蒙花 1.8 钱、玄明粉 1.8 钱、茯苓 2.4 钱、酸枣仁 2.4 钱。 **用法：** 以上七味药合用治此症有效（可视症状加减应用）。
眼睛视网膜出血	**简方：** 野鸡冠花（青葙花）2 两（洗净用）。 **用法：** 水 4 碗煎 1 碗，去药渣。用极细过滤网过滤，取汁薰洗眼睛患处。

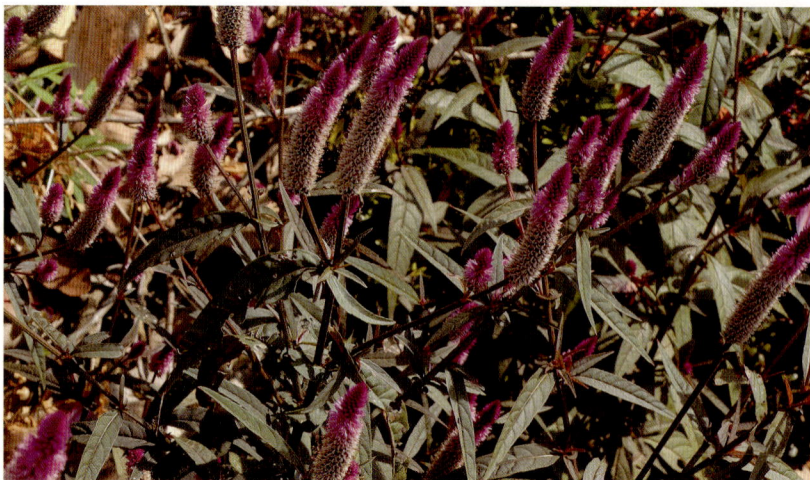

眼睛角膜炎	**青草组成:** 青葙子 4 钱、木贼 4 钱、千里光 4 钱、冬桑叶 3 钱、白菊花 2 钱。 **用法:** 水煎两次服。
目赤肿痛、眼翳膜	**单方:** 青葙子 2 ~ 5 钱。 **用法:** 水煎服。可配草决明、菊花、密蒙花等同用。
鼻衄	**单方:** 青葙子适量。 **用法:** 煎汁,滴鼻,每日两次。

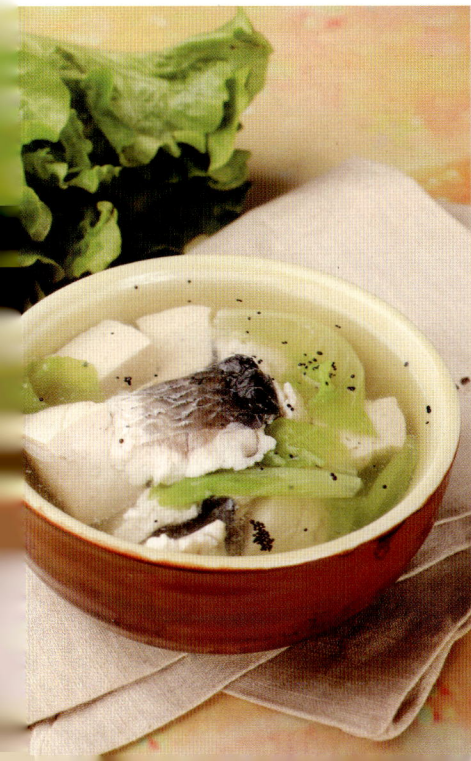

青葙子鱼片汤

◎ **原料** 豆腐 80 克,生菜 65 克,青葙子 7 克,草鱼肉 65 克

◎ **调料** 盐 2 克,鸡粉 2 克,白胡椒粉 2 克

◎ **做法**

1.将豆腐切块,草鱼切片。2.砂锅中注水大火烧开。3.倒入青葙子、豆腐,搅拌匀,煮开后转小火煮20分钟。4.掀开锅盖,放入生菜、草鱼肉片。5.加入盐、鸡粉、白胡椒粉,续煮5分钟即可。

到手香 （消炎解毒，行气化湿，消肿退瘀）

科别：唇形花科（Labiatae）

学名：*Pogostemon cabin*（Blanco）Benth.

英名：Patchouli

别名：碰碰香、左手香、广藿香、藿香、洋薄荷、排香草、印度薄荷、过手香。

原 产 地：马来西亚和印度。

分　　布：生于山坡或路旁，主产于广东、海南等地。

形态特征：多年生草本植物，株高 20 ～ 90 厘米。全株被毛，多分枝或丛生，基部卧伏，木质化，上部斜伸或直立，淡绿色，枝叶具特殊香味。叶对生，叶片肥厚肉质状，心形或阔卵形，长 5 ～ 7 厘米，宽 3 ～ 3.5 厘米，先端短尖，基部钝形，中肋粗显背凸，侧脉 1 ～ 12 对，网状脉，粗钝锯齿缘，具柄。春至秋季开淡紫色花，穗状花序顶生或腋生，花轴长 10 ～ 30 厘米，小花多数，轮状着生，小梗纤细，花萼卵形，黄褐色，花冠长 0.8 ～ 1.2 厘米，淡紫色或晕紫色。果实为小坚果，长卵形。

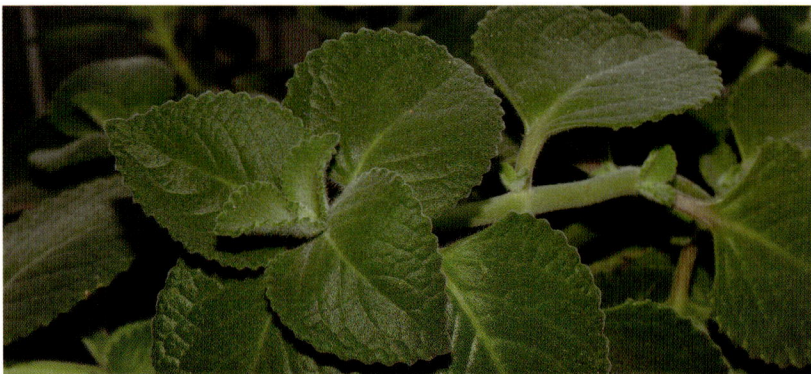

采 收 期：全年可采集。鲜用可随采随用。

药用部分：叶、梗（叶能宣散，更能宽胸）。

性味归经：味苦、辛，性凉（微温）；入脾、胃、肺经。

功　　效：清热解毒、解暑、发表、开胃止呕、凉血、止痒（全草解暑化湿，埋气和中。用叶取其走表面宣散，用梗取其走中而宽胸）。

主　　治：感冒暑湿、头痛、湿阻中焦、胸脘痞闷、食欲不进、恶心、呕吐、泄泻、腹痛下痢、口臭、口腔炎、胸闷气滞、感冒发烧、扁桃腺炎、喉咙发炎、脑膜炎发烧、发炎症、中耳炎、肺积水、高血压症、水肿、蚊虫咬伤、疮痈肿毒、跌打损伤。

用　　量：一般用量 3 钱 ~ 1 两。

用　　法：水煎服；冲泡沸开水服；绞汁调蜜服；捣烂外敷。

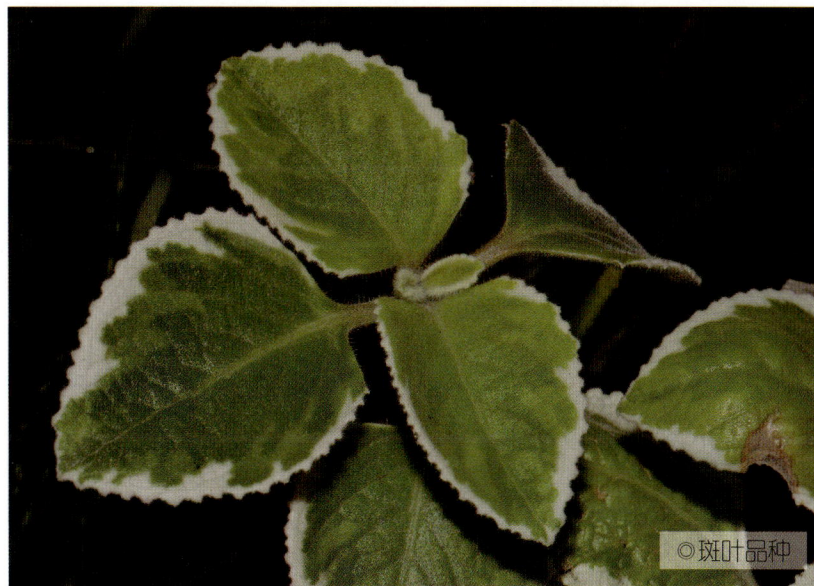

◎斑叶品种

! 使用注意

无实邪热者少用（本品有挥发油，不宜久煎）。

青草组成应用

外感风寒	简方： 到手香5钱、紫苏叶3钱、陈皮2钱半。 用法：水煎20分钟，分两次服。
预防中暑	简方：到手香3钱、甘草1钱。 用法：滚水冲泡，当茶饮。
口臭	简方：到手香叶5钱。 用法：滚水冲泡，含漱口。一日数次。
急性胃肠炎	简方：到手香叶5钱（后下煎）、制半夏2钱半、 佩兰3钱。 用法：水煎两次服，或煎20分钟服用。
胎气不安、 气不升降、 呕吐酸水	简方：到手香2钱、制香附2钱。 用法： 共研细末，加盐少许，滚开水冲泡，随意服之。
夏季感受 暑湿、 呃逆不止	青草组成： 到手香3钱、佩兰2钱半、香薷1钱。 用法： 将三味药装入茶杯内，冲泡沸开水，杯盖盖好， 10分钟后当茶饮。
痈疮肿毒 （可消炎 退癀）	简方：鲜到手香叶1两、食盐少许。 用法： 共捣烂，外敷患处。
中耳炎	单方：鲜到手香汁1～2滴。 用法：滴入患处。

脑膜炎发烧、高血压病	**简方：**鲜到手香3两、蜂蜜适量。 **用法：** 将到手香（洗净），绞汁半碗，过滤调蜜服。
喉咙肿痛、咳嗽、发烧	**简方：** 鲜到手香叶12两、冰糖5两。 **用法：** 先将鲜到手香用矿泉水或冷开水洗净，晾干，完全无水分后，放进瓶内，加入冰糖，置于到手香叶上面，封盖。10～15日后，即可启封。每次饮原汁30～100毫升，每日2～3次。
扁桃腺炎、喉咙痛	**青草：** 鲜到手香1钱、鲜叶下红1钱、鲜酢浆草1钱、鲜一枝香1钱。 **水果：** 柳橙1两、草莓1两、西瓜1两、番茄1两。 **用法：**共打成精力汤喝。

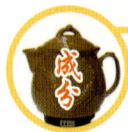

(1)本品含有挥发油，油中主要成分为广藿香醇、桂皮醛、苯甲醛、丁香醛等成分。

(2)广藿香挥发油能促进胃液分泌，增强消化力，并能扩张毛细血管。

(3)本品尚含有少量鞣质，有收涩作用，但并非收敛止泻药，泄泻乃脾湿滞引起者，所以能化湿治泄泻。

(4)浸出物（比煎剂好），对常见致病性皮肤真菌有很强的抑制作用。

使君子（杀虫，消积，健脾）

科别：使君子科（Combretaceae）
学名：*Quisqualis indica* L.
英名：Chinese honeysuckle
别名：留求子、五棱子、䉀求子、史君子、冬均子、病柑子、杜蒺藜子、水君木叶、山羊屎、色干子、色干根。

原 产 地：热带亚洲、印度以及马来西亚等地。

分　　布：生于山野、林间以及庭园栽培。各地广泛栽培为庭园绿廊供观赏。

形态特征：落叶性藤本攀缘性灌木，茎伸长，可长达5米或更长，常须攀缘其他植物或棚架方能往上爬，具有多数分枝。单叶对生，有短柄，长椭圆形或卵状椭圆形，先端渐尖形，基部近心形，纸质，全缘或波状缘，长7~12厘米，宽4~6厘米；叶柄长0.8~1厘米，叶柄基部宿存，并逐渐硬化为刺状。5~10月开花，伞房状穗状花序顶生，花多数，花瓣由白变红，有香气，花瓣5枚，长椭圆形，花萼筒细长，先端浅5裂，裂片为三角形，雄蕊10枚，着生于花萼筒上，花丝细而短，花柱极长。果实为核果，狭椭圆形橄榄状，成熟时黑褐色，长2.5~3厘米，外具5棱，黑色。花果期为5~12月。

采 收 期：全年采根和茎，秋冬季采成熟果实。

药用部分：成熟果实、根和茎。使君子使用时去壳生用或炒香后用，或连壳打碎入汤剂。

性味归经：味甘，性温，有毒；入脾、胃经。

功　　效：根：杀虫、健胃、健脾。

　　　　　果实：杀虫、健脾、消积、驱蛔虫。

主　　治：根：呃逆、咳嗽。

　　　　　种子：腹胀、腹泻、小儿疳积、蛔虫腹痛。

　　　　　叶：小儿疳积、消五疳、开胃、杀虫。

用　　量：种子1～3钱；根用1两。

用　　法：水煎服；种子炒熟嚼食，总量不超过20粒。一般
　　　　　小儿，每岁1粒。

！使用注意

使君子不宜大量服用，以免引起呃逆、眩晕反应等。忌
与热茶同服。

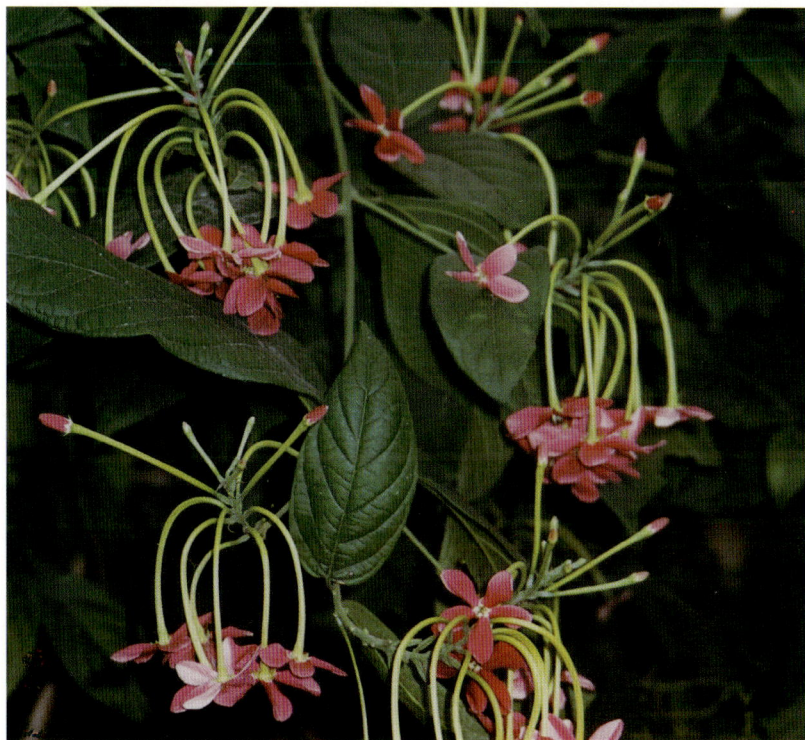

青草组成应用

小儿疳积、蛔虫、蛲虫等症	**简方：**使君子（去壳取仁）1钱、苦楝根皮1钱半、槟榔2钱。 **用法：** 水煎服。
健胃、小儿蛔虫、疳积	**简方：**使君子根2～5钱、猫尾射1两、猪瘦肉3两。 **用法：** 加水炖服。
小儿疳积、健脾胃	**简方：**使君子根5钱、猪瘦肉2两。 **用法：**加水共炖服。
小儿蛔虫	**简方：**使君子5粒。 **用法：**煨热去壳，取种子空腹服，或炒熟吃。

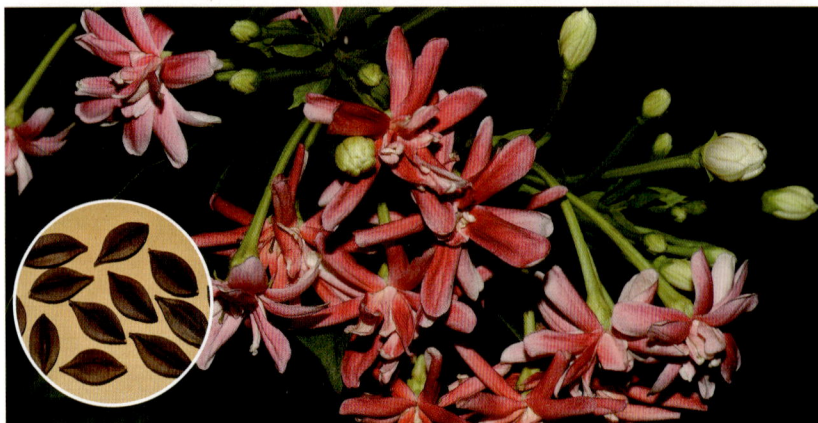

小儿疳积、腹胀腹痛、食少体虚、面黄肌瘦	配伍： 使君子3钱、白术3钱、党参3钱、炙甘草1钱半。 用法：水煎服。
蛀牙疼痛	简方：使君子3钱。 用法：煎水含漱口，频漱。
小儿蛔虫	简方： 使君子1钱、槟榔1钱半。 用法： 水煎，空腹时服。

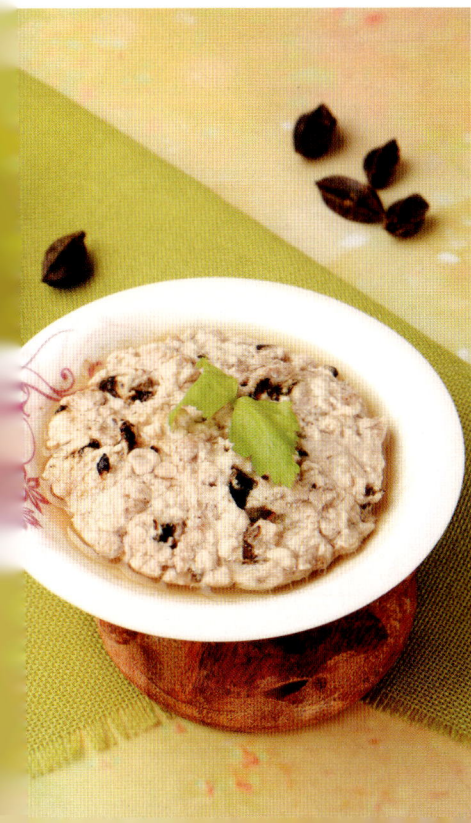

使君子蒸猪瘦肉

◎ **原料** 使君子8克，猪肉末140克

◎ **调料** 盐2克，料酒5毫升，鸡粉2克，白胡椒粉2克，食用油适量

◎ **做法**

1.使君子用刀拍扁切开，掰开待用。2.放肉末的碗中倒入使君子。3.加入盐、料酒、鸡粉、白胡椒粉。4.注入适量清水、食用油，搅拌匀。5.备好一个蒸碗，倒入肉末，待用。5.蒸锅上火烧开，放入肉末。6.盖上锅盖，大火蒸10分钟。7.掀开锅盖，取出肉末即可。

林投 （果：补脾胃，益元气）
（根：清热解毒，发汗，利水化湿）

科别：露兜树科（Pandanaceae）

学名：*Pandanus odoratissimus* L. F. var. *sinensis*（Warb.）*kanehira*

英名：Thatch pandanus，Screw pine

别名：露兜树、野凤梨、山凤梨、华露兜假菠萝、野菠萝、山菠萝、婆锯筋、猪母锯、老锯头、勒古、水拖髻、万节藤。

原 产 地：太平洋热带海滨地区。

分　　布：生于村旁、路边、山谷、河畔、溪边以及滨海地区。

形态特征：常绿灌木，株高可达 5 米以上。常从茎干生成大型的支柱根支撑树干，茎为直立或呈弯曲匍匐状，有分枝，树干粗糙有瘤状突起，环纹明显。叶片无柄，呈长披针形，丛生于枝端而作螺旋状排列，长 100～150 厘米，宽 3～5 厘米，边缘和中肋背面有锐刺（雌株），雄株的叶缘和中勒背面无锐刺，叶端渐尖，叶基截形，叶面平滑，为硬革质，叶背为灰绿色，叶鞘不具纤维。夏季开花，花单生，雌雄异株，雄花呈圆锥花序，顶生，佛焰花苞白色，花淡黄白色，香气浓烈，雄花序略倒垂、长约 50 厘米；雌花呈头状花序，花绿色，柱头宿存。秋季结果，果大，近球形，熟时橙红色，由 50～70 或更多的倒圆锥形、稍有棱角、肉质的小核果集合成的聚合果，直径可达 20 厘米，形似凤梨。内部种子可食用，味道香甜，口感与花生相似。

采 收 期：根全年可采；果多鲜用；根洗净，晒干用或鲜用。

药用部分：果、果核、根、梗、花。

性味归经：林投果：味微甘辛，性温。根：味甘、淡，性凉（微寒）。

功　　效：林投果：补脾胃、益血益元气。林投根：发汗解表、清热解毒、利水化湿。林投叶芽：清热 解毒、凉血。林投花：清热利水、去湿热。

主　　治：根：甲状腺肿瘤、肝炎、肝硬化、肾炎水肿、结石、尿路感染、眼赤痛、感冒发热。果：糖尿病、痢疾、咳嗽、解酒毒。果核：痔疮、睾丸炎。花：淋浊、疝气、小便不通。叶芽：高血压、牙龈出血、发斑丹毒、麻疹、疮痈疔毒。

用　　量：果 1～3 两；果核 1～2 两；根 5 钱～2 两。

！使用注意

体虚者慎用根部。孕妇忌服。本品有较强的发汗作用，注意慎用。

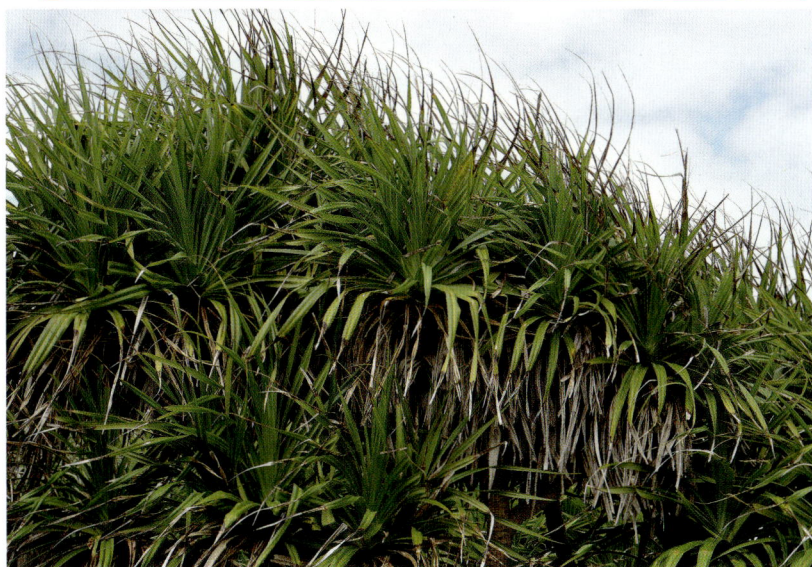

青草组成应用

小便白浊	**简方：** 林投果切成一半（捣烂），甜菊 5～10 片。 **用法：** 水煎，当茶服。
肾炎水肿	**简方：** 林投根 1 两半、叶下珠 1 两、车前草 5 钱、猪瘦肉 3 两。 **用法：** 水 6 碗煎 2 碗，去渣。炖猪瘦肉，炖熟，分两次服。
甲状腺肿	**简方：** 林投果 2 两、海带 5 钱、海藻 5 钱。 **用法：** 水 5 碗煎 2 碗，早、晚各服 1 碗（或随症加减用药治之）。
热甚 （狂热症）	**青草组成：** 林投嫩芽 1 两、苦瓜根 1 两、水茗根 5 钱、金针根 5 钱。 **用法：** 水 5 碗煎 2 碗，分两次服。
眼赤肿痛	**青草组成：** 林投根 1 两、叶下珠 5 钱、地胆草 5 钱、野菊花 4 钱、紫花地丁 1 两。 **用法：** 水 5 碗煎 2 碗，分两次服。

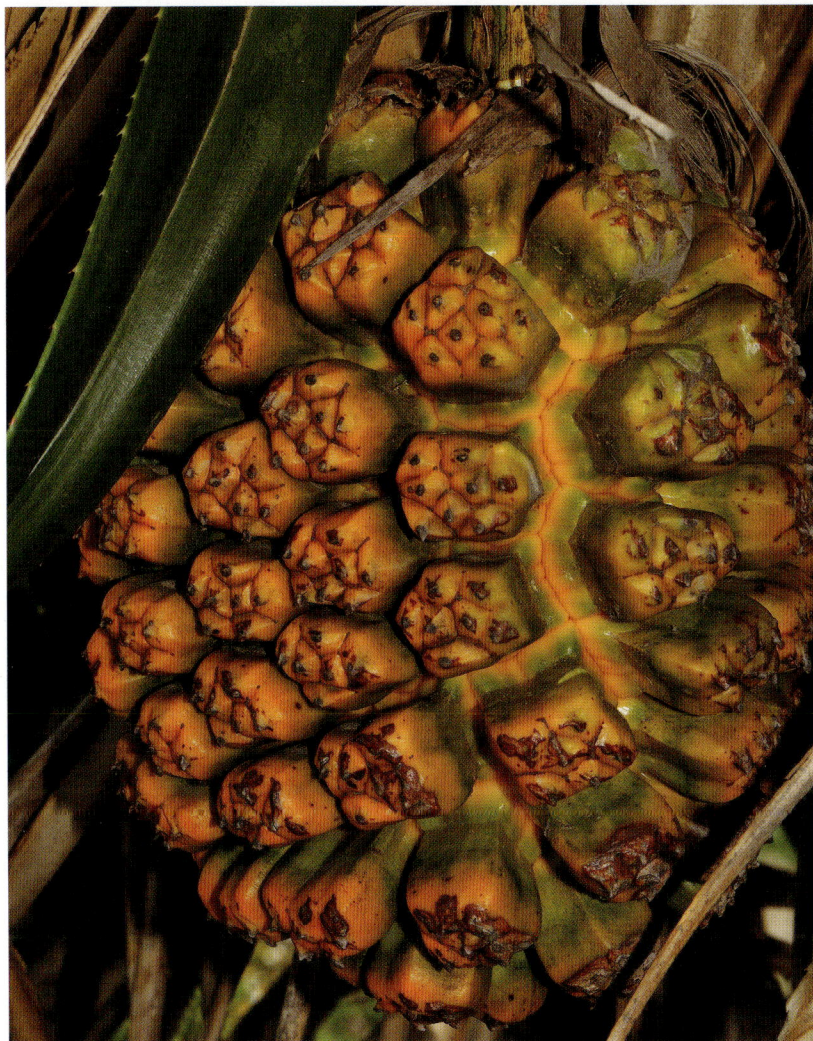

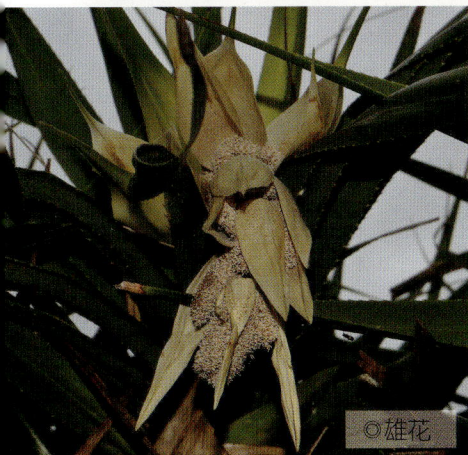

◎雄花

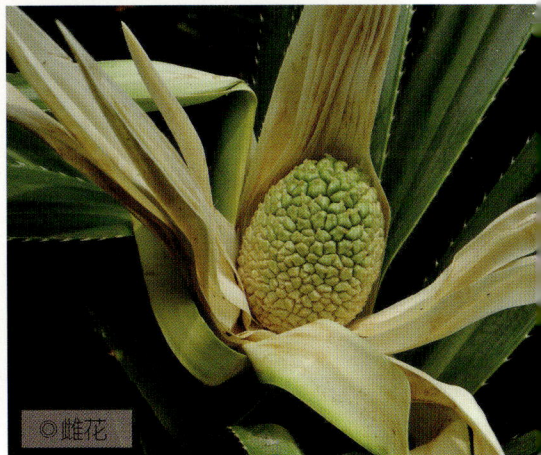

◎雌花

糖尿病	**民间用方：** 林投果 2 两、猪瘦肉 3 两。 **用法：** 共炖烂食之（林投果用时切块）。
甲、乙肝	**青草组成：** 林投根 1 两、木棉根 1 两、狗尾虫 5 钱、黄花蜜菜 1 两。 **用法：** 水 8 碗煎 2 碗，分两次服。
妇女避孕	**单方：** 林投根 5 钱（洗净）。 **用法：** 月经结束三天后，煎水服。
肝炎、肾炎水肿	**简方：** 干林投根 1～2 两。 **用法：** 水 5 碗煎 2 碗，分两次服。
感冒发热、尿路感染	**简方：** 干林投根 5 钱～2 两。 **用法：** 水煎服。
尿毒症初期	**单方：** 林投果实 1 个、猪肾脏 1 对。 **用法：** 先将林投果切片，加水淹过药面，煎成 2 碗，去渣。再加猪肾，炖熟，分次服之。

尿毒症初期	**民间用方:** 林投果实 1 个（去除果肉）。 **用法:** 将林投外壳，用第二次淘米水煎汤当茶饮。
尿酸、尿毒	**青草组成:** 鲜林投根 2 两、紫背草 8 钱、兔儿菜 8 钱、鲜咸丰草 1 两、鲜车前草 1 两、金丝草 1 两、苦草 1 两。 **用法:** 水 12 碗煎 6 碗，分两天服。
疝气痛	**单方:** 林投根 50 ~ 2 两。 **用法:** 用第二次洗米水煎服。
感冒发高烧	**青草组成:** 林投根 1 两、土牛膝 1 两、鬼针草 1 两、狗肝菜 1 两、鸭脚木 5 钱。 **用法:** 水 6 碗煎 2 碗，分两次服。

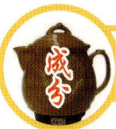

成分 本品含有糖类、酚类以及氨基酸等成分。

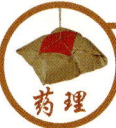

药理 本品根清热利水力强，多用于急性肾炎水肿与湿热淋症等，而且有较强的发汗作用，体虚者慎用根部。

枇杷 （清肺止咳，化痰下气，和胃降逆）

科别：蔷薇科（Rosaceae）

学名：*Eriobotrya japonica* Lindl.

英名：Loquat

别名：枇把叶、金丸、卢橘叶、卢橘、枇杷果、杷叶。

原 产 地：中国江南地区。

分　　布：枇杷喜光，稍耐阴，喜温暖气候和肥水湿润、排水良好的土壤。栽培适区是长江中下游及以南地区。

形态特征：常绿小乔木，株高5～10米，全株被淡褐色绒毛。小枝粗壮，密生淡褐色或灰棕色绒毛。叶互生，具短柄，披针形、倒披针形或披针状长椭圆形，长15～30厘米，宽5～10厘米，疏锯齿缘。秋至冬季间开白花，圆锥花序顶生于枝梢，花瓣5枚，倒卵形，具有特殊芳香味。翌年2～4月果实成熟，梨果倒卵形，成熟时橙黄色，可鲜食，径约3.5厘米，外被绒毛，内藏种子1～5颗。

采 收 期：全年可采集。

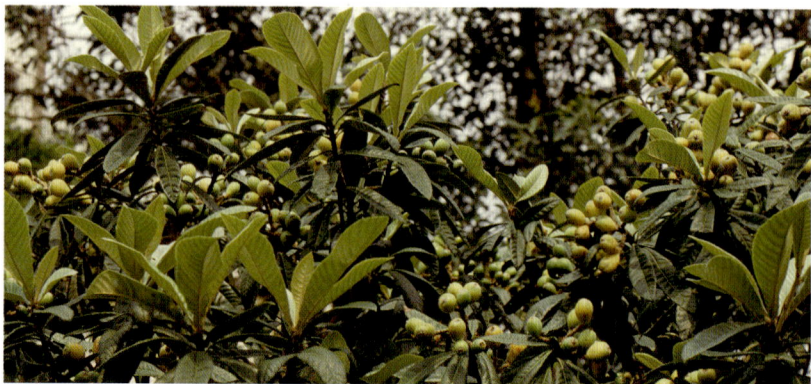

药用部分： 叶（拭去毛用）。

性味归经： 味苦，性平。叶：味苦，性微寒；入肺、胃经。

果：味甘、微酸，性凉；入肺、胃经。

功　　效： 枇杷叶：泄热苦降、清肺止咳、化痰下气、和胃降逆。果：润肺止咳、生津止渴。根：消肿解毒。

主　　治： 枇杷叶：久咳、伤风感冒咳嗽、支气管炎、慢性气管炎、肺热痰嗽、咳血、衄血、咽喉炎、胃热呕秽、呕吐。

用　　量： 干叶 3 ~ 4 钱（包煎）；鲜叶 5 钱 ~ 1 两。

！ 使用注意

便溏、腹泻者以及小儿脾虚弱者忌服枇杷。种子有毒，误食易中毒。

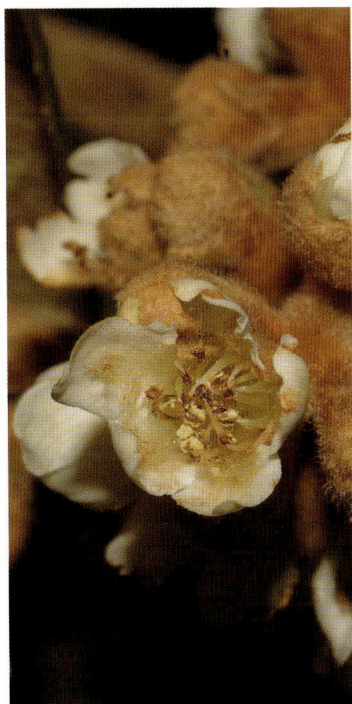

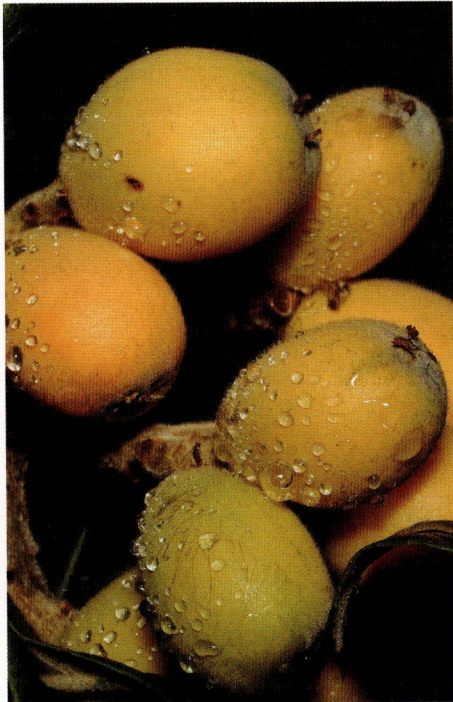

青草组成应用

风热感冒、咳嗽痰稠

青草组成：
鲜枇杷叶5钱（刷去毛）、黄花酢浆草1两、鸭公青5钱、野菊花5钱。

用法：
水5碗煎2碗，早、晚饭后半小时各服1碗。服5日。

慢性支气管炎

青草组成：
枇杷叶2钱（去毛）、白茅根1两、接骨草5钱、麦门冬3钱、百部2钱、陈皮2钱、桑白皮3钱。

用法： 水煎两次，早、晚饭后半小时各服一次。

胃热呕吐

症状：
喜冷恶热，烦躁欲饮，食少亦吐。

青草组成：
枇杷叶5钱（去毛）、竹茹6钱、麦门冬3钱、制半夏2钱。

用法： 水煎两次服。

小儿吐乳不止

简方：
枇杷叶3分（刷去毛，炒微黄）、母丁香3分。

用法：
共研细末，每次用少许，涂于母亲乳头上，给小儿吸吮，可制止小儿吐乳。

干咳无痰

简方：
枇杷叶（刷去毛）4钱、野菊花8钱、白茅根1两、白糖1两（或蜂蜜均可）。

用法：
水煎两次，去药渣。加白糖调匀，分两次服。

声音嘶哑	**简方：** 鲜枇把叶1两（刷去毛）、淡竹叶5钱。 **用法：** 水煎两次，早、晚各服一次。
劳伤咳嗽	**青草组成：** 枇把叶（刷去毛）3钱、鲜垂盆草1两、黄酒10毫升、蜂蜜5钱。 **用法：** 将两味药洗净，切碎，加蜂蜜拌匀，再加水2碗半，蒸半小时，加入黄酒，去药渣。分三次服。
肺热咳痰带血	**单方：** 鲜枇把2两、鼠尾癀1两。 **用法：** 将枇杷剥开成两半与鼠尾癀加水煎汤服。

川贝枇杷汤

◎**原料** 枇杷40克，雪梨20克，川贝10克

◎**调料** 冰糖适量

◎**做法**

1.洗净去皮的雪梨去核，切成小块，备用。2.洗净的枇杷去蒂，切开，去核，再切成小块。3.锅中注入适量清水烧开，将枇杷、雪梨和川贝倒入锅中。4.搅拌片刻，盖上锅盖，用小火煮20分钟至食材熟透。5.揭开锅盖，倒入少许冰糖，搅拌均匀。6.将煮好的糖水盛出，装入碗中即可。

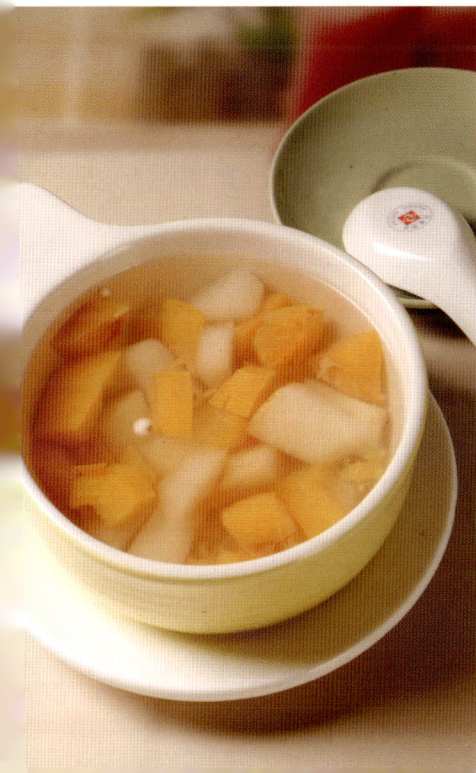

虎杖 （利湿退黄，清热解毒，通络止痛）

科别：蓼科 Polygonaceae

学名：Reynoutria japonica Houtt.

英名：Giant knotweed

别名：黄肉川七、土川七、红三七、苦杖、酸根藤、假川七、三七、粉川七、血三七、川七、黄药子、蒤、大虫杖、酸杖、酸痛笋、斑庄根、酸杆、蛇总管。

原产地：中国、日本、韩国等地。

分　　布：生长于山坡灌丛、山谷、路旁、田边湿地，海拔140-2000米。产于陕西南部、甘肃南部、云南、四川、贵阳等地区。

形态特征：多年生灌木状草本，茎有节如杖且有虎斑而得名，株高1～2米。根状茎木质，色黄。茎粗壮，直立有细柔毛，表面散生紫红花斑点。叶互生，卵形或阔卵形，长6～15厘米，宽4～6厘米，先端尖锐，基部圆；叶鞘苞膜质，长0.4～0.6厘米。6～8月间开花，花单性，雌雄异株，密集的圆椎花序腋生，长3～8厘米；花被白色，长约0.15厘米；雄花有雄蕊8枚，花药甚短；雌花的外面3枚花被，在开花后能增大并长出薄薄的膜状物。9～12月果熟，瘦果三角状、有光泽，熟时转为黑褐色，外披有红色或粉红色增大的花被。

采收期：秋冬采根茎。切片，晒干用（或全年采）。

药用部分：根、茎。

性味归经：味苦、酸，性凉（微苦、平）；入肝经。

功　　效：清热利湿、活血通经、祛痰止咳。

主　　治：风湿性关节炎、风湿筋骨疼痛、湿热黄疸、胆结石、肺炎、支气管炎、淋浊、瘀阻经闭、产后恶露不下、跌打损伤、带下、痔漏下血、烧烫伤、恶疮癣疾、阴道炎、尿路感染、急性肝炎、无名肿毒、蛇伤以及肠胃湿热泄泻。

！使用注意

孕妇忌服。

用　　量：3 钱 ~ 1 两。

用　　法：水煎服；烘干研末外敷；捣烂外敷。

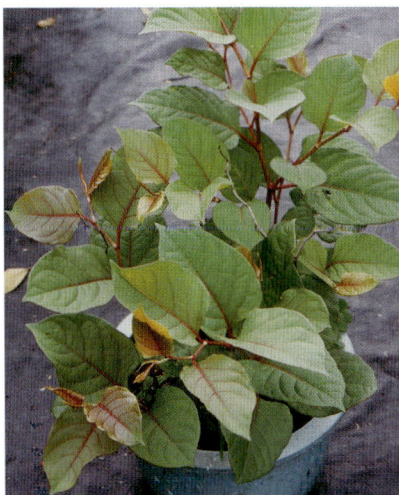

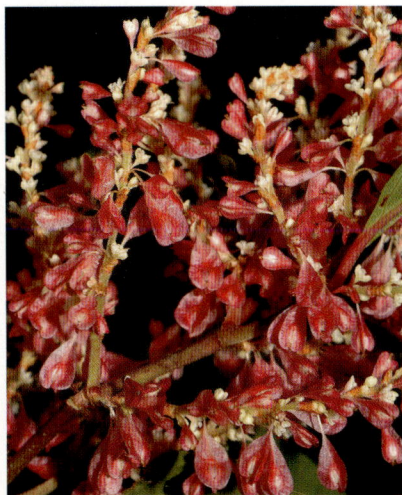

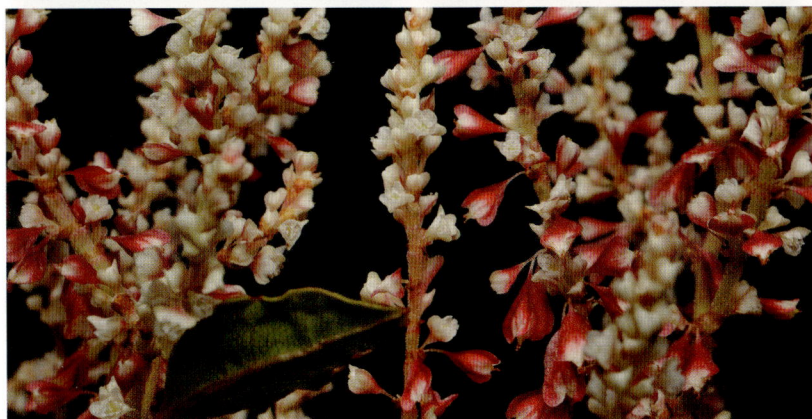

青草组成应用

胆囊炎	**青草组成：** 虎杖 1 两、鲜马蹄金 1 两、金钱草 1 两、茵陈 5 钱。 **用法：** 水 6 碗煎 2 碗，早、晚各服 1 碗。
急性黄疸型传染性肝炎	**青草组成：** 虎杖 1 两、栀子根 1 两、蚊仔烟草 1 两、败酱草 5 钱、金钱草 1 两。 **用法：** 水 6 碗煎 3 碗，当茶饮。
胆囊结石	**青草组成：** 虎杖 1 两、芦根 1 两、连钱草 8 钱、茵陈 6 钱、山楂 5 钱、玉米须 8 钱、猫须草 1 两。 **用法：** 水 6 碗煎 3 碗，当茶饮。 备注：本方常用于泥沙样结石症。
产妇生产后血滞腹痛	**简方：** 虎杖 1 两、山楂 5 钱。 **用法：** 水 3 碗煎 1 碗，冲米酒半碗，调匀，分两次服。
小腿抽筋	**简方：** 虎杖 1 两、白芍 3 钱、甘草 1 钱、猪脚蹄 1 节、米醋 30 毫升。 **用法：** 水 5 碗共炖虎杖和猪脚蹄，炖烂，去药渣。加入米醋调匀，分 2～3 次服。
高血脂症	**青草组成：** 虎杖 1 两、生麦芽 5 钱、茵陈 1 两、山楂 5 钱、荷叶 5 钱。 **用法：** 水 6 碗煎 2 碗，分两次服（或虎杖 111 两，烘干，研细粉，每次 2 钱，开水送服。每日三次）。

急性黄疸型肝炎	**青草组成:** 虎杖 1 两、白英 5 钱、蚊仔烟草 5 钱、小号一枝香 1 两、栀子根 1 两。 **用法:** 水 8 碗煎 2 碗,早、晚饭后各服 1 碗。服1 星期。
新生儿黄疸症	**简方:** 虎杖 1 钱、白糖适量。 **用法:** 水 1 碗煎 5 分,第二次水 8 分煎 3 分,两次煎汤混合后加入白糖,分三次喂服。
皮肤烧伤（外用方）	**青草组成:** 虎杖根 1 两、地榆 1 两、博落回根 5钱（去表皮）、大蓟根 1 两、野蔷薇根 1 两、乌藤 5 钱。 **用法:** 共研细粉,调菜子油或麻油涂敷烧伤处。
痈疖肿毒（外用方）	**简方:** 虎杖 3 两、研成细粉末。 **用法:** (1)初起者,调鸡蛋白涂敷患处。 (2)已成脓者调醋涂敷患处,一日 2～3 次。 (3)已溃烂者,调麻油涂敷患处。
风热丹毒	**简方:** 虎杖 7 钱、牛蒡根 5 钱。 **用法:** 水 3 碗煎 1 碗,第二次用水 2 碗煎 8 分,将两次煎汤混合,分两次服。
毒蛇咬伤引起视力模糊	**简方:** 鲜虎杖 3 两（洗净用）。 **用法:** 水 5 碗煎 2 碗,早、晚各服 1 碗,连服至轻微腹泻为止。
胃出血	**单方:** 虎杖 2 两、白芨 3 钱、川七 3 钱、甘草 2 钱、鸡内金 3 钱。 **用法:** 烘干,研细末,每次 5 克～1 钱半,开水送服。1 日三次。

软组织损伤（外用方）	**简方：** 虎杖 3 两、红根草根 5 两（或加埔姜癀 2 两）。 **用法：** 切碎，装入过滤袋内（或用白布包），煮 30 分钟，先浸洗，温后外敷局部，冷后再加热使用。连续用药 1 星期。
烫烧伤	**单方：** 虎杖根 1 两。 **用法：** 将虎杖根晒干，研末，调麻油涂抹烫伤处。
肺炎	**简方：** 鲜虎杖 3 两（清水洗净），干品者用 1 两半。 **用法：** 水 5 碗煎 2 碗，分 2～3 次服。服至肺部炎症完全吸收。
膀胱湿热小便赤涩痛	**青草组成：** 虎杖根 5 钱、车前草 1 两、金钱草 1 两、蚶壳草 1 两、白茅根 5 钱。 **用法：** 水 8 碗煎 3 碗，当茶饮。
急慢性气管炎	**青草组成：** 虎杖根 5 钱、十大功劳 8 钱、枇杷叶 3 钱、蔓泽兰 8 钱。 **用法：** 水 5 碗煎 2 碗，分两次服。

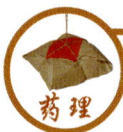

药理

(1)虎杖大剂量应用时，有恶心、呕吐、腹泻等胃肠道反应，剂量减少或停药后会自动消失。

(2)虎杖传统上认为最好不宜和补药同用。

(3)虎杖苷水解后生成的大黄素，有泻下作用。

(4)虎杖用于颗粒性白血球减少症，临床实验有效。

(5)虎杖苷有镇咳、降低血压、扩张冠状血管、增加冠脉流量等作用，也有轻度增强心脏的收缩作用。虎杖根有祛痰止咳作用。

湿疹 （外用方）	**单方：** 虎杖根 2 两半、枯矾 5 分、麻油适量。 **用法：** 虎杖根烘干，研细末，再加入枯矾研均匀，调麻油涂患处。每日 2～3 次。
妇女经闭	**青草组成：** 虎杖根 5 钱、白花益母草 5 钱、红根草 1 两、铁马鞭 1 两。 **用法：**水 6 碗煎 2 碗，分两次服。
急性黄疸 型肝炎	**青草组成：** 虎杖 1 两、白英 8 钱、铃茵陈 5 钱。 **用法：** 水 8 碗煎 2 碗，早、晚各服 1 碗。服 1 星期。
跌打损伤	**简方：**鲜虎杖根 1 两、鲜有骨消根 1 两。 **用法：**捣烂，外敷患处。
肠胃湿泄 泻、痢疾	**青草组成：** 虎杖 5 钱、马齿苋 2 两、红九螺 5 钱。 **用法：**水煎，分两次服。

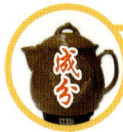

成分 虎杖含有大黄素、大黄素甲醚、虎杖苷、黄酮苷、大黄酚、葡萄糖等，大黄酚和葡萄糖等，是由虎杖苷水解后生成的。

抗菌试验

本品对金黄色葡萄球菌、绿脓杆菌有较强的抑制作用，对伤寒杆菌、痢疾杆菌、链球菌、大肠杆菌以及变形杆菌等均有抑制作用。

虎耳草 （清热凉血，消炎解毒，祛湿消肿）

科别：虎耳草科（Saxifragacea）

学名：*Saxifraga stolonifera* Meerb.

英名：Strawberry geranium

别名：老虎耳、耳聋草、铜钱草、石荷叶、金线吊芙蓉、锦耳草、猪耳草、天荷叶、狮子草、佛耳草、蟹壳草、红线草、月下红、金丝草、耳朵红、系系叶、金丝荷叶、丝棉吊梅、金钱荷叶、金线莲、石丹药、丝丝草、搽耳草、猫耳朵、耳朵草、红丝络、红线绳、水耳朵。

原　产　地：中国或日本。

分　　　布：低海拔阴湿地带常见其分布。分布于华东、中南、西南、河北、陕西、甘肃等地。

形态特征：多年生草本，株高 14 ～ 45 厘米。全株被毛，具走茎，细长柔弱，紫红色，落地后又生新株。叶有基生叶和茎生叶，肉质，具长柄，长可达 21 厘米，叶片圆形、肾状圆形或扁椭圆形，长 1.7 ～ 7.5 厘米，宽 2.4 ～ 12 厘米，边缘波浪形或浅裂，且有钝齿，叶面绿色，沿脉有苍白色条斑，叶背常带紫红色或布有斑点，两面均被长伏毛。春夏间开花，花茎从叶丛中抽出，长 15 ～ 45 厘米，多朵排成圆锥花序；小花萼片 5 枚，卵形；花瓣 5 枚，白色至粉红，有紫斑或黄斑，上面 3 枚较小，卵形，长 0.28 ～ 0.4 厘米，下面 2 枚较大，为纯白色，披针形，长 0.8 ～ 1.5 厘米；雄蕊 10 枚；花柱 2 枚，尖而细小。蒴果卵圆形，熟时自花柱间开裂，内含种子多数。

采 收 期：一年四季均可采。采后洗净，晒干备用或鲜用。

药用部分：叶或全草入药。

性味归经：味苦、辛，性寒，有小毒；入肺、肝经。

功　　效：清肺热、化脓、消炎、利水、利尿、止血。

主　　治：肺痈、肺热咳嗽、中耳炎、痔疮出血、湿疹、荨麻疹、冻疮溃烂、月经过多、肝病。

用　　量：干品 3～5 钱，鲜草 5 钱～1 两。

用　　法：水煎服；捣烂外敷；水煎薰洗患处。

！使用注意

体虚、风寒感冒、寒喘咳者勿用。

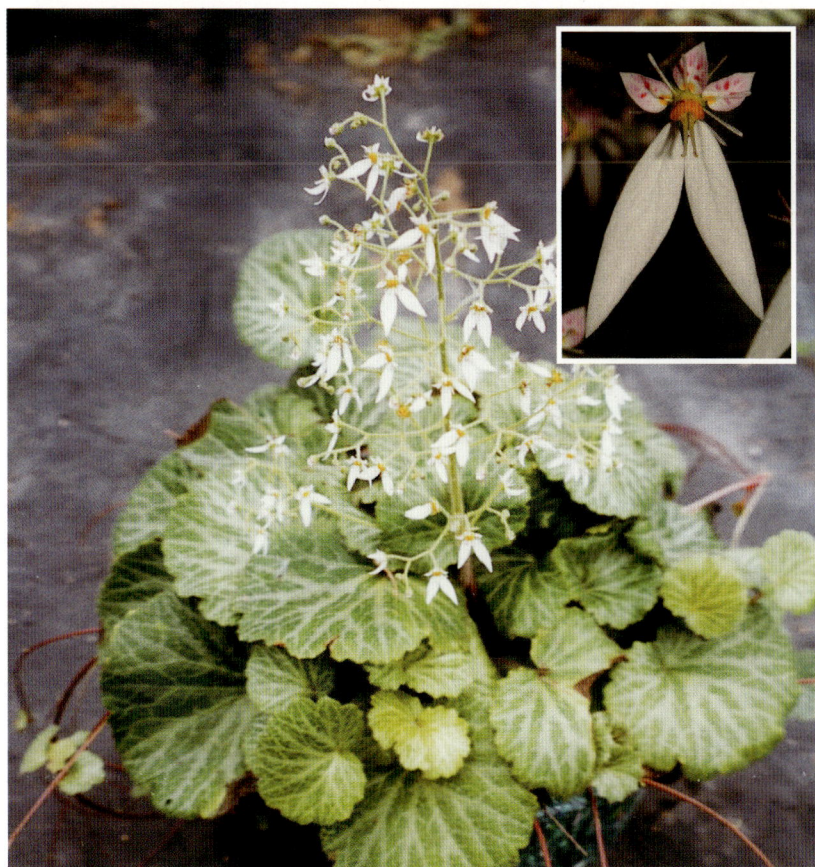

青草组成应用

肺热咳嗽、痰黄浓稠	**青草组成：** 虎耳草5钱、桑白皮3钱、蒲公英1两、蕺菜1两、枇杷叶5钱（刷去毛）、甘草3钱。 **用法：** 水3碗煎1碗，第二次以水3碗煎8分，将两次煎汤混合，早、晚饭后各服一次。
肺痈、肺热咳嗽	**简方：** 鲜虎耳草5钱、鲜忍冬叶1两、鱼腥草1两、枇杷叶4钱（去毛）、桑白皮3钱、冬瓜子3钱。 **用法：** 水5碗煎1碗，渣以水4碗半煎8分，将两次煎汤混合，早、晚各服一次。
百日咳	**简方：** 虎耳草5钱、冰糖适量。 **用法：** 水1碗，共炖15分钟至半小时，分次服。
严寒冷风引起脸、手、足等外露部分的红肿、起泡、溃烂、坏死	**外用方：** 鲜虎耳草叶1两。 **用法：** 捣烂，外敷患处，每日换药一次。
荨麻疹、湿疹	**简方：** 鲜虎耳草1两、甜酒适量。 **用法：** 加入水2碗共煮10～20分钟，去渣。分两次服，并煎水外洗患处。

冻疮（严寒冷风伤及皮肉红肿、溃烂）	**外用方：** 鲜虎耳草叶 1 两。 **用法：** 捣烂，外敷患部，每日换药一次。
肺痈咳吐脓痰	**简方：** 鲜虎耳草 1 两、金银花叶（即忍冬叶）2 两。 **用法：** 水 6 碗煎 2 碗，分两次服。
中耳炎、化脓性中耳炎	**外用方：** 鲜虎耳草 1 两（拭净）。 **用法：** 先将患中耳炎的耳内分泌物拭净，然后将鲜虎耳草捣汁滴入耳内 1～2 滴。一日 2～3 次。每次使用时，必须将患耳洗净后再滴入耳。 **又方：** 鲜虎耳草适量，捣烂取汁加冰片少许，滴耳中。
妇女血热妄行、月经过多	**简方：** 鲜虎耳草 1 两（洗净）。 **用法：** 水 1 碗半，酒 1 碗半，煎 1 碗服。
耳廓溃烂（外用方）	**简方：** 鲜虎耳草 5 钱、冰片 8 厘、枯矾 4 厘。 **用法：** 共捣烂，外敷溃烂处。

吐血

简方：
鲜虎耳草 5 钱、猪瘦肉 3 两。

用法：
将鲜虎草与猪瘦肉混合共同剁烂做成肉饼，加水蒸熟食之。

外伤出血、烫伤、腮腺炎、疮疖（外用方）

简方：
干虎耳草 1 两（洗净）。

用法：
捣烂，外敷伤处和患部。

痔疮出血（外洗方）

单方：
虎耳草 2 两（洗净）。

用法：
水煎，熏洗患处。

肺热咳嗽

青草组成：
虎耳草 1 两、金银花 5 钱、桑叶 3 钱、枸杞根皮 5 钱、生甘草 2 钱。

用法：
水 5 碗煎 2 碗，分两次服。

口腔溃烂

单方：
鲜虎耳草适量。

用法：
捣烂取汁，涂抹患处。

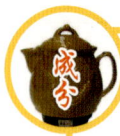

虎耳草含有挥发油、生物碱、熊果酚苷、硝酸钾和无机盐。鲜叶含虎耳草素、槲皮苷。

咽喉炎 （分为鼻咽 部、口咽部、 咽喉部）	**简方：** 干虎耳草 1 两（洗净）。 **用法：** 水煎去渣，含口中徐徐咽下。
湿疹	**单方：** 鲜虎耳草 2 两（洗净）。 **用法：** 水煎，外洗湿疹处。

动物实验

熊果酚苷对人和大鼠均有利尿作用。

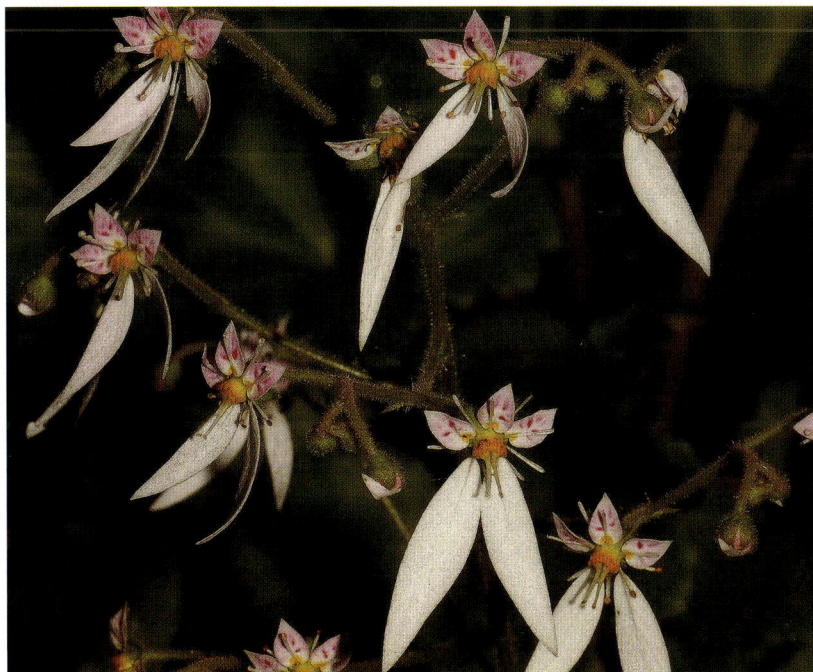

刺桐 （祛风通络，化湿杀虫，消肿止痛）

科别：豆科（Leguminosae）

学名：*Erythrina variegata* L. var. *orientalis*（L.）Merr.

英名：India coral tree，Tiger's claw，Variegated coralnean

别名：刺桐皮、刺公树、海桐、刺海桐、海桐皮、鸡公树、山芙蓉。

原 产 地：热带亚洲。

分　　布：普遍被栽植作为行道树、公园绿荫以及校园绿树。中国南方各省均有分布。

形态特征：落叶性的大乔木，株高 20 ~ 30 米。树皮有凹凸纹路，枝干有刺，易落。叶互生，为三出复叶，青绿色，纸质；顶端的小叶呈阔菱形或近圆形，长、宽各 9 ~ 15 厘米。花期 4 ~ 5 月，总状花序顶生，开花时几乎无叶片，花常密生，花色鲜红，沿着花轴作倾斜状排列；花萼钟形，开花初期可将整个花朵包裹住，之后二裂张开伸出花瓣；花瓣蝶形，5 枚，几乎将整朵花包裹住的"旗瓣"特别发达，卵状长椭圆形而略反卷，而另外两对的"翼瓣"和"龙骨瓣"，呈长椭圆形，形小，较不显眼；雄蕊 10 枚，花丝鲜红色；柱头头状。果实为荚果，呈长条念珠状，长 15 ~ 30 厘米，刚结果时为暗褐色，成熟时转为黑色。种子圆形，深红色。

采 收 期：全年均可采集，剥取树皮，除去刺，洗净，晒干。

药用部分：树皮（即海桐皮）、叶。

性味归经：味苦辛，性平；入肝、脾经。

功　　效：根：祛风湿、收敛、泄热、镇静、镇痛、利水。
　　　　　花：止血。干皮：祛风湿通经络。叶：杀虫。
　　　　　种子：生食有毒，煮熟可食用。

主　　治：风湿性腰腿痛、小儿疳积、蛔虫、痢疾、牙痛、疥
　　　　　癣、腰膝疼痛、皮肤水肿、麻木、跌打损伤。
　　　　　叶：驱蛔虫。

用　　量：干皮 3 ~ 5 钱。

用　　法：水煎服；烘干研末开水送服；研末调油外敷。

！使用注意

种子和茎皮含有大量有毒植物碱，多服或误食会影响甚
致破坏中枢神经，会出现四肢无力、头昏、嗜睡等症状。
血虚者不宜服。

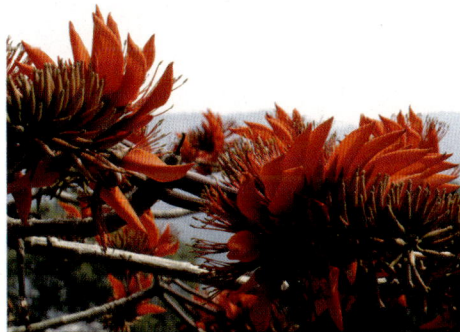

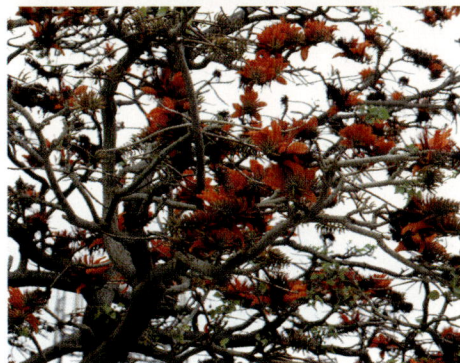

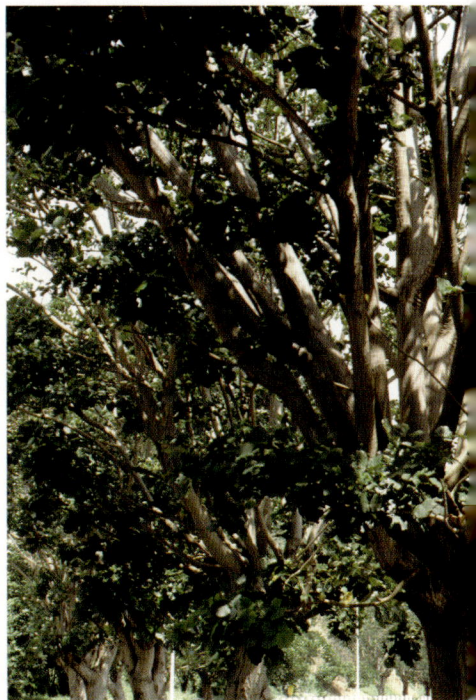

刺桐

青草组成应用

腰膝痛、风湿痹痛	**青草组成：** 刺桐皮 5 钱、五加皮 3 钱、续断 3 钱、杜仲 2 钱、当归 3 钱、木瓜 2 钱、掇鼻草头 4 钱、牛膝 3 钱。 **用法：** 水煎两次服。
小儿疳积、蛔虫症	**单方：** 刺桐叶 1 两。 **用法：** 烘干研末，每服 1 钱，开水送服。
龋齿疼痛（祛风止痛）	**单方：** 刺桐 1 两（洗净）。 **用法：** 水煎，含漱。
乳痈初起	**青草组成：** 刺桐皮 5 钱、蒲公英 3 钱、红糖 1 两。 **用法：** 水煎，去渣。加红糖溶化，分两次服。
霍乱	**简方：** 刺桐皮 5 钱、木棉二层皮 2 两、黑糖 2 两。 **用法：** 水煎，去渣。加黑糖溶化，分两次服。

抗菌试验

刺桐水浸剂对金黄色葡萄球菌以及多种皮肤真菌有抑制作用。

筋骨损伤	**青草组成：** 刺桐皮7钱、一条根5钱、红刺葱8钱、桑寄生5钱、小本山葡萄1两、白芷根5钱、芙蓉头1两、番仔刺头1两。 **用法：** 水6碗，酒4碗，加猪排骨4两，炖烂，分三次服。
顽癣 （外用方）	**简方：** 刺桐皮5钱、蛇床子5钱、猪油少许。 **用法：** 将两味药研细末，每次调适量猪油涂敷患处。
跌倒扭伤 腰部	**简方：** 刺桐皮5钱、鲜楤木根皮1两半、猪蹄1只。 **用法：** 加水炖烂服，饮汤吃肉。

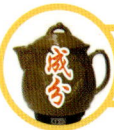

成分 刺桐含有刺桐灵碱、有机酸、氨基酸以及刺桐碱。

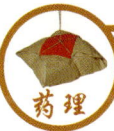

药理
(1)生物碱对中枢神经有镇静和镇痛作用，能行经络达病所，而且有入血分与祛风杀虫作用。
(2)刺桐的毒性主要是对心脏的抑制，若用量过大，可引起血压降低和心跳紊乱的现象，必须注意。

刺茄（消肿止痛，利湿退癀，养肝活血）

科别：茄科（Solanaceae）

学名：*Solanum torvum Swartz*

英名：Wild Tomato

别名：小癫茄、癫茄、红水茄、野癫茄、红癫茄、丁茄、金银茄、爬山虎、小闹羊花、牛茄子、水茄。

原 产 地：美洲加勒比地区；现热带地区广布。

分　　布：常分布在1,000米以下的路旁、田边、海边和平野。西藏、云南等地也有分布。

形态特征：多年生直立草本或亚灌木，株高约30～100厘米，全株除果实以外都具锐刺与硬刚毛。茎、叶具有锐刺，老茎带木质。叶单生或成对，互生；叶片广卵形或卵状心形，长7～16厘米，宽5～10厘米，叶缘5～7浅裂；上下表面疏被刚毛，中肋和叶脉上亦具棘刺。春、秋季间开花，聚撒花序腋生，花1～4朵，雌雄同株；花径约1.5厘米，白或淡蓝紫色，花冠轮形，5裂，裂片披针形；花萼钟形，5裂，有尖刺，雄蕊5枚，花丝甚短，宿萼具皮刺。浆果球形，光滑无毛，成熟时橙红色，径2～3厘米，种子多数，扁平。

采 收 期：夏～秋季采集。根洗净，切段，晒干备用。

药用部分：全草、根、果、叶。

性味归经：味苦、辛，性温，有毒；入肝、肺经。

功　　效：疏风、清热、活血、散瘀、镇咳平喘。

主　　治：根：跌打损伤、风湿性腰腿痛、胃痛、牙痛、瘰
　　　　　疬、冻疮、疮痈肿毒、慢性支气管炎、哮喘、肝
　　　　　病。果：肝硬化腹水、牙痛。

用　　量：干根3钱～1两；果1～3个。

用　　法：水煎服；捣烂外敷。

！使用注意

未成熟果实有毒，含有刺茄碱，不可内服。本品有毒，
用量宜慎重。

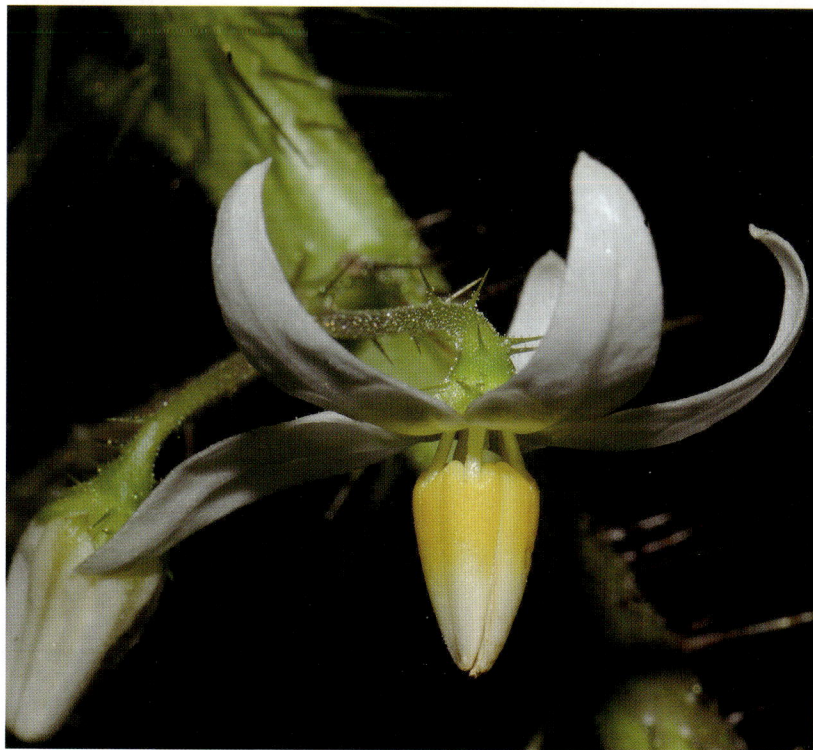

青草组成应用

腮腺炎 （痄腮）	**青草组成：** 刺茄根 5 钱、白毛夏枯草 5 钱、鸭公青 1 两。 **用法：** 水煎两次，早、晚各服一次。服 5 日。（或炖青壳鸭蛋服）
急、慢性 肝胆炎， 甲、乙肝	**青草组成：** 刺茄根 5 钱、山栀根 5 钱、白花蛇舌草 5 钱、黄水茄 5 钱、钮仔茄 5 钱、狗头芙蓉 5 钱、茵陈 3 钱、倒地蜈蚣 5 钱、冰糖 5 钱 ~ 1 两。 **用法：** 水 8 碗煎 3 碗，去渣。加冰糖炖溶化后，当茶饮。
湿热黄疸	**青草组成：** 刺茄根 5 钱、白茅根 1 两、蚊仔烟草 1 两、山栀根 5 钱。 **用法：** 水 5 碗煎 2 碗，分两次服。服 7 ~ 10 日。
跌打损伤	**单方：** 鲜刺茄 1 两。 **用法：** 捣烂取汁，外敷伤处。
慢性支气 管炎、 哮喘	**青草组成：** 刺茄根 5 钱、大叶桉叶 4 钱、黄荆子 3 钱、鸭公青 1 两（或单用刺茄根 5 钱）。 **用法：** 水煎两次，早、晚各服一次。

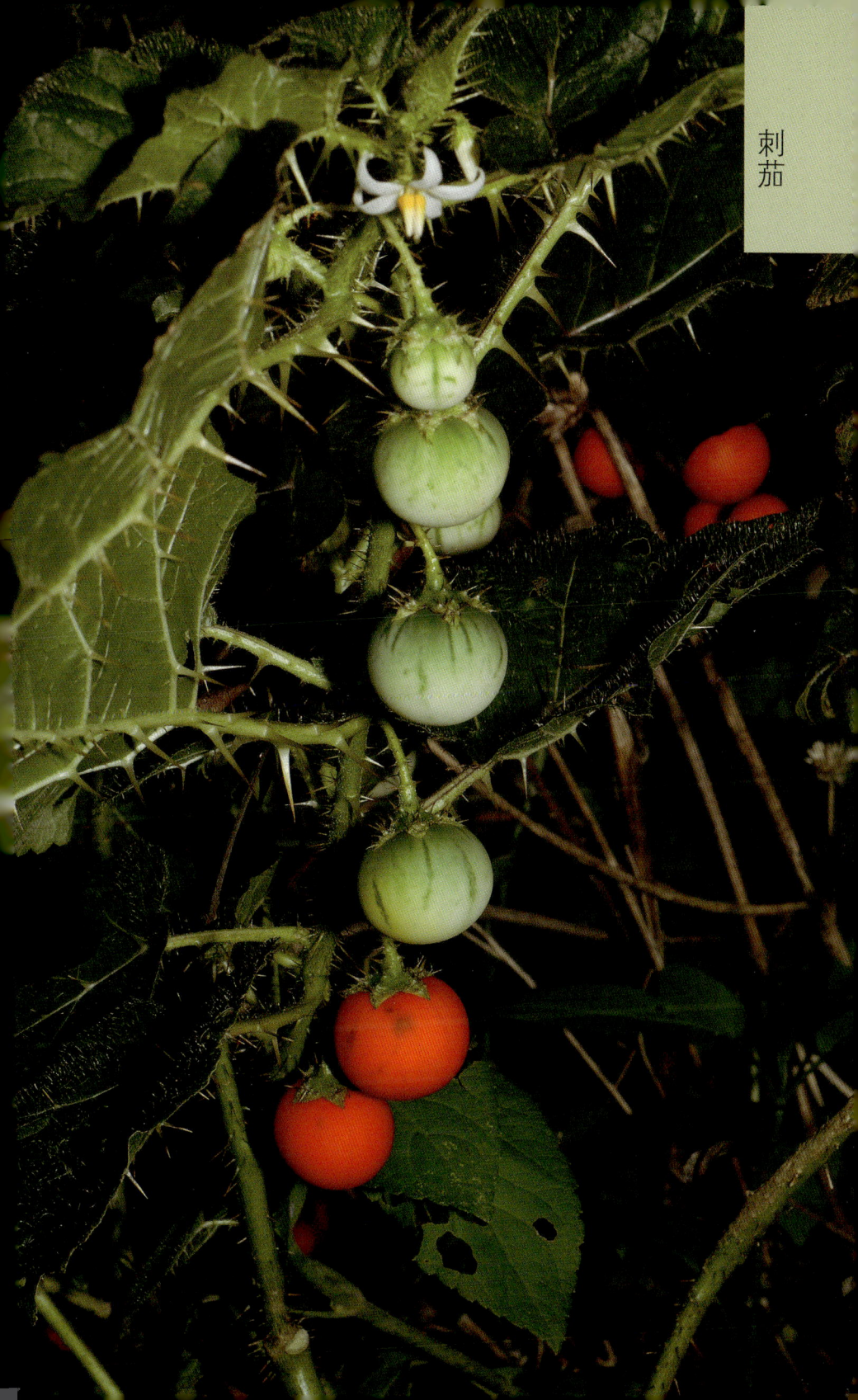

刺茄

睾丸炎	**青草组成：** 刺茄根5钱、苦蘵根5钱、铁马鞭1两、青壳鸭蛋1个。	
	用法： 水4碗，加青壳鸭蛋1个，共炖剩1碗半，分两次，饮汤吃鸭蛋。	
消肿止痛、退癀、养肝	**简方：** 鲜刺茄头及全草1斤、米酒6瓶。	
	用法： 先将鲜刺茄头洗净，去水分后，放进酒瓮内，倒入米酒，浸泡4个月，使用时将药液擦皮肤肿处，可消肿止痛。若欲饮服，每次饮10～30毫升即可。勿当补药酒喝。	
风湿性腰腿痛	**简方：** 刺茄根5钱、豨莶草4钱、威灵仙3钱、红藤5钱、桑枝5钱。	
	用法： 水煎服。	
手指头疗（外用方）	**青草组成：** 鲜刺茄1两、鲜木芙蓉5钱（全草均可）。	
	用法： 先将两药洗净，捣烂外敷患部。每日换一次药。	
小儿惊厥	**单方：** 刺茄叶1钱（洗净）。	
	用法： 水1碗煎剩半碗，分三次服。	

小肠气 （疝气）	**青草组成：** 刺茄果 3 个、川楝子 3 个、荔枝壳 2 钱、小茴香根 3 钱。 **用法：** 将刺茄果和川楝子切成两半，用盐水微炒，然后加水煎两次，早、晚各服一次。服 5～7 日。
黄水疮 （脓疱疮） （外用方）	**单方：** 刺茄果 5 个（烘干研细末）、菜油适量。 **用法：** 将刺茄果末适量，调菜油外敷患处。每日 3～5 次。
肝硬化 腹水	**青草组成：** 刺茄果 3 钱、白英 5 钱、杠板归 1 两。 **用法：** 水煎两次服（或刺茄种子 3 钱炒黄研末服）。
胃痛、 胃炎	**简方：** 干刺茄根 1 两、木香 5 钱、砂仁 3 钱、香附 3 钱。 **用法：** 研细末，每服 3 分。小孩用 1 分。
扭伤、 挫伤	**简方：** 鲜刺茄 1 两、鲜韭菜根 1 两、鲜姜黄 1 两。 **用法：** 共捣烂，外敷伤处。

刺五加 （滋养强壮，补肝肾，强筋骨，祛风湿）

科别：五加科（Araliaceae）

学名：*Acanthopanax senticosus*（Rupr. & Maxim.）Harms

英名：Siberian ginseng

别名：五加参、五叶参、五加皮、五加、五花、坎拐棒子、刺拐棒、西伯利亚人参、虾夷五加木、老虎镣子、刺木棒、一百针、老虎潦。

原 产 地：西伯利亚、中国黑龙江省以及日本北海道。

分　　布：亚洲东北部阔叶林中，一般多为人工栽培。（是一种耐寒植物）

形态特征：落叶性灌木，株高可达 100 多厘米，全株茎枝密生细刺。根呈圆柱形，多扭曲，表面灰褐色或黑褐色，粗糙，有细纵沟和皱纹；根茎呈结节状不规则圆柱形。茎直立，枝干灰褐色，叶柄基部有刺，前端向下弯呈钩状。掌状复叶互生或簇生，具长柄，小叶 3 ~ 5 枚，呈椭圆形、倒卵形、披针形至圆矩形，长 6 ~ 12 厘米，宽 2 ~ 5 厘米，边缘有双重锐尖锯齿。夏季开花，单性异株或雌雄同株，伞形花序单个顶生，或 2 ~ 4 个顶生或腋生，具多数花，花梗长 1 ~ 2 厘米；雌花黄色，雄花则是紫色。9 ~ 10 月为果期，果实近球形，有五棱，径约 0.8 厘米。

采 收 期：秋冬季采根皮，洗净，晒干备用。

药用部分：根皮、叶（因叶含有最多成分，故以用叶为主）。

性味归经：味辛、苦，性温；入肝、肾经。

功　　效：活血散瘀、健脾益肾、补气安神、抗老化、抗肿瘤、增强抵抗力。叶：止咳、化痰、扩张冠状动脉、增加血液流量、提高抵抗力。

主　　治：体虚无力、改善体质、腰膝酸痛、食欲减退、预防肝脏疾病、动脉硬化、心脏疾病、高血压、糖尿病、癌症、抑制癌细胞转移。

用　　量：干根皮5钱～1两，大剂量2～4两。

用　　法：水煎服；烘干研末，炼蜜为丸；与组成青草共绞汁服用。

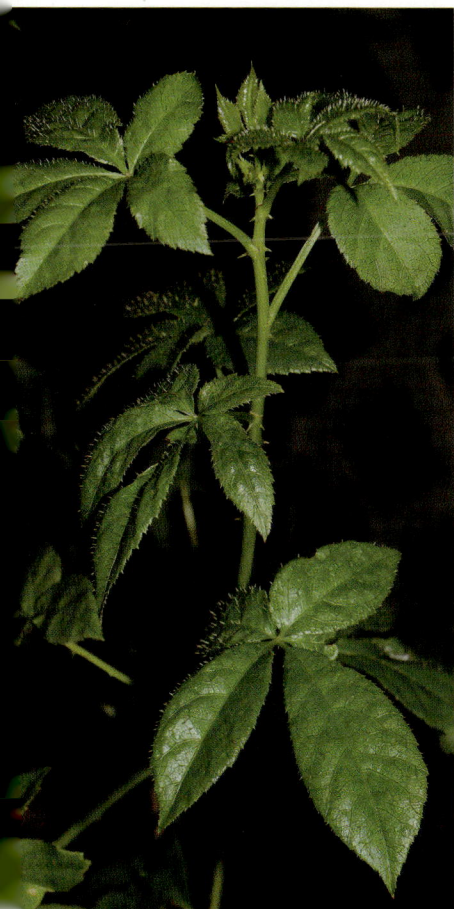

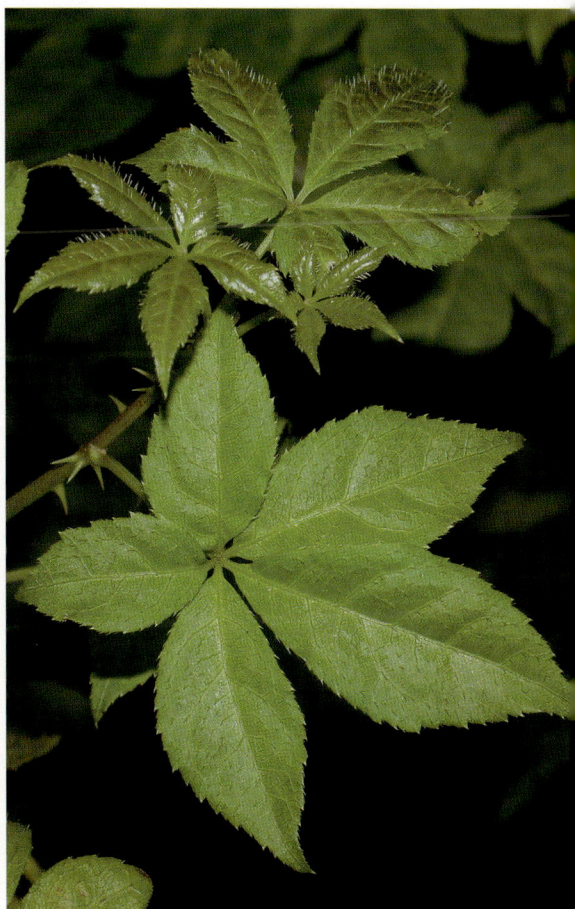

青草组成应用

风湿性膝、踝关节痛	**青草组成：** 刺五加1两、络石藤5钱、骨碎补5钱、红骨掇鼻草5钱、牛膝3钱、千年健5钱、猪脚1节。 **用法：** 水3碗，酒3碗，煎2碗，去药渣。加猪脚，炖烂，早、晚饭后各服1碗。
风湿性关节炎	**青草组成：** 刺五加3两、制豨莶草2两、松节1两半、米酒5瓶。 **用法：** 合用浸泡10日。每次饮服30～50毫升。
鹤膝风	**青草组成：** 刺五加5两、当归尾4两、牛膝3两、米酒5瓶。 **用法：** 合用浸泡15～20日。每次服20毫升，早、晚服。
肾虚腰痛或劳损腰痛	**青草组成：** 五加皮3两、枸杞根皮4两、炒杜仲3两、桑寄生3钱、续断3钱、狗脊3钱、蜂蜜半斤。 **用法：** 将三味药烘干，研成细末，炼蜜为丸。早、晚各服3钱，米酒送服（炼蜜时熬至滴水成珠，再加细末炼成丸）。
慢性肝炎，GOT、GPT偏高	**简方：** 鲜刺五加叶2钱、鲜明日叶2钱、白鹤灵芝2钱、苹果1两。 **用法：** 共绞汁服。

脚气肿痛	**青草组成:** 刺五加 1 两、掇鼻草头 5 钱、威灵仙 3 钱、猪苓 3 钱、车前草 5 钱。 **用法:** 水 4 碗煎 1 碗,第二次煎以水 3 碗半煎 8 分,将两次煎汤混合,早、晚饭前各服一次。
风湿 关节炎	**青草组成:** 刺五加 5 钱、一条根 1 两、威灵仙 3 钱、土牛膝 5 钱、豨莶草 5 钱、青皮猫 5 钱。 **用法:** 水 5 碗煎 1 碗,第二次煎用水 4 碗煎 8 分,两次煎汤混合。早、晚各服一次。
久年腰痛	**青草组成:** 刺五加 2 两、梅树根 1 两、桃树根 5 钱、土母鸡 1 只(去内脏)。 **用法:** 三味药(用清水洗净),装入母鸡腹内,加水适量,炖烂服,食肉饮汤。

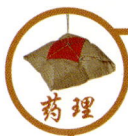

药理 配糖体有刺激性荷尔蒙和镇静作用,有增加血流量和调整心肌能力的作用。

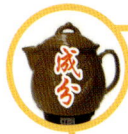

成分 刺五加的主要成分,除包括三萜系化合物以及木聚糖等七种配糖体外,尚含有葡萄糖、半乳糖、胡萝卜素、维生素 B_1、B_2、C 以及矿物质等。

※ 配糖体:即糖类的还元基中,酒精、乙醇、氢氧基等的有机化合物所结合的化合物体之总称。

金钱薄荷（活血祛瘀，祛风消肿，利湿退癀，化痰止咳）

科别： 唇形科（Labiatae）

学名： *Glechoma hederaceal* L. var. *grandis*（A. Gray）Kudo

英名： Ground ivy，Japanese ground ivy，Common glechoma

别名： 透骨消、活血丹、连钱草、铜钱草、地钱草、穿墙草、大马蹄草、虎咬癀、金钱草、白花仔草、茶匙癀、透骨风、返骨草、落地金钱、肺风草、十八缺、疔骨消、日本活血丹。

原 产 地： 中国、北美洲、欧洲至高加索。

分　　布： 产于低海拔山区、路旁、荒地和阴湿地。湖北、广东等地区均有分布。

形态特征： 多年生匍匐草本植物，全草具芳香，株高 5～20 厘米。茎方形细长，匍匐茎着地生根，茎上升直立，四棱形，幼嫩部分被疏长柔毛。叶对生，圆形或肾形，两面具微毛，叶缘粗钝齿，叶柄长。花期 4～5 月，轮伞花序腋生，每轮有花 2～6 朵，上唇 2 裂，裂片近肾形，上唇顶端微凹，下唇伸长，3 裂，内面被深紫色斑点，中裂片最大；雄蕊 4 枚，后对较长，花柱略伸出，柱头 2 裂；花盘杯状，前方呈指状膨大。果期 5～6 月，小坚果长圆状卵形，褐色，生于萼的基部，球形，平滑。

采 收 期： 全年可采集，但以夏季为佳。鲜用或晒干备用。

药用部分： 全草。

性味归经： 味苦、辛，性温（凉平）；入肺、胃、肝经。

功　　效： 清热解毒、降压止痛、排石利尿、利水通淋、生肌接骨。

主　　治：肾或膀胱结石、感冒、发热、咳嗽、中暑、丹毒、痛疽、跌打肿毒、糖尿病、劳热咳嗽、痛经、月经不调、急性肾炎、肾炎水肿、湿热黄疸、疳积、皮肤搔痒、皮肤起红疹、高血压、急性肝炎。

用　　量：一般用量鲜品 5 钱 ~ 2 两；大剂量可用至 3 两 ~ 半斤。干品用 3 钱 ~ 1 两。

用　　法：水煎服；捣烂外敷。

！使用注意

气虚及胃虚火者少用，因其味辛散气，慎服。

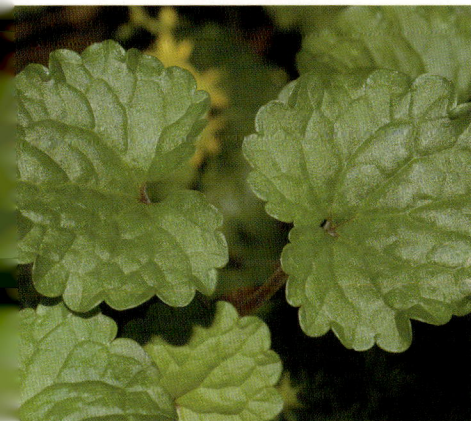

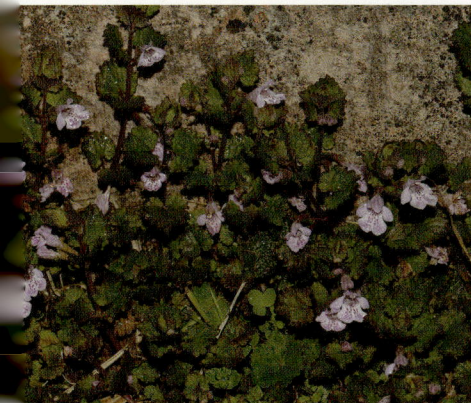

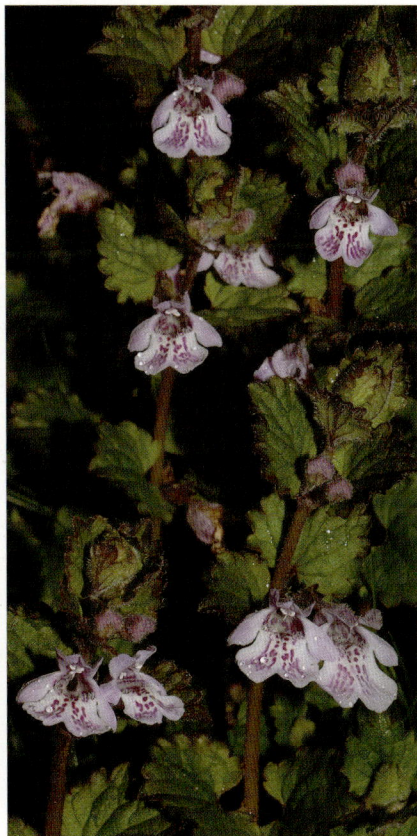

青草组成应用

湿热黄疸（宜清火邪，利小便）	**青草组成：** 金钱薄荷 1 两半、山栀根 1 两半、蚊仔烟草 1 两、咸丰草 3 钱。 **用法：** 水 6 碗煎 2 碗，分两次服。
跌打肿痛	**青草组成：** 鲜金钱薄荷 2 两、鲜遍地锦 1 两。 **用法：** 将两味药用冷开水洗净，捣烂，绞汁，冲温热酒适量服用。并以两药捣敷患处。
妇女月经不调	**青草组成：** 鲜金钱薄荷 1 两、鸡血藤 5 钱、月月红 3 钱。 **用法：** 水 4 碗煎 1 碗，加酒少许调匀服。
皮肤搔痒、皮肤红疹	**青草组成：** 鲜金钱薄荷 1 两。 **用法：** 洗净捣汁，涂抹患处。
小儿疳积（宜调理脾胃）	**青草组成：** 鲜金钱薄荷 5 钱、猪肝 2 两。 **用法：** 水 3 碗，共炖服。
感冒发热、咳嗽	**青草组成：** 金钱薄荷 7 钱、生姜 3 钱、葱白 3 枝。 **用法：** 水煎两次服。

急性肾炎

青草组成：

金钱薄荷1两、开脾草1两、车前草5钱、白茅根1两、珍冬毛1两、丁竖朽3钱。

用法：

水8碗煎3碗，分三次服。

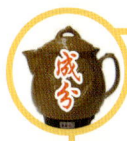

本品含有薄荷酮、松樟酮、柠檬烯、胆碱、金丝薄荷萜、桉油精等。

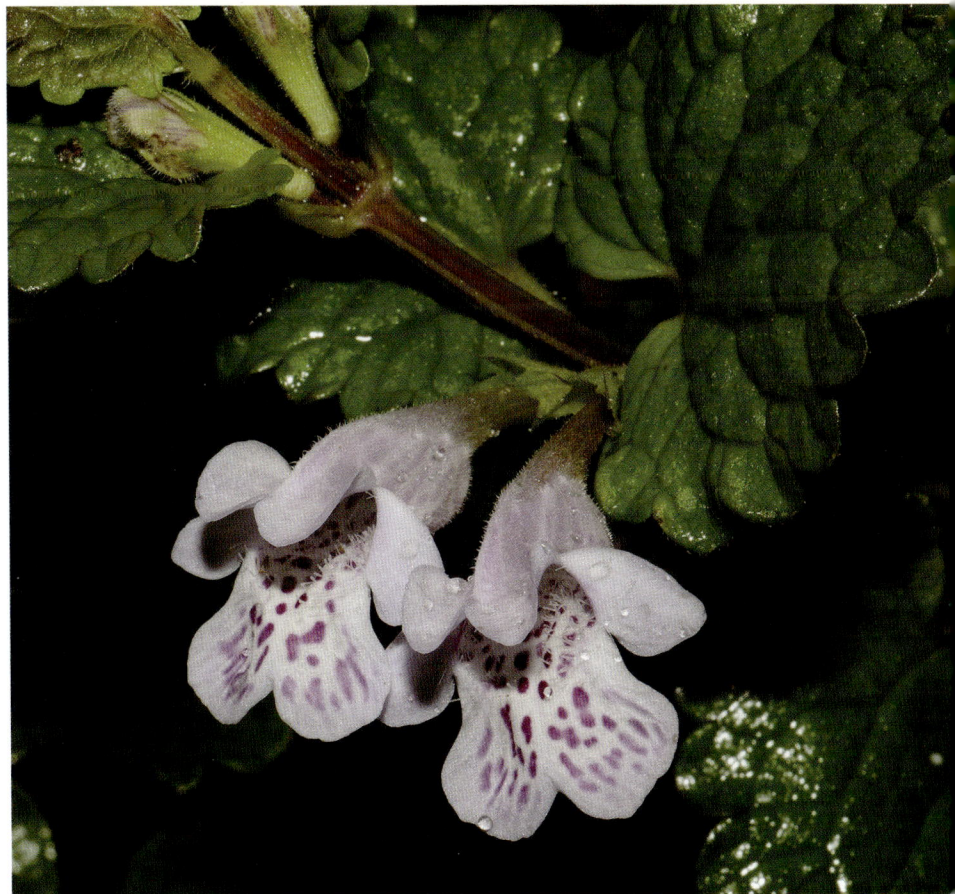

小儿外感咳嗽	**青草组成：** 鲜金钱薄荷 5 钱、陈皮 1 钱半、薄荷 1 钱（后下煎，体虚者用 5 分即可）。 **用法：** 水煎两次服。
肾炎水肿	**青草组成：** 金钱薄荷 1 两、枕头草（荠菜花）5 钱、萹蓄 1 两。 **用法：** 水 5 碗煎 2 碗，分两次服。
妇女痛经	**简方：** 金钱薄荷 1 两半。 **用法：** 水 5 碗煎 2 碗，当茶饮。
虚劳发烧咳嗽	**青草组成：** 金钱薄荷 2 两、大麦 1 两、甘草 3 钱、蜂蜜 1 两。 **用法：** 将三味药加水 6 碗煎 1 碗，渣以水 4 碗煎 1 碗，两次煎汤混合，加蜂蜜调匀，分两次服。
痈疽、丹毒	**单方：** 鲜金钱薄荷 1 两、黄酒少许。 **用法：** 将金钱薄荷捣烂，加入黄酒，炒热敷患处。
血瘀引起经痛和月经不调	**青草组成：** 鲜金钱薄荷 1 两、白花益母草 5 钱。 **用法：** 水 5 碗煎 2 碗，分两次服。

中暑、痧胀	**单方：** 鲜金钱薄荷 1 两半、食盐 1 钱。 **用法：** 将金钱薄荷洗净，加水 3 碗煎 1 碗，去渣，加食盐调服。
跌打伤、骨折	**青草组成：** 鲜金钱薄荷 1 两、鲜田基癀 1 两、鲜鹅不食草 1 两、鲜酢浆草 1 两、续断 5 钱。 **用法：** 共捣烂，外敷伤处（或单用鲜金钱薄荷 1 两，加米酒炒热外敷伤处）。
石淋	**青草组成：** 金钱薄荷 5 钱、海金沙藤 1 两、萹蓄 3 钱、车前草 5 钱、瞿麦 3 钱。 **用法：** 水 5 碗煎 2 碗，分两次服。
黄疸型肝炎	**青草组成：** 金钱薄荷 5 钱、茵陈蒿 1 两、黄栀子根 5 钱、田基癀 1 两、双钩藤 5 钱。 **用法：** 水 5 碗煎 2 碗，分两次服。
头部撞伤头晕	**简方：** 鲜金钱薄荷 2 两、蜂蜜适量。 **用法：** 将金钱薄荷洗净，绞汁 8 分碗，加蜂蜜调服，每日一次，连服 2～3 次。

金线吊乌龟

根块（行血止痛，散瘀消肿，清热祛风，润肺化痰）

科别：防己科（Menispermaceae）

学名：*Stephania cepharatha*

英名：Taiwan stephania

别名：千金藤、台湾千金藤、倒地拱、倒地琼、白药子、金线吊青蛙、粉防己、犁壁藤、倒吊癀、莲叶葛、石黄香。

原 产 地：中国大陆、日本、菲律宾、印度。

分　　布：地海拔 800 米以下的荒废地、山坡、灌木丛顶、溪边等透光较佳的阔叶林缘。

形态特征：多年生常绿缠绕性藤本。全株平滑无毛，根圆柱状，皮暗褐色，内面黄白色。茎基部木质，小枝有细槽。叶互生，全缘，盾状着生，阔卵形至三角形，膜质，长 5 ~ 10 厘米，宽 3 ~ 7 厘米，叶柄盾状着生，叶脉由叶柄着生处掌状向外放射，叶面也呈凹陷状。夏季开花，雌雄异株，腋生，小形，呈复伞形花序，淡绿白色，雄花萼片 6 ~ 8 枚，花瓣 3 ~ 5 枚，雄蕊 6 枚；雌花萼片和花瓣均为 3 ~ 5 枚，花柱 3 ~ 6 裂，外弯。结果期 8 ~ 10 月，核果扁圆形，平滑，径约 0.6 厘米，成熟时呈朱红色。

采 收 期：秋末冬初采集。除去须根，洗净后，切片晒干备用。

药用部分：药用块根。

性味归经：味苦、辛，性凉（微寒），有毒；入脾、肺、肾经。

功　　效：凉血解毒、利尿、降血压。

主　　治：根：蛇伤、伤科、风湿疼痛、腰肌劳损、鹤膝风、
肾炎水肿、肺结核、肝硬化水肿、胃痛、胃溃疡、
十二指肠溃疡、流行性腮腺炎、腹痛、心气痛、痈
疮疔毒。

用　　量：干品用3～5钱。

用　　法：水煎服。

！使用注意

本品毒性大，内服不宜过量，慎服。孕妇禁服。

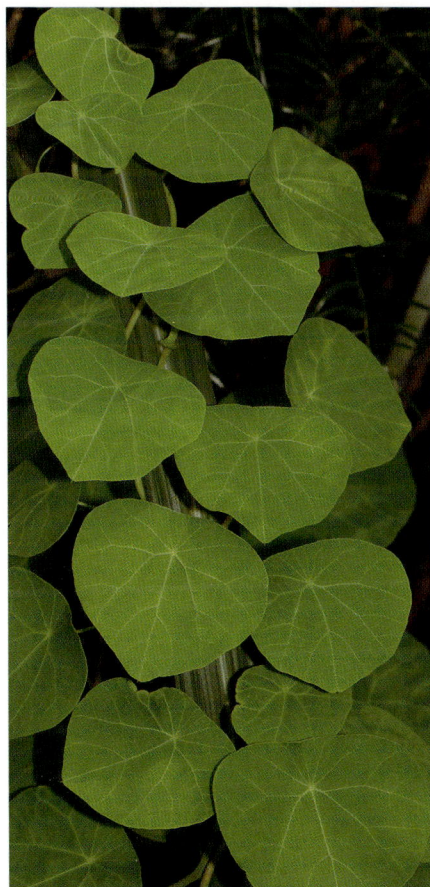

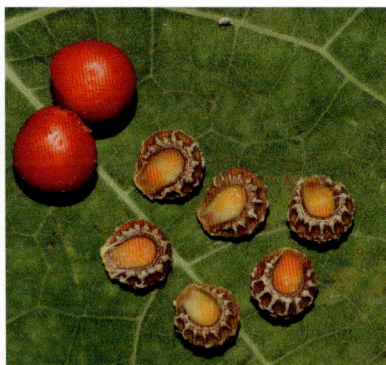

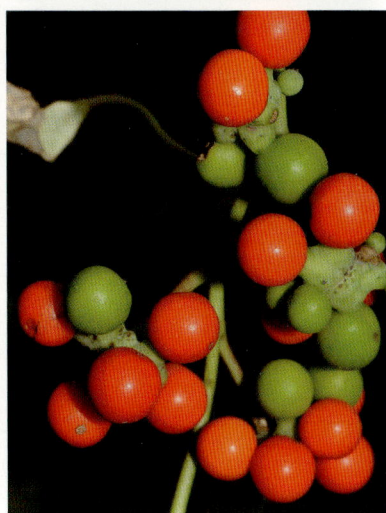

青草组成应用

无名肿毒、毒蛇咬伤

简方：
鲜金线吊乌龟琼适量。
用法： 捣烂，外敷患处周围。

胃肠腹痛

简方：
金线吊乌龟 4 钱、飞来鹤 5 钱、青木香 3 钱。
用法： 水煎两次服。

胃肠病、健胃整肠

青草组成：
金线吊乌龟 4 钱、青木香 3 钱、白花煮饭花头 1 两、桂花根 1 两、月桃头 5 钱、白橄榄根 1 两、红骨蚶壳草 1 两。
用法：
水 8 碗煎 2 碗，加猪瘦肉 4 两，炖烂，早、晚饭前各服一次。

肺结核

青草组成：
金线吊乌龟 3 钱、万点金 1 两、麻芝糊 1 两、蚶壳草 5 钱、石牡丹 5 钱。
用法：
水 6 碗煎 2 碗。早、晚各服 1 碗。

百步蛇咬伤

青草组成：
金线吊乌龟 1 两、万能薯根 2 两、米酒 2 瓶。
用法：
先将两味药切成片段，放进酒瓮内，加入酒浸泡三个月，即可备用。
说明：
使用时先把毒蛇咬伤口挤出毒液，再涂上药酒，并服用一大口。

肾炎水肿	**青草组成：** 金线吊乌龟 5 钱、丁竖杇 1 两、水丁香 1 两、掘鼻草 1 两、玉米须 5 钱。 **用法：** 水 8 碗煎 2 碗。分两次服。
风湿痛、腰肌劳损	**青草组成：** 金线吊乌龟 4 钱、红骨蛇 5 钱、山素英 1 两、红药头 1 两、掘鼻草 5 钱、过山香 5 钱。 **用法：** 水 3 碗，酒 3 碗，煎 2 碗。加猪排骨炖烂，早、晚各服一次。
肝硬化腹水	**青草组成：** 金线吊乌龟 3 钱、白花蛇舌草 1 两、楤木 1 两、车前草 5 钱、黄疸草 1 两、丹参根 8 钱、黄花蜜菜 5 钱、菊花木 5 钱、一支香 3 钱、山九层塔 5 钱、笔仔草 3 钱。 **用法：** 水 8 碗煎 2 碗，分两次服。

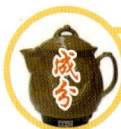

成分

金线吊乌龟根块含有汉防己碱、罂粟碱、金线吊乌龟碱、金线吊乌龟醇等。果实含有脂肪酸、棕榈酸、酪氨酸等。

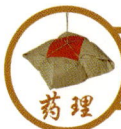

药理

本品对毒蛇毒有保护作用，对酒中毒有解毒作用。

金合欢（祛风解热，收敛止血，消炎排脓）

科别：豆科（Leguminosae）

学名：*Acacia farnesiana*（L.）Willd.

英名：Sweet acacia，Sponge tree

别名：番仔刺、鸭皂树皮、臭刺、黄花合欢、刺球花、鸭皂树、鸭皂花、臭刺仔、楹树、刺球花、牛角花、消息花。

原 产 地：澳大利亚。

分　　布：一般常作为观赏植物栽培，中国南方各省均有分布。

形态特征：落叶性灌木或小乔木，株高2～4米。多分枝，树皮粗糙；枝条呈之字形，具双叉刺，托叶硬化如尖刺，刺长1～2厘米。二回羽状复叶，长2～8厘米；叶轴被灰色长柔毛，有腺体；羽片4～8对分；小叶10～20对，线状长圆形。花期3～6月，头状花序1或2～4个簇生于叶腋，花黄色，有香味。果期7～11月，荚果膨胀近圆筒状，内含种子8～12粒，褐色，略扁，歪水滴形，长约0.6厘米。

采 收 期：全年采根、茎和树皮，洗净，切片，晒干备用。

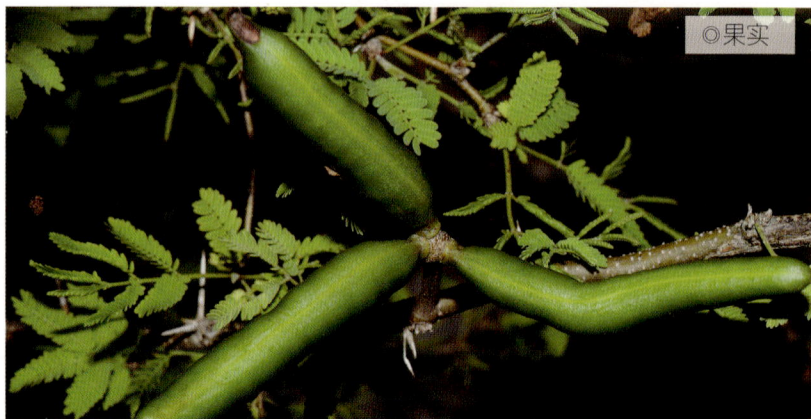

©果实

药用部分：根、茎、树皮（树皮含有鞣质成分）。

性味归经：味甘，性平。全株味微酸、涩，性平；入肝、肾、肺、胃经。

功　　效：根：收敛、止血、解热、消炎、排脓、截疟、祛风。全株：收敛止血、排脓、消痈。树皮：收敛、止血（煎汁制儿茶）。种子：驱虫。

主　　治：根：关节炎、久年风痛、痉挛、手脚风、麻痹、跌打伤、肺结核、肺痈、疮疖、泄泻、糖尿病。树皮：外伤、黏膜炎。

用　　量：5 钱 ~ 4 两。

用　　法：水煎服。

！ 使用注意

孕妇勿服。肝邪过甚者，易引起脚痉挛症，故少用。

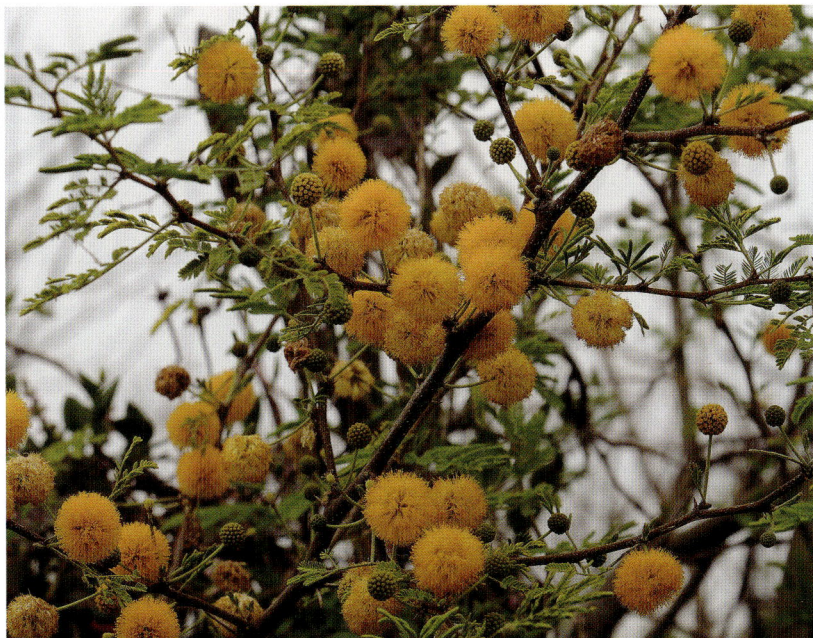

青草组成应用

风湿痛、四肢麻痹	**青草组成：** 金欢合 1 两半、芙蓉头 1 两、桑寄生 5 钱、掇鼻草 5 钱、杠香藤 1 两、猪脚 1 节。 **用法：** 水 4 碗，酒 4 碗，煎 3 碗，去药渣。加猪脚，炖烂服。早、晚饭后及睡前各服一次。
酸痛症、祛风止痛	**青草组成：** 金欢合 1 两、艾纳香 1 两、黄金桂 1 两、椬梧 1 两、王不留行 3 钱、大风藤 5 钱、猪尾椎骨 3 两。 **用法：** 水和米酒各 4 碗，煎 3 碗，去药渣。加猪尾椎骨，炖烂，早、晚饭后及睡前各服一次。
痛风、腰膝酸软	**青草组成：** 金欢合 1 两、通天草 1 两半、红骨掇鼻草 6 钱、黄金桂 6 钱、桑寄生 5 钱、红根仔草 5 钱、鲜骨碎补 6 钱、猪排骨 4 两。 **用法：** 水 8 碗煎 3 碗，去药渣，加猪排骨，炖烂，分三次，早、晚饭前及睡前各服一次。
尿酸酸痛症	**青草组成：** 金欢合 1 两半、大丁黄 1 两、红骨蛇 1 两、桂花根 1 两、红茄荖根 1 两、骨碎补 1 两。 **用法：** 水 5 碗，酒 5 碗，半酒水加猪脊骨炖熟，分次服。
糖尿病脚酸麻	**青草组成：** 金欢合 1 两、红骨含羞草头 1 两、小本牛乳埔 5 钱、龙眼根 1 两、小本山葡萄 5 钱、黄金桂 5 钱、山栀根 5 钱、腰子草 5 钱、鸡屎藤 5 钱。 **用法：** 水 8 碗煎 3 碗，加猪瘦肉 4 两，炖熟，分三次服。

月内风 感冒

青草组成：
金欢合1两、鸭公青1两、黄金桂5钱、鸡屎藤5钱、帽仔顿头1两、走马胎5钱。

用法：
水8碗煎3碗，去渣。加鸡头，炖熟，分三次服。

全身酸痛

青草组成：
金欢合1两、软枝椬梧1两、红骨蛇5钱、小本山葡萄1两、白肉穿山龙1两、青山龙1两、白鸡屎藤5钱、猪尾椎骨1条。

用法： 水8碗煎3碗，去渣。加猪尾骨，炖烂，分三次服。

腰脊酸痛

青草组成：
金欢合1两、山烟头5钱、千斤拔5钱、杜虹花1两、小本山葡萄1两、白埔姜8钱、入骨丹5钱、猪尾椎骨1条。

用法： 水4碗，酒4碗，煎2碗，加猪尾椎骨，炖烂，早、晚各服一次。

全身酸痛

青草组成：
金欢合1两、络石藤1两、鸡香藤5钱、艾纳香头1两、鸟踏刺3钱、血藤3钱、芙蓉头5钱、椬梧头5钱、海风藤5钱、威灵仙3钱、桑寄生5钱、土牛膝3钱、桂枝3钱、九层塔头5钱、猪排骨（去肉）21两。

用法： 水4碗，酒4碗，煎3碗，加猪排骨，炖熟，分三次、三餐饭后各服1碗。

尿毒、利尿排毒

青草组成：
金欢合5钱、白花蛇舌草8钱、半枝莲8钱、小本丁竖杇5钱、小金英5钱、凤尾草8钱、紫花玲珑豆8钱。

用法： 水8碗煎3碗，当茶饮。

金刚纂 （去风热，消肿拔毒，杀虫通便）

科别：大戟科（Euphoriaceae）

学名：*Euphorbia neriifolia* L.

英名：Indian spurgetree，Hedge euphorbia，Milk hedge，Ancients euphorbia

别名：霸王鞭、火殃簕、火巷、龙骨刺、火菠、火秧、火烘、火烘心、龙骨树、纯阳草、阿黎树、羊不揩、美泽大戟、金刚树、千年剑、火焰、臭松、苔哥刺、小青龙、紫木通、百步回阳、圆金刚、羊不挨。

原 产 地：印度东部。

分　　布：广泛种植于中国南部各省庭园、公园以及校园内。

形态特征：常绿灌木或小乔木，株高可达 6 米，全株茎叶含多量白色乳汁。茎肉质，直立，绿色或暗绿色，多分枝；小枝直立或斜上升，圆柱形，有 3 ~ 6 棱，棱角的凸出处有锐刺一对。单叶互生，具短柄，丛集枝梢；托叶皮刺状，坚硬；叶片肉质，倒卵形、卵状长圆形至匙形，长 4 ~ 6 厘米，宽 1.5 ~ 2 厘米，基部渐狭，两面光滑无毛。杯状聚伞花序，每 3 枚簇生或单生，总苞半球形，直径约 1 厘米，黄色，5 浅裂。雌雄花同生于总苞内，雄花多数，无花瓣状附属物；雌花无柄，生于总苞中央，花柱分离，基部多少合生，先端 2 裂。花期 4 ~ 5 月。蒴果球形，光滑无毛，直径约 1 厘米，分果片稍扁压。

采 收 期：全年可采集。采后去青皮，切片，炒透至焦黄后备用。或用大米炒焦后备用。或浸泡第二次洗米水 1 小时后用。

药用部分：叶、茎（去皮）。

性味归经：味苦，性寒；汁有毒（大毒）。

功　　效：民间常用来抗癌、治疗癌症。茎：拔毒消肿、清血、通便、杀虫、截疟。叶：拔脓攻毒、清热解毒、行瘀化滞。乳汁：止痒、驱水、泻下。

主　　治：茎：急性胃肠炎、腹胀、痈疮疥癣、无名肿毒。叶：疗疮、跌打积瘀、热泻、大小便不通、霍乱、肿毒。乳汁：大小便秘。

用　　量：1～2钱；外用1～2两。

用　　法：水煎服；捣烂外敷；绞汁涂抹患部（一般以外用为主）。

！使用注意

本品乳汁有毒，不可碰触眼睛，务必慎用，孕妇忌服（使用前先用第二次淘米水浸泡2小时以上，降低毒素后再使用）。

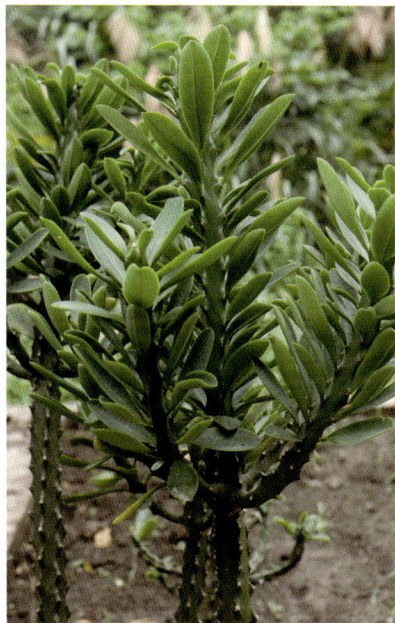

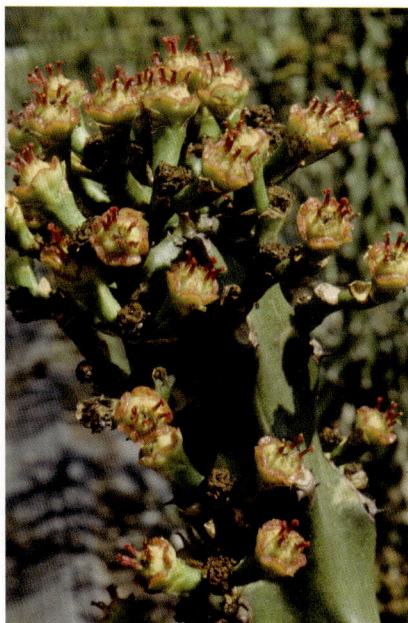

青草组成应用

急性胃炎	**单方：** 金刚纂2钱（炒焦黄后用）。 **用法：** 水煎服。
恶疮瘤肿	**单方：** 鲜金刚纂茎适量。 **用法：** 捣烂，外敷患处。
皮肤病、疥癣	**单方：** 鲜金刚纂乳汁适量。 **用法：** 外涂患处。
蛇疗	**单方：** 鲜火巷5钱（先以米泔水浸泡1小时后方能使用）。 **用法：** 水煎服，并将渣外敷患处。
臌胀、水瘤、肉瘤、子宫癌	**简方：** 鲜金刚纂50～2两、猪瘦肉5两。 **用法：** 先将金刚纂用淘米水浸泡2小时以上去毒后，同猪瘦肉加入水6碗，煎2碗，分两次服。

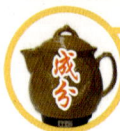

金刚纂茎含有三萜类、蒲公英赛醇、赛酮以及黄酮类；金刚纂根含有蒲公英赛醇；乳汁含有大戟脑和大戟醇。

防癌	**简方：** 鲜金刚纂 5 钱、黑糖 1 两。 **用法：** 先将金刚纂去毒后，再加入水适量，煎水代茶。
乳腺肿毒	**单方：** 鲜金刚纂 1 两（用淘米水浸泡 2 小时后方能使用）。 **用法：** 捣烂，外敷患处。
白癣	**单方：** 鲜金刚纂乳汁 1 滴。 **用法：** 涂抹患处。
蛇头疔	**单方：** 金刚纂叶适量、红糖少许。 **用法：** 将金刚纂叶捣烂去汁（用冷开水洗去乳汁，浸泡 10 分钟），取叶渣调红糖外敷患处。

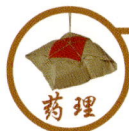

药理 金刚纂有毒，使用前必须先将茎去青皮，用淘米水浸泡 2 小时以上，去毒后再煎服。或者将茎去青皮，切片，用微火炒透至焦黄再用。

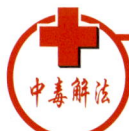

中毒解法 皮肤红肿或起泡，应立即用清水冲洗，亦可服止痛药。若误食，请速服用蛋白、牛乳，并立即送医治疗。

金银花 （清热解毒，清气分热，清血分热）（忍冬藤兼通络除痹）

科别：忍冬科（Caprifoliaceae）

学名：*Lonicera japonica* Thunb.

英名：Honeysuckle

别名：金银花、银花、金花、双花、二花、二宝花、金藤花、银花藤、金银藤、忍冬藤、忍寒草、忍冬、苏花、双苞花、忍冬草、忍冬叶、左缠藤、忍寒藤、银花子、金银花露、毛金银花、鸳鸯藤、鹭鸶花、鹭鸶藤、通灵草、老翁藤、金钗股、甜藤。

原 产 地：中国、日本。

分　　布：中低海拔的平地、山野等阳光充足处，中国各省均有分布。

形态特征：多年生常绿缠绕性木质藤本植物，蔓茎可长达数米。嫩茎有毛，老茎粗糙。单叶对生，椭圆形、卵形至椭圆状卵形，纸质或薄革质，全缘或略呈波状缘。春~夏季开花，花成对生长，腋生，子房相连，花瓣先是白色，后逐渐转为黄色，两花共用一花梗；苞片2枚，对生，卵形或卵状椭圆形；萼筒呈卵形，5裂，裂片三角形；花冠筒细长，外面有毛和腺体，瓣片2唇裂，上唇有短裂片4枚；雄蕊5枚，伸出花冠外，柱头头状。果实为浆果，球形，初为青绿色，成熟时为黑色；种子少数，扁卵形，褐色。

采 收 期：春末夏初采花。全年采根、茎、叶。

药用部分：根、茎、叶以及花蕾。

性味归经：金银花：味甘，性寒；入肺、胃、心、脾经、大肠经。忍冬藤：味甘、苦，性寒；入心、肺经。

功　　效：消炎、凉血止血、宣散风热。

忍冬藤：兼通络除痹、清热解毒、宣通经络。

金银花：甘能解毒、性寒能清热。可用于表热症，亦可用于里热症。可作为解暑的凉茶、预防流感以及脑炎。

主　　治：金银花：风热感冒、温病初起、咽喉肿痛、急性结膜炎、大叶性肺炎、肺脓疡、流行性 B 型脑炎、热毒血痢、胆道感染、阑尾炎、急性乳腺炎、钩端螺旋体病、痈疖脓肿、丹毒、子宫颈糜烂、外伤感染。忍冬藤：温病发热、热毒血痢、传染性肝炎、筋骨疼痛、痈肿疮毒。

用　　量：金银花3钱~5钱。忍冬藤5钱~1两半。叶5钱~1两。

用　　法：水煎服；捣烂外敷；水煎薰洗患处。

！使用注意

脾胃虚寒、气虚疮疡脓清者，忌用金银花。

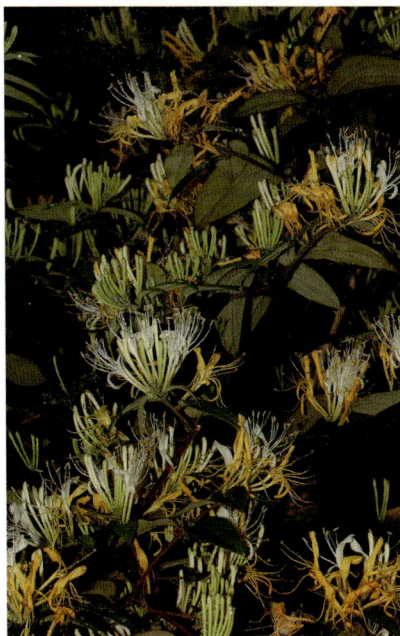

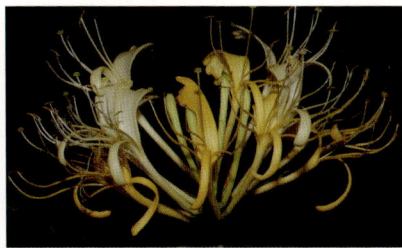

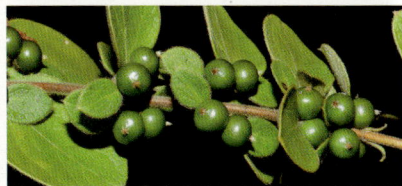

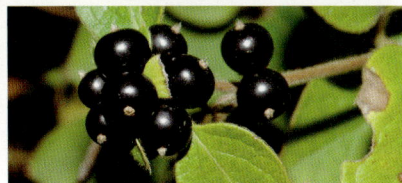

青草组成应用

胆囊炎

青草组成：
金银花1两、板蓝根5钱、蒲公英5钱、虎杖1两、茵陈5钱。

用法：
水6碗煎2碗，早、晚饭后半小时各服1碗。

膀胱发炎

青草组成：
金银花3钱、白茅根1两、车前草5钱、石韦3钱、蚶壳草1两、白花蛇舌草5钱。

用法：
水6碗煎2碗，分两次服。

脑膜炎（流行季节预防）

青草组成：
金银花5钱、鸭公青5钱、夏枯草5钱、牛筋草5钱。

用法：
水5碗煎2碗，代茶饮。

麻疹出疹不透

青草组成：
金银花2钱、牛蒡子2钱、胡荽（又名芫荽）2钱、蝉衣5分、麻黄3钱。

用法：
水3碗煎1碗，渣以水2碗煎8分，两次煎汤混合，分两次服。

感冒（流行期间预防用方）

青草组成：
金银花3钱、鸭公青1两、青蒿3钱、野菊花3钱、马鞭草1两。

用法：
水煎两次服。感冒流行期间连服5剂。

大叶性肺炎	**简方：** 金银花1两、野菊花1两、白茅根1两、球兰1两。 **用法：** 水5碗煎1碗，渣以水4碗煎8分，两次煎汤混合，早、晚各服一次。
皮肤深部脓肿	**青草组成：** 金银花1两、观音串1两、珍冬毛1两、马兰1两、甘草2钱、野菊花5钱～1两。 **用法：** 水8碗煎3碗。每餐饭后各服1碗。
脸部化脓性炎症	**简方：** 金银花5钱、野菊花5钱、淡竹叶3钱、凤尾莲3钱。 **用法：** 水煎两次服。服1星期。
病毒性感冒、发热、头痛身重、喉咙肿痛	**青草组成：** 金银花5钱、鸭公青根、叶1两半、蝉蜕2钱、甘草5克。 **用法：** 水5碗煎2碗。早、晚饭后各服1碗。服5日。
淋巴腺炎	**青草组成：** 金银花4钱、鸭公青1两半、蒲公英1两、木芙蓉叶5钱。 **用法：** 用6碗煎3碗，分三次服。服5日。

风湿性关节炎（患部红肿热痛者）	**简方：** 忍冬藤1两、威灵仙5钱、生石膏2两半。 **用法：** 水5碗煎2碗，分两次服。
烂疔	**青草组成：** 金银花8钱、一点红8钱、白花蛇舌草1两、白茅根8钱、蚶壳草1两半、野菊花8钱。 **用法：** 水10碗煎2碗，早、晚饭后半小时各服1碗。 **外用：** 鲜佛甲草2钱、鲜女贞子2钱。一起捣烂外敷患处。
横痃、痈肿	**青草组成：** 金银花5钱、有骨消根5钱、南岭荛花5钱、簕壳刺5钱、蒲公英5钱、两面针5钱。 **用法：** 水5碗煎2碗，早、晚各服1碗。
疔疮毒（消炎退肿方）（外用方）	**简方：** 鲜忍冬藤叶5钱、鲜日日春叶5钱、鲜菊花叶5钱、冬蜜2钱。 **用法：** 三味青草洗净，共捣烂调蜜，外敷疔疮毒处。
蔓陀罗中毒	**青草组成：** 金银花1两、绿豆衣7两、甘草2两。 **用法：** 水10碗煎5碗，频频服之。

热毒疱疹（温毒性疱疹）	**青草组成：** 金银花2钱、紫花地丁5钱、野菊花3钱、牛蒡子3钱。 **用法：** 水3碗煎1碗，渣用水2碗半煎8分，两次煎汤混合，早、晚饭后各服一次。
小便短赤	**青草组成：** 金银花3钱、石韦5钱、白花蛇舌草5钱、萹蓄4钱、车前草5钱。 **用法：** 水6碗煎2碗，分两次服。
膀胱炎、尿道炎	**青草组成：** 金银花3钱、车前草1两、石韦5钱、碎米荠1两、白花蛇舌草5钱。 **用法：** 水6碗煎2碗，分两次服。
初期乳痈（初期急性乳腺炎）	**青草组成：** 金银花3钱、蒲公英5钱、橘叶3钱、野菊花5钱、夏枯草5钱。 **用法：** 水6碗煎2碗，分两次服。
阴道霉菌病	**青草组成：** 金银花2钱、铁苋5钱、大叶桉3钱、乌桕叶3钱。 **用法：** 水3碗半煎8分，第二次煎水3碗煎6分，将两次汤混合，早、晚各服一次，服1星期。

鼻赤
（酒渣鼻）

青草组成：

忍冬藤 5 钱、大青叶 5 钱、蒲公英 2 钱、紫花地丁 3 钱、野菊花 2 钱。

用法：

水煎两次，早、晚各服一次。

症状：

鼻部肌肤色红，鼻准发红，久则呈紫红色，有时鼻周可见红色丘疹或脓泡，严重者鼻子肥大，顶端会形成结节的症状。

病因：

由于脾胃湿热上薰于肺则形成鼻赤。或毒血蕴结与血热入肺所引起。

脚气湿痹
（偏瘫者）
（外洗方）

青草组成：

忍冬藤 3 两、接骨木叶 3 两、香樟枝叶 3 两。

用法：

加水盖过药面煎，乘热薰洗患处。

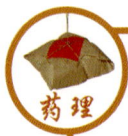

药理

金银花：能清热解毒、降脂消肿。能清气分热，又能清血分热，在清热中有较微宣散作用。内有虚热者宜慎用。末梢循环不良者，宜配伍活血药同用。

忍冬藤：与金银花功用相似，忍冬藤含皂素、单宁等，具有广泛的抗菌作用，并可显著地增加血糖量。

忍冬叶：功用与金银花相似。

银花子（果实）：味甘，性凉。有解毒止痢作用。

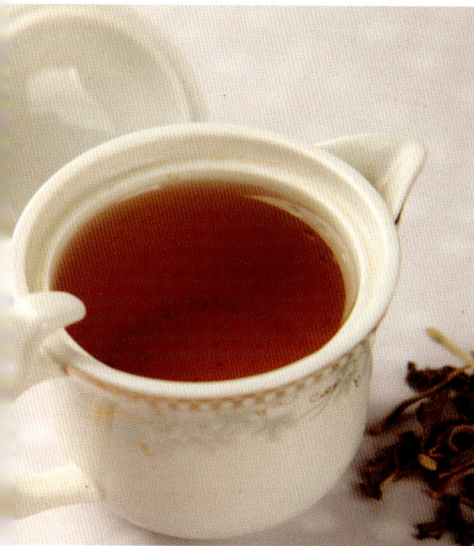

蒲公英金银花茶

◉ 原料 蒲公英 5 克，金银花 7 克

◉ 做法

1.砂锅中注入适量清水烧开。2.倒入洗净的蒲公英、金银花，搅拌匀。3.盖上盖，烧开后用小火煮约10分钟，至药材析出有效成分。4.关火后揭盖，盛出煮好的药茶。5.滤入茶杯中，趁热饮用即可。

金银花炖鹌鹑

◉ 原料 金银花 10 克，鹌鹑 200 克，姜片、葱段各少许

◉ 调料 料酒 20 毫升，盐 3 克，鸡粉 2 克

◉ 做法

1.将鹌鹑汆水，沥干水分，备用。2.将洗净的金银花塞入鹌鹑腹内。3.砂锅中注入适量清水，放入处理好的鹌鹑。4.加入姜片、葱段，淋入适量料酒。5.盖上盖，烧开后用小火炖40分钟，至食材熟透。6.揭开盖，加入少许盐、鸡粉。7.拌匀调味。8.把鹌鹑盛出，装入盘中。9.取出鹌鹑腹内的金银花。10.把鹌鹑装入碗中，盛入汤汁即可。

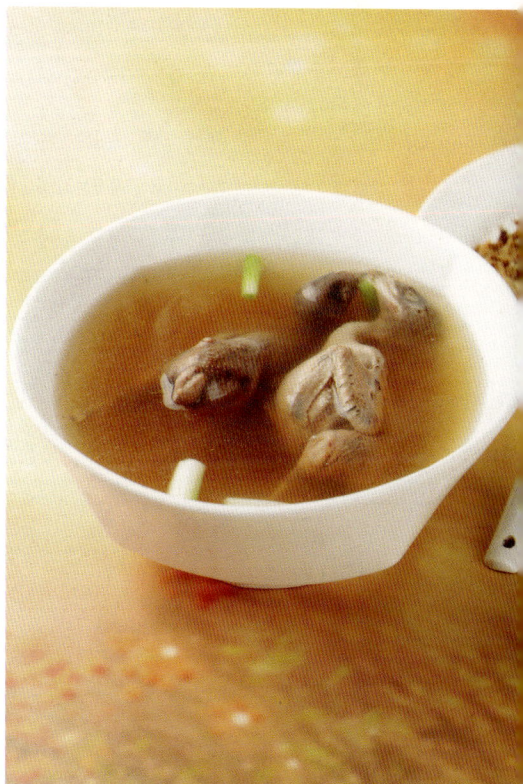

金丝草（清热解暑，凉血，利水通淋）

科别：禾本科（Gramineae）

学名：*Pogonatherum crinitum*（Thunb.）Kunth

英名：Golden hair grass，Buntal fibre

别名：笔仔草、黄毛草、文笔草、猫毛草、必仔草、红毛草、墙头草、
笔子草、猫尾草、笔尾草、金丝茅、金发草、竹篙草。

原 产 地：中国、日本、印度以及马来西亚。

分　　布：中国南方各省河边、墙缝、山坡和旷野潮湿地带、
路旁和池塘沿岸坡边，到处都有它的踪迹。

形态特征：多年生直立纤细草本植物，株高 10 ~ 30 厘米。茎
秆丛生，直立或基部稍倾斜，纤细，节明显，节上
生白毛，少分枝。单叶互生，排成 2 列，叶片扁
平，线状披针形，长 2 ~ 4 厘米，宽 0.1 ~ 0.3 厘
米，先端尖，两面和叶缘均有微毛，叶鞘秃净，边
缘有毛。5 ~ 9 月开花，穗状花序从秆顶生出，柔
弱而微弯曲，长 1.5 ~ 3 厘米，小穗成对，花乳白
色，第二颖约长于第一颖，而第二外颖稍短于第一
颖，颖片和外颖顶端延伸成细弱弯曲的芒，构成穗
轴上密生金黄色的柔软长芒，形似猫尾。颖果长椭
圆形。

采 收 期：全年可采集。洗净，晒干，扎把备用。

药用部分：全草。

性味归经：味甘、淡，性凉，微寒；入脾、肾、膀胱经。

功　　效：全草：清热泻火、利尿、抗癌（本品多作配伍用，
亦常作为夏天清凉饮料）。

主　治：肾炎、水肿、尿路感染、感冒发热、高热、小儿久
　　　　热不退、黄疸型肝炎、糖尿病、湿热黄疸、热病小
　　　　便短赤。

用　量：5钱～2两。

用　法：水煎服。

！使用注意

本品勿多服，以免损肾脏引起阳弱症。

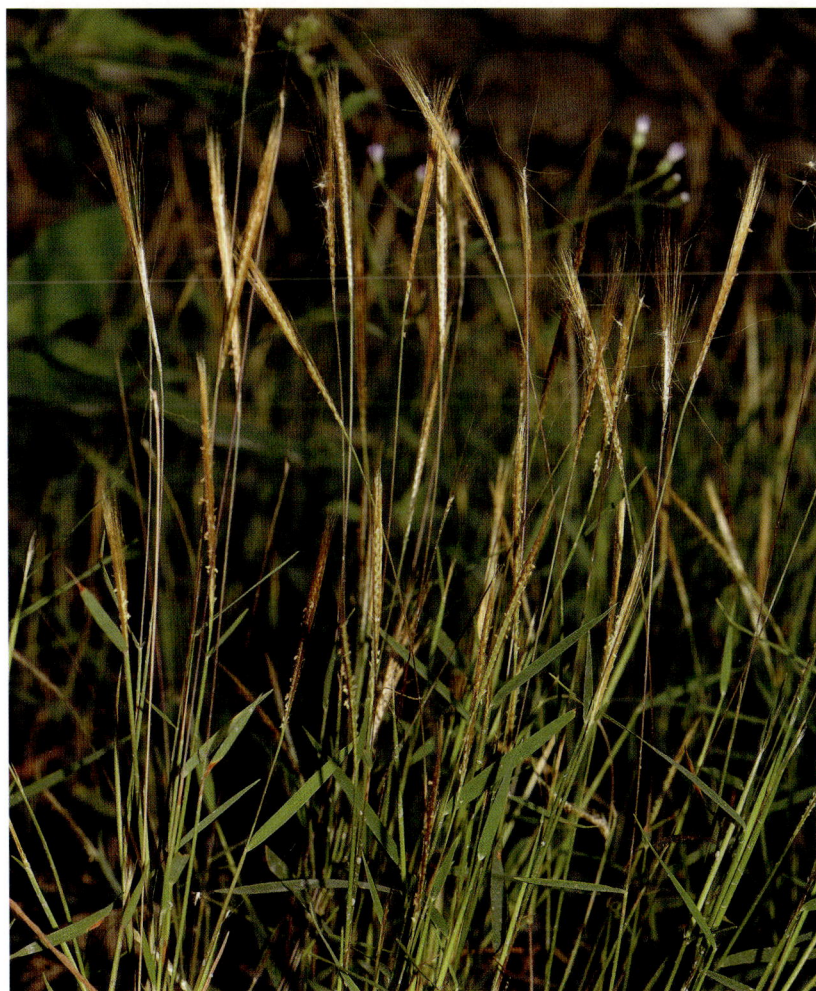

青草组成应用

风热感冒

青草组成：
金丝笔 1 两、鸭公青 5 钱、蚶壳草 1 两、金银花 3 钱、桑叶 3 钱、铁马鞭 1 两。

用法：
水 6 碗煎 2 碗，早、晚饭后各服 1 碗。

中暑、口渴、胸闷、小便黄

简方：
金丝草 1 两、万点金 1 两、白茅根 1 两。

用法：水 6 碗煎 2 碗，分两次服。

输尿管结石、尿血

青草组成：
金丝草 1 两、红骨掇鼻草 5 钱、金钱草 1 两、雷公根 5 钱、大蓟 5 钱、车前草 5 钱。

用法：水 6 碗煎 3 碗，当茶饮。

急性肾盂肾脏炎、膀胱炎

青草组成：
金丝草 1 两、车前草 1 两、水丁香 5 钱、蒲公英 1 两、萹蓄 1 两、白茅根 1 两。

用法：
水 10 碗煎 3 碗，分三次服。服 7～10 日。

急性肾脏炎水肿

青草组成：
金丝草 1 两、白花蛇舌草 8 钱、车前草 5 钱、冬瓜皮 5 钱、白茅根 1 两、玉米须 5 钱。

用法：
水 8 碗煎 3 碗，分三次服。服至水肿消退后即停服，再以他药调养之。

妇女白带过多

简方：鲜金丝草 1 两、白果 6 个。
用法：水煎服。

小儿低热不退症

简方：金丝草 3 钱、枸杞根 3 钱、青蒿 2 钱。

用法：水煎服。服 3 剂。

妇女赤带

简方：鲜金丝草 1 两、冰糖 5 钱。

用法：加水炖服。

各种结石症

青草组成：

金丝草 5 钱、猫须草 5 钱、蚶壳草 5 钱、灯心草 3 钱、通草 3 钱、珠仔草 5 钱、黄芩 5 钱、甘草 2 钱。

用法：水 5 碗煎 1 碗，渣用水 4 碗煎 8 分，将两次煎汤混合，早、晚各服一次。

膀胱炎、尿血

青草组成：

金丝草 1 两、白茅根 1 两、凤尾草 1 两、雷公根 1 两、车前草 5 钱、红糖适量。

用法：水 8 碗煎 3 碗，去渣。加红糖溶化，当茶饮。

关节肿痛、小便不利

青草组成：

金丝草 5 钱、有骨消 5 钱、白花菜根 7 钱、木苎麻根 7 钱、薏苡根 5 钱、甜林盘 5 钱、地胆头 7 钱、车前草 5 钱、土牛膝 7 钱、通草 3 钱、猪前脚 1 节。

用法：水 8 碗煎 3 碗，加猪脚炖烂，分三次，三餐饭后各服一次。

成分

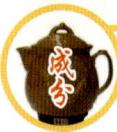

金丝草含有黄酮苷、氨基酸、有机酸、糖类、酚类等成分。

长叶紫珠 （祛风除湿，活血化瘀）

科别：马鞭草科（Verbenaceae）

学名：*Callicarpa longissima*（Hemsl.）Merr.

英名：Long-leaved beauty-berry.

别名：黄毛紫珠、野枇杷、山枇杷、佬蟹目、牛舌、长叶粗糠树。

原 产 地：中国、印度尼西亚、菲律宾、马来西亚等。

分　　布：生长于海拔 1,400 米的地区，广东、云南等地均有
分布。

形态特征：常绿灌木或半落叶性灌木，株高可高达 3 米，枝叶
密生黄褐色茸毛。小枝方形，红褐色，被星状毛
茸。叶对生，长椭圆披针形、窄椭圆形至窄菱形，
长 10 ~ 23 厘米，宽 1.5 ~ 6 厘米，先端长渐尖，
近全缘，叶表密被星状毛或细刺毛，侧脉 7 ~ 11
对；叶柄多短于 1 厘米。9 月至翌年 3 月间开花，
聚伞花序腋生，6 ~ 8 分枝；花冠筒长约 0.2 厘米，
花粉红至淡紫色，雄蕊凸出，花药纵裂，为花冠之
2 ~ 3 倍长。果实球形，先端凹，成熟时呈紫红色
或白色，径约 0.15 ~ 0.25 厘米。

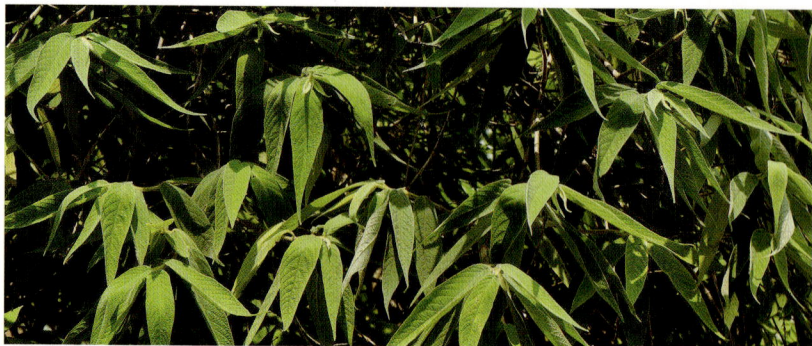

采 收 期：全年采根茎，秋季采枝叶。洗净，鲜用或晒干备用。

药用部分：根、茎叶。

性味归经：味苦、辛，性温；入肺、胃、肾、肝经。

功　　效：根：祛风除湿、活血化瘀、止血、解毒。叶：收敛、止血、止咳、祛风散寒、活血消肿、解毒。

主　　治：根：风湿痛、慢性风湿性关节炎、风寒头痛、咳嗽、肌肉风湿症、跌打肿痛、水肿、吐血。叶：血小板减少性紫癜、胃出血、感冒咳嗽、寒咳。

用　　量：鲜品1～2两。

用　　法：水煎服；捣烂绞汁调蜜服。

！使用注意

内痔患者慎用。

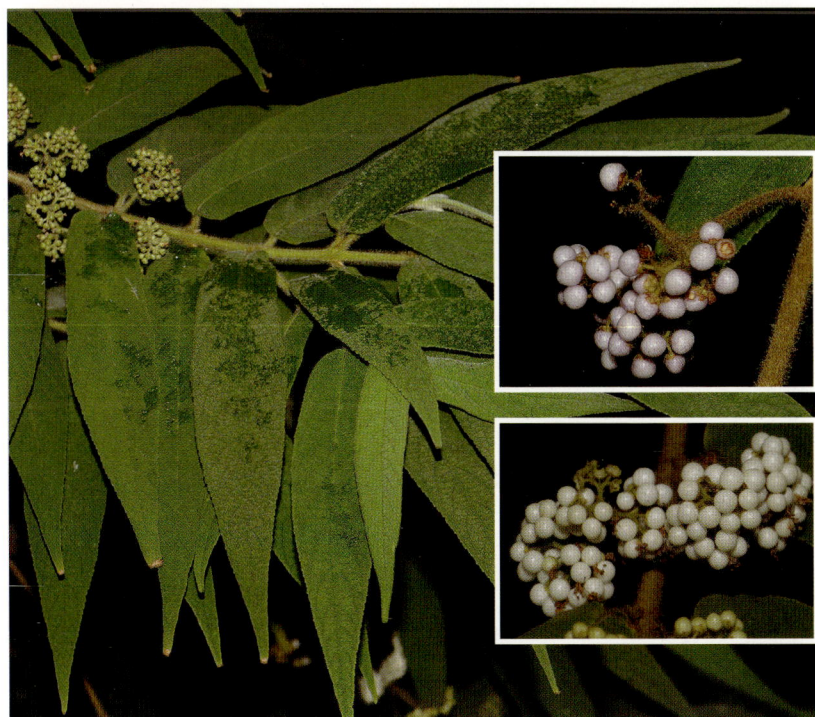

青草组成应用

胃出血	**青草组成：** 长叶紫珠5钱、鲜白茅根1两、紫背草5钱、鲜大蓟1两、艾叶3钱、猪瘦肉3两。 **用法：** 水6碗煎2碗，加猪瘦，炖烂，分两次服（或水煎服）。
吐血	**青草组成：** 鲜长叶紫珠叶3两、蜂蜜适量。 **用法：** 先将紫珠叶洗净，捣烂，绞汁，取原汁约半碗，调蜜服。
咯血、吐血、衄血	**青草组成：** 长叶紫珠1两、仙鹤草5钱、菊叶三七5钱、旱莲草5钱。 **用法：** 水5碗煎2碗，分两次服。
水肿、膨胀	**青草组成：** 鲜长叶紫珠根1两、鲜半边莲1两、红糖5钱。 **用法：** 水5碗煎2碗，去渣，加入红糖溶化，分两次服。
风寒引起咳嗽	**简方：** 鲜长叶紫珠叶1两、冰糖8钱。 **用法：** 水6碗煎2碗，去渣。加入冰糖溶化，分两次服。
手风湿痛	**简方：** 鲜长叶紫珠根3两、米酒适量。 **用法：** 水5碗煎2碗，去渣。加入米酒少许，分两次服。

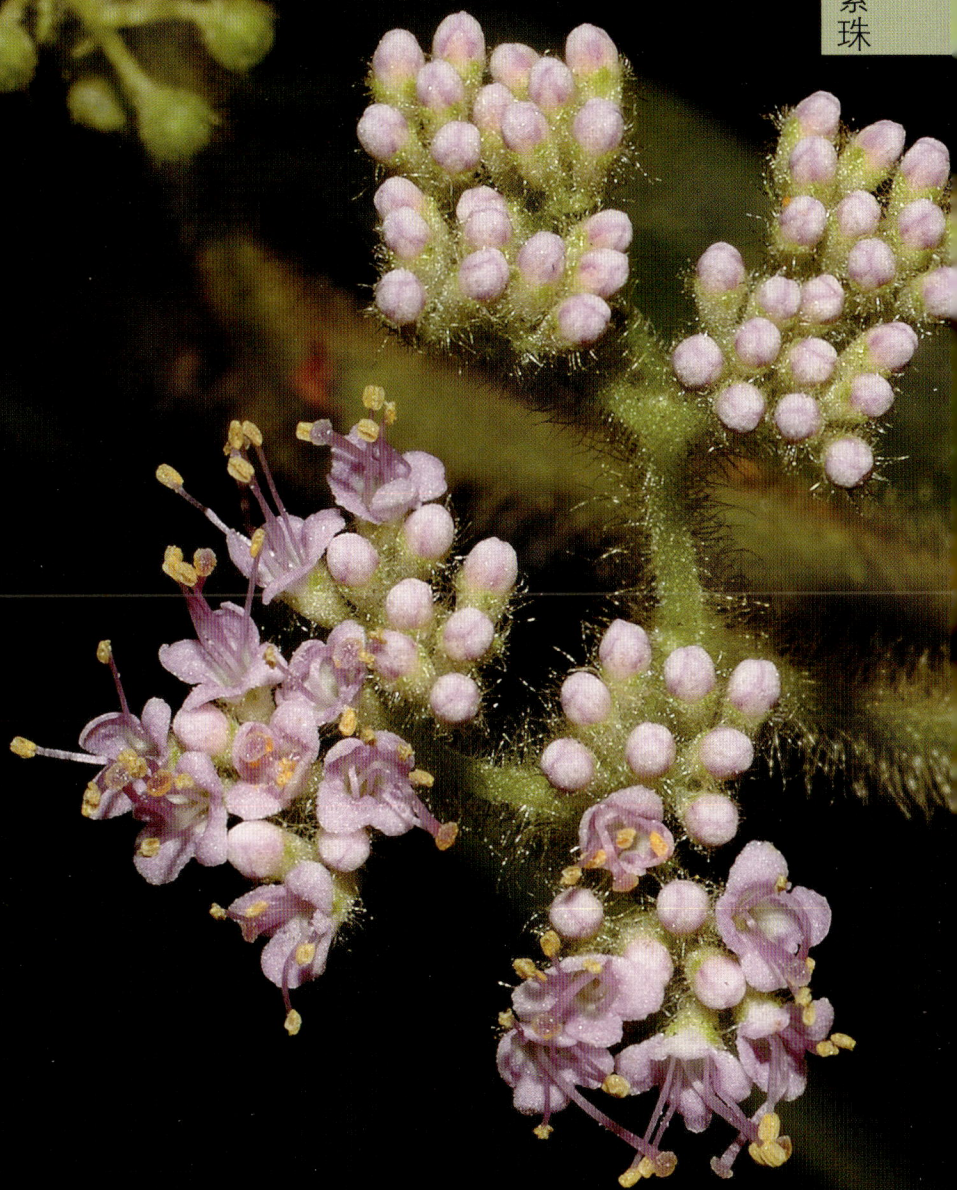

长梗满天星（清热利尿，凉血解毒）

科别：苋科（Amaranthaceae）
学名：*Alternanthera philoxeroides*（Moq.）Griseb.
英名：Alligator weed，Alligator alternanthera
别名：空心莲子草、空心苋、田乌草、水花生、喜旱莲子草、革命草、水瓮菜。

原 产 地：中美洲。

分　　布：平地至低海拔山区湿地，常生长在中国南方各省田畦、市街的沟渠旁以及积水的低洼地等，族群繁茂。

形态特征：多年生湿生草本植物，株高20～45厘米。茎圆柱形，中空，基部横卧匍匐或斜向生长；上部则斜上直立。叶对生，具柄短或几无柄，倒卵形或倒披针形，锐头尖，长2.5～5.5厘米，宽1～2厘米，全缘，光滑无毛。春、夏间开白花，头状花序圆球形，腋生，总花梗长2～4厘米，花色白至淡红色；花被苞片针状，5枚，干膜质，与假雄蕊互生；雄蕊5～6枚（另有5枚退化雄蕊），花丝长短不一，雌蕊柱头圆球状，单一柱头。胞果卵状或倒卵形，长0.13厘米，花柱宿存，成熟时黑色。

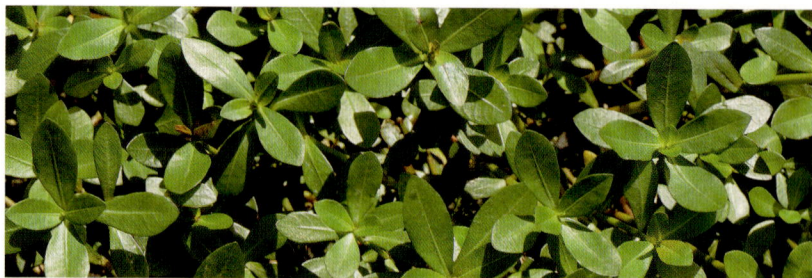

采 收 期：春、秋间采全草，洗净，鲜用或晒干备用。

药用部分：全草。

性味归经：味苦、甘，性寒。

功　　效：清热利尿、凉血解毒。

主　　治：流行性感冒、感冒发烧、B 型脑炎、肺结核咳血、麻疹、尿酸、淋浊、带状疱疹、毒蛇咬伤、疔疮、痈疖、湿疹、痔疮。

用　　量：鲜品 1～2 两。

用　　法：水煎服；捣烂外敷。

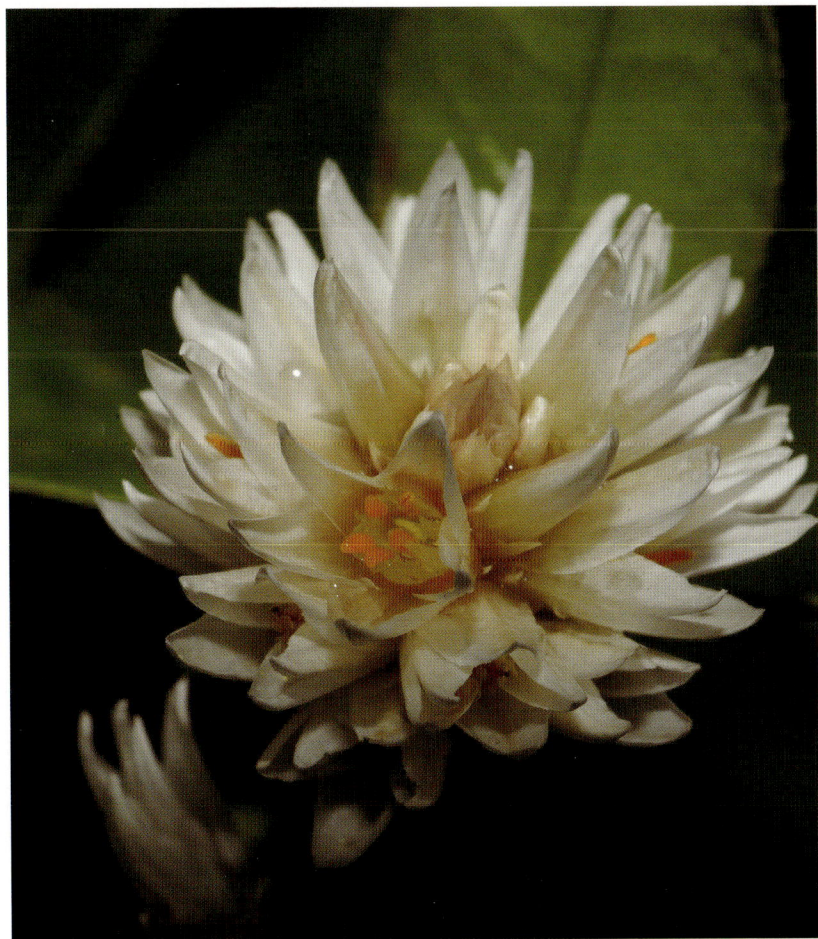

青草组成应用

带状疱疹	**简方:** 鲜长梗满天星1两。 **用法:** 捣烂,取汁涂患处。或单用鲜长梗满天星加淘米水捣汁,涂患处。
肺结核咳血	**单方:** 鲜长梗满天星3~5两、冰糖1两。 **用法:** 水煎去渣,调冰糖服。
小便混浊	**单方:** 鲜长梗满天星2~3两、红糖1两。 **用法:** 水煎去渣,调红糖服。
疔疮疖肿	**单方:** 鲜长梗满天星1两、蜂蜜少许。 **用法:** 将鲜长梗满天星捣烂,调蜜外敷患处。
带状疱疹、湿疹、痔疮、蛇咬伤	**单方:** 鲜长梗满天星2两。 **用法:** 取鲜品榨汁涂敷患处,或水煎服。
当野菜食用	**用法:** 采长梗满天星嫩茎叶,用滚水烫过后,加些油盐或炒食或煮食。

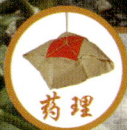

长梗满天星所含的成分三萜苷、皂苷、有机酸以及黄酮类等对病毒和细菌有抑制作用；亦可降低血清中的谷丙转氨酶，改善肝炎病毒症和肝功能，增加免疫力，促进脂肪肝代谢等作用。

药理

虱母草（祛风利湿，消肿止痛，消炎解毒）

科别：锦葵科（Malvaceae）

学名：*Urena lobata* L.

英名：Rose mallow，Cadillo

别名：三脚破、肖梵天花、野棉花、虱母子根、地桃花、大梵天花、
虱母头、虱母子头、虱姆草、虱母子草、杀母、黏油子。

原 产 地：泛热带地区。

分　　布：生于中国南方各省山坡、路旁草丛或灌木丛中，为
常见的小灌木。部分栽培供药用。

形态特征：多年生半灌木植物，株高约1米，全株有柔毛。茎
直立。单叶互生，卵状三角形、卵形至圆形，长4～
7厘米，宽2～6厘米；基部叶心形，边缘有不规
则重锯齿，掌状主脉3～7条。全年开花，但以夏
秋为盛；雌雄同株异花，花儿无梗，腋生、顶生或
聚生；萼和副萼各5枚；花瓣5枚，倒卵状椭圆形，
长约1厘米，粉红色；雄蕊多数，基部连合成筒；
雌蕊柱头10裂。蒴果扁球形，径约1厘米，熟时
灰褐色或黄褐色，表面生有多数钩刺和短毛，可藉
附着动物身上散播繁殖。

采 收 期：夏、秋季采，以根较佳。洗净，切段，晒干备用。

药用部分：根、茎、叶。

性味归经：味甘、淡，微苦，性平；入肺、脾经。

功　　效：（全草）消炎解毒药、健脾益肾、活血祛瘀、凉血、
清淋利尿、止血、降压、止痢（外用：鲜品捣烂，
外敷疮疡肿毒、毒蛇咬伤）。

主　　治：腰肌劳损、风湿痹痛、跌打瘀积肿痛、尿道炎、感冒发热、阳虚自汗、慢性胃炎、痢疾、盲肠炎、肺痨吐血、淋病、梅毒、毒蛇伤、痈肿、高血压、水肿以及赤白带下。

用　　量：干根 5 钱～1 两。

用　　法：水煎服；捣烂外敷。

！ 使用注意

低血压者勿久服；
孕妇忌服。

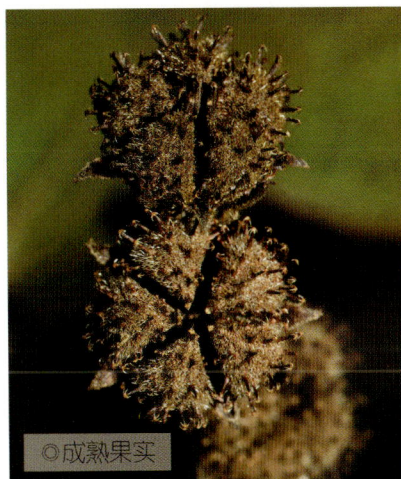
◎成熟果实

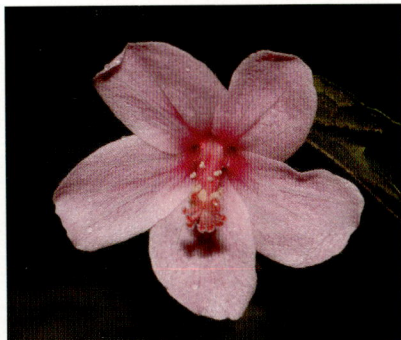

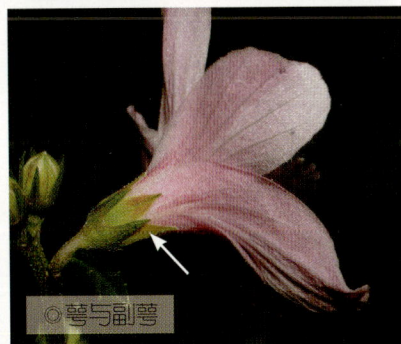
◎萼与副萼

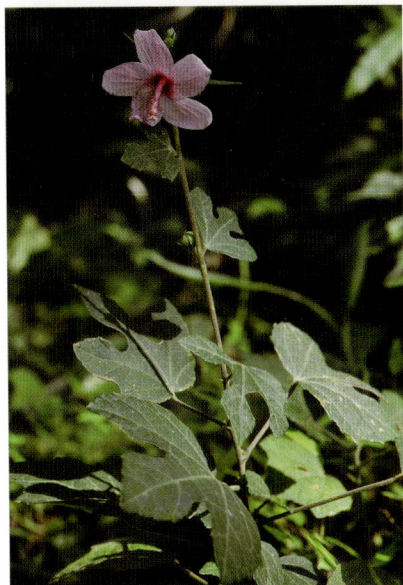

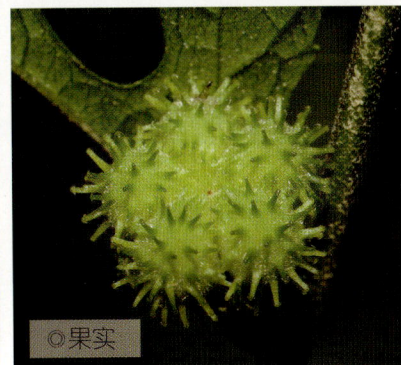
◎果实

青草组成应用

心脏性水肿	**简方**：虱母草头 2 两。 **用法**：水 6 碗，加猪瘦肉 2 两，共炖 2 小时，早、晚饭前各服一次。
甲状腺肿大	**单方**：虱母草头 2 两、猪瘦肉 3 两。 **用法**： 先将虱母草头微炒后，加水 6 碗煎 2 碗，炖猪瘦肉 11 两，分两次，早、晚饭后服。
妇女产后月内风	**青草组成**： 虱母草头 1 两、马蹄金 3 钱、倒吊风 5 钱、红骨掇鼻草头 5 钱、大风草头 5 钱。 **用法**：水 3 碗，酒 3 碗，煎 2 碗。早、晚饭后半小时各服 1 碗。
劳损引起腰腿酸痛	**青草组成**： 虱母草头 2 两、五加皮 5 钱、杜仲 5 钱、枸杞根 5 钱、猪脚蹄 2 节（约 2 寸长）。 **用法**：水 3 碗，酒 3 碗，加猪脚蹄，共炖烂，分 2～3 次服。
无名肿毒、梅毒、疔疮等症	**青草组成**： 虱母草根 1 两、大青叶 5 钱、龙葵根 5 钱、咸丰草头 1 两、七叶一枝花 3 钱、忍冬藤 5 钱、两面针 3 钱、猪瘦肉 3 两。 **用法**：水 6 碗煎 2 碗，去渣。加猪瘦肉，炖烂，分两次服。
妇女赤白带下	**简方**：虱母草根 1 两、白花煮饭花根 1 两、益母草 5 钱、龙眼花 3 钱。 **用法**：水煎两次，早、晚各服一次。

痢疾	简方：虫母草根 1 两、凤尾草 1 两、白糖适量。 用法：水煎两次，调白糖，分两次服。
妇女白带过多	简方：虫母草头 2 两、益母草 5 钱、龙眼花 3 钱、猪瘦肉 3 两。 用法：将药加水炖 2 小时，去渣。再加入猪瘦肉炖熟，分 2～3 次服。
荨麻疹	单方：虫母草花（干品）5 钱、紫花地丁 5 钱。 用法： 将上两味药放入茶杯内，用沸开水冲泡，盖好杯盖，5 分钟后，分次饮之。服 5 日。
妇女经痛	青草组成： 白虫母草根 1 两、白花益母草 1 两、雷公根 1 两、白鸡冠花 8 钱、连钱草 8 钱、鸡蛋 2 个。 用法：水 8 碗煎 2 碗，去渣。加鸡蛋炖熟，分两次，饮汤吃蛋。
糖尿病手脚无力	青草组成： 虫母草头 1 两、白肉豆根 7 钱、白龙船根 1 两、芙蓉头 7 钱、破布子树二层皮 1 两、九层塔头 7 钱、枸杞根 7 钱、猪排骨 4 两。 用法： 水 8 碗煎 3 碗，去渣，加猪排骨炖烂，分三次服。
撞伤、打伤后皮肤肿痛	简方：鲜虫母草叶 1 两、饭粒适量。 用法：共捣烂成糊状，外敷患处，每日换药一次。
打伤胃引起进食即吐者	单方：鲜虫母草头 2 两、黑糖 5 钱。 用法：水 5 碗煎 2 碗，去渣。加黑糖溶化调匀，分次服。

油桐

（叶：解毒消肿）（花：清热解毒）
（根：消食利水，化痰杀虫）
（桐油：催吐解毒）（油桐子：消肿利尿）

科别：大戟科（Euphorbiaceae）
学名：*Aleurites fordii* Hemsi
英名：Tung oil tree
别名：桐树、桐子、虎子桐、油桐树、三年桐、光桐、百年桐、桐子树。

原 产 地：中国大陆。

分　　　布：广泛分布于低海拔山区，早期多为栽培。

形态特征：落叶性乔木，树型修长，株高可达 10 米或更高，树冠呈水平展开。单叶互生，纸质，卵状或心脏形，或具三或五裂片，脉网显着，长 15 ~ 32 厘米，它的叶柄很长，叶片和叶柄的连接处具有一对杯状腺体，具吸引蚂蚁、蜜蜂、蝴蝶等昆虫的功能。春、夏之际开花，雌雄异株或同株，圆锥花序顶生，花萼筒状，绿色，花瓣 5 枚，白色，基部略带红色，雄花具雄蕊 8 ~ 10 枚，雄蕊为红黄色，花粉为黄色。核果球形，先端有小尖凸；种子有厚壳状种皮。

采 收 期：春季采花，秋季采果和叶，根随时采用。

药用部分：果、花、根。

性味归经：味甘、微辛，性寒，有小毒。

功　　　效：叶：解毒、消肿。

桐油：催吐、解毒。

花：清热解毒、生肌。

油桐子：消肿毒、利尿、通便。

　　　　根：消食、利水、化痰、杀虫。

主　　治：叶：痢疾、烫火伤、冻伤、痈肿疥癣。

　　　　花：脓疱疮、疥癣、丹毒、烫火伤。

　　　　根：食积痞满、臌胀、哮喘、水肿、瘰疬、牙齿肿痛。

用　　量：干根 3 钱～1 两；花、叶用适量。

用　　法：水煎服；捣烂外敷。

⚠ 使用注意

本品有毒，慎用；孕妇忌服；种子含有脂肪以及粗蛋白成分。

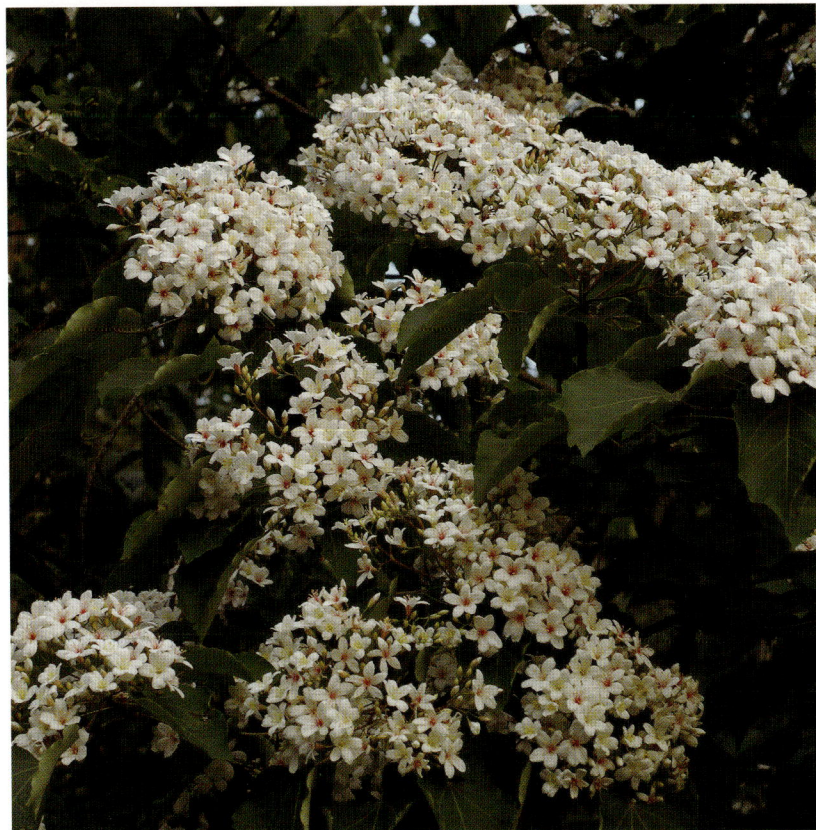

青草组成应用

牙龈肿痛

简方:
油桐根1两、青壳鸭蛋2个。

用法:
加水炖熟,去渣,饮汤吃蛋。

**滚水烫伤
(外敷方)**

经验方:
桐油适量、姑婆芋叶5片。

用法:
先将姑婆芋叶5片,加水煮5~10分钟后,取出浸泡冷水。使用时视烫伤部位范围而定,再取姑婆芋叶拭去水分,沾上桐油外敷伤处。每日换药1~2次。

**生锈铁钉
刺伤脚底
(外用方)**

简方:
鲜油桐果、叶1两、红糖4钱。

用法:
先将油桐果、叶洗净,加红糖捣敷患处。

**火烧伤
(外用方)**

简方:
鲜油桐花4两、桐油500毫升。

用法:
将鲜油桐花浸入桐油中,密封离地保存,3个月后启用。先将伤处消毒后,外涂伤处。每日2~3次。

**烫伤、
火伤**

简方:
油桐花2钱、翠云草1两。

用法:
先将翠云草研末备用,每次用适量,加油桐花捣烂,外敷伤处。一日换药2~3次。

| 丹毒
（外用方） | 简方：
鲜油桐叶 1 两（洗净）。 |
| | 用法：
捣烂，外敷患处。 |

| 刀伤出血
（外用方） | 简方：
油桐嫩叶 1 两（晒干或烘干）。 |
| | 用法：
研细末，撒布伤口，加压止血即可。 |

| 痈疖肿痛
溃烂者 | 简方：
桐油少许、鲜糯米藤全草 1 两。 |
| | 用法：
共捣烂，外敷患处。一日换药两次。 |

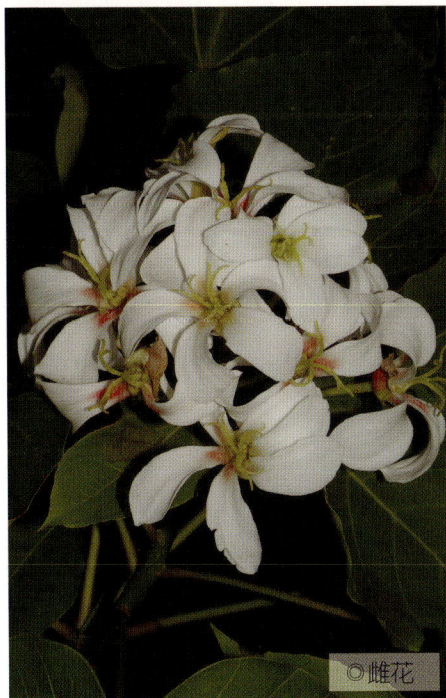

◎雌花

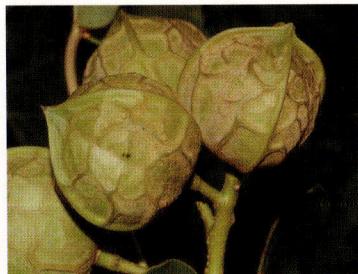

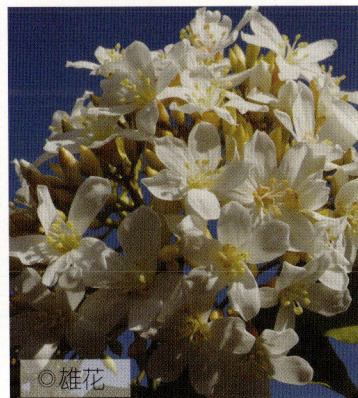

◎雄花

垂柳（祛风利尿，止痛消肿）

科别：杨柳科（Salicaceae）
学名：*Salix babylonica* L.
英名：Weeping willow
别名：水柳、杨柳、柳枝、青丝柳、柳、小柳、垂杨柳、清明柳、垂丝柳、垂枝柳、线柳、吊柳、倒挂柳。

原 产 地：中国。

分　　布：常栽植于庭园、风景区、水库河岸、路旁、池边，或作为行道树用，全国各地均有种植。

形态特征：落叶乔木，株高5～15米。干粗大，树皮灰褐色，具纵沟裂纹，小枝细长，柔软而下垂。叶互生，线状披针形或狭披针形，长6～14厘米，宽0.5～1.1厘米，先端锐尖或渐尖，纸质，表面呈有光泽的绿色，叶背则呈粉绿色，叶缘有细锯齿；叶柄长0.3～0.6厘米。春季开黄绿色花，雌雄异株，葇荑花序长2～4厘米，密生，苞片狭卵形，长0.12～0.15厘米，雄蕊2枚，花丝短，基部合生。雌花序短，长1～2厘米，苞片与雄花相似，花柱短，柱头2分歧。蒴果，长0.3～0.4厘米，绿褐色，狭圆锥形，熟时2裂，种子有毛。

采 收 期：四季皆可采集（春季采花）。

药用部分：花、果、枝、根、树皮。

性味归经：味苦，性凉，微寒；入胃、肝经。

功　　效：根皮、枝皮：祛风湿、解热、利尿、消肿、止痛。
　　　　　枝叶：祛风、镇痛、利尿、消肿、清热解毒。

主　　治：根：哮喘、小便不利、中耳炎、黄水疮、神经痛、高血糖、糖尿病。

柳枝：急性黄疸型肝炎、尿赤、小儿胎热、斑秃、牙痛、血浊、高血压。

枝皮：风湿骨痛、发热。

叶：高血压、结石、乳腺炎、甲状腺肿、疔疮疖肿，另有避邪，治跌打伤的功用。

花：血热、经热、水肿、黄疸、便血、血尿、吐血。

用　　量：柳枝（干品）5钱；鲜柳枝5钱~1两；柳花3~5钱。

用　　法：水煎服；煎水薰洗或洗澡；炒炭存性，研细末，用法请参考应用部分。

！使用注意

本品各部分均为苦寒，故脾胃虚寒者慎用，以免引起副作用。

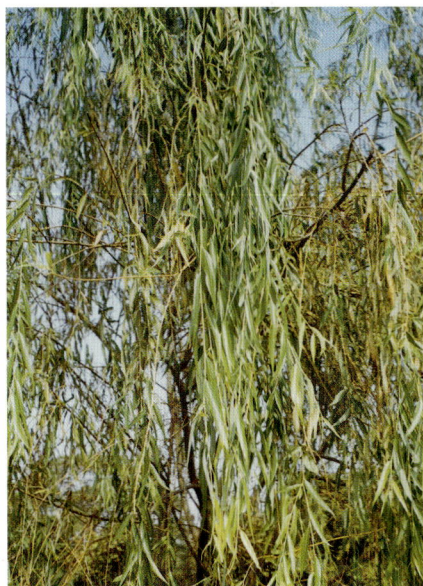

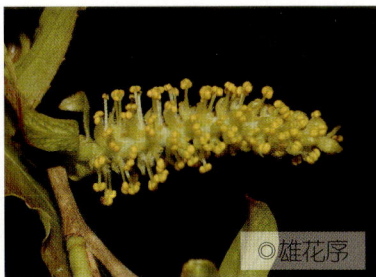
◎雄花序

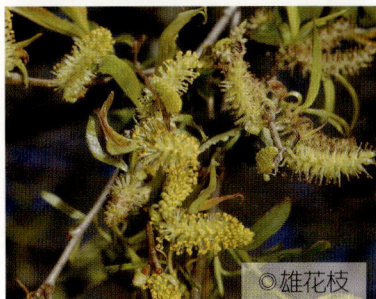
◎雄花枝

青草组成应用

中耳炎	**外用方：** 柳树皮（炒炭存性）2钱、冰片1钱、枯矾1钱。 **用法：** 共研细末，每次用少许，吹入耳内。
痈疖	**外用方：** 鲜柳叶1两（洗净切碎）。 **用法：** 加水煮烂，过滤，再将药液浓缩成膏状，每次用适量，涂敷痈疖处。
滴脓疮（又名黄水疮）	**外用方：** 柳根1两（切段、晒干）、麻油适量。 **用法：** 炒炭存性，研细末，调麻油涂患处。
小儿胎热、小便黄	**简方：** 柳枝5钱、灯心3分。 **用法：** 将柳枝洗净，切片，烘干，加灯心煎水服少许。
急性黄疸型肝炎	**单方：** 嫩柳枝3两、白糖1两。 **用法：** 水6碗煎2碗，去渣。加白糖调匀，分两次服。
避邪	**单方：** 鲜柳树叶1～2两（清水洗净）。 **用法：** 煎水洗澡。

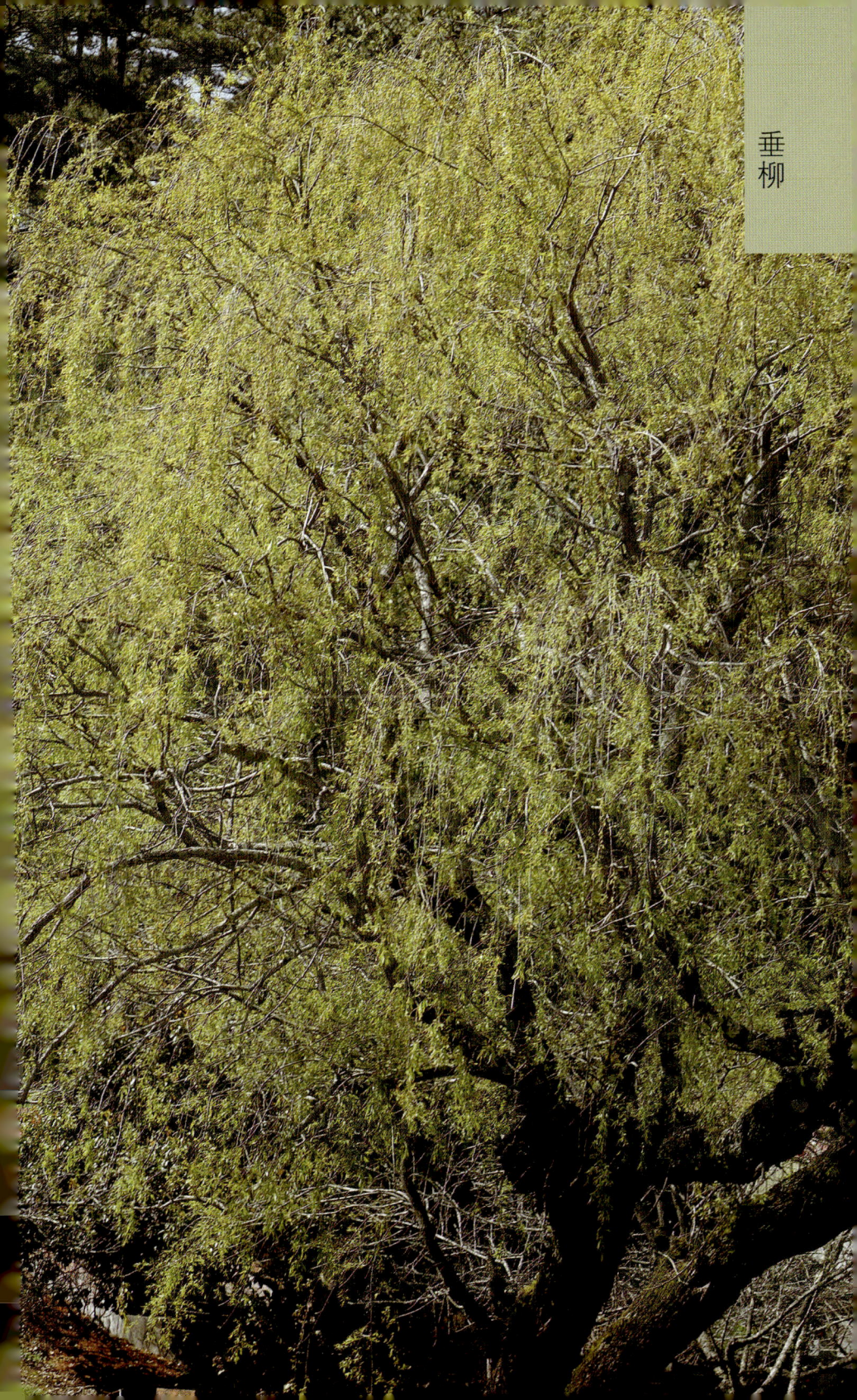

垂柳

垂柳

斑秃	外用方： 鲜柳枝 1 两、鸡香藤 1 两、芝麻根 1 两。 用法： 水 10 碗煮浓汁洗头，第一次洗完头之后，留下加入药渣内再煎洗，早、晚各洗一次。 内服方： 何首乌 5 钱、川芎 1 钱半、核桃 8 钱（打碎）。 用法： 放入杯内冲泡开水，代茶饮。
跌打伤	单方： 鲜柳树叶 1 两。 用法： 捣汁，敷伤处。
牙痛	简方： 柳树藤皮 1 两、杠香藤 1 两。 用法： 水煎服。
神经痛	简方： 柳树根 2 两。 用法： 水煎服。
小便白浊	简方： 柳枝 1～2 两（或清明节时用柳叶 1 两，水煎服）。 用法： 水煎服。

未婚女子经停发热	**青草组成：** 柳花5钱、紫草1两、葡萄8钱、当归6钱、升麻5钱。
	用法： 将柳花、紫草、当归、升麻等研成细末，每次服5钱，葡萄煎汤送服之。
皮肤搔痒	**单方：** 柳枝5两。
	用法： 水煎，外洗患处。
水肿、吐血	**简方：** 柳花4钱、冰糖适量。
	用法： 水煎去渣，加冰糖调溶化服。
黄疸、尿血、便血	**简方：** 柳花7钱、冰糖适量。
	用法： 水煎去渣，加冰糖调溶化服。

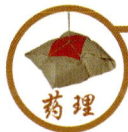

药理

(1)患者用柳叶治病时，偶见上腹不适或荨麻疹，但中止服药后，则症状消除。

(2)柳枝过量时，有些患者会产生过敏性腹泻或腹痛反应，不须处理，可自行消失。

猫尾射 （开脾健胃，利水，杀虫除积）

科别：豆科（Leguminosae）
学名：*Uraria crinita*（L.）Desv ex DC.
英名：Hairy uraria
别名：兔尾草、通天草、狐狸尾、狗尾仔、狗尾带、狗尾射、山猫尾、
虎尾轮、大本山菁、猫尾草、牛春花、猫仔尾。

原 产 地：地中海沿岸。

分　　布：全国山野较干燥的荒地、山坡灌木丛或杂草丛中多
见其分布。

形态特征：小灌木状草本植物，株高 1 ~ 1.5 米，根呈须状。
茎直立且多分枝，茎上有短毛。奇数羽状复叶，
互生，有长柄；小叶 3 ~ 7 片，对生，卵状披针形
或椭圆形，长 10 ~ 15 厘米，宽 5 ~ 7 厘米，先端
短尖，基部圆形或稍心形，全缘。花期 5 ~ 7 月，
总状花序顶生，呈穗状，长达 30 厘米以上，先端
弯曲，形似"狗尾巴"，花极稠密；萼管极短，花
冠蝶形，粉红至紫红色，旗瓣阔，翼瓣和龙骨瓣黏
贴。果期 7 ~ 9 月，荚果 2 ~ 4 节，扭曲重叠，略
被短毛。种子黑褐色，有光泽。

采 收 期：夏、秋间采集全株（连根）。洗净，切片，晒干备
用。

药用部分：全草，主用根部。

性味归经：根：味甘，性温（甘微苦，平）。
全草：味甘，微苦，性平；入脾、胃、肝经。

功　　效：全草：开脾健胃、杀虫除疳积、助消化、解毒消
　　　　　　肿、润燥解热、散瘀、活血通路、止血。根：驱
　　　　　　虫、除疳积、健脾胃、补气益肾、理气化痰。

主　　治：根：小儿脾胃虚弱、食欲不进、疳积发育不良、心
　　　　　　胃气痛、肾亏遗精、痰咳。全草：小儿疳积、慢脾
　　　　　　风、发育不良、胃疾病、胃溃疡、十二指肠溃疡、
　　　　　　脾胃虚弱、子宫下垂、肺脓疡、咳嗽、劳热咳血、
　　　　　　吐血、尿血、肿毒、一切胃病。

用　　量：干根 5 钱～2 两，
　　　　　　鲜品 1～4 两。

用　　法：水煎服。

！ 使用注意

孕妇慎用。

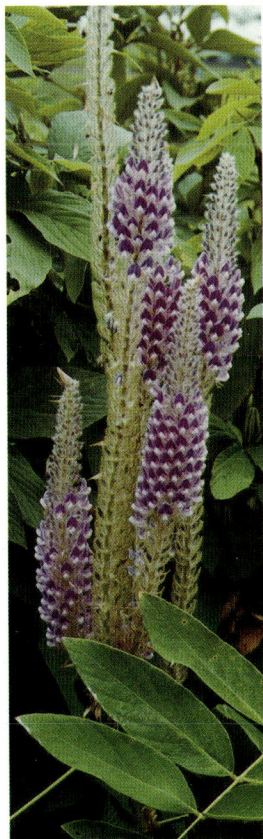
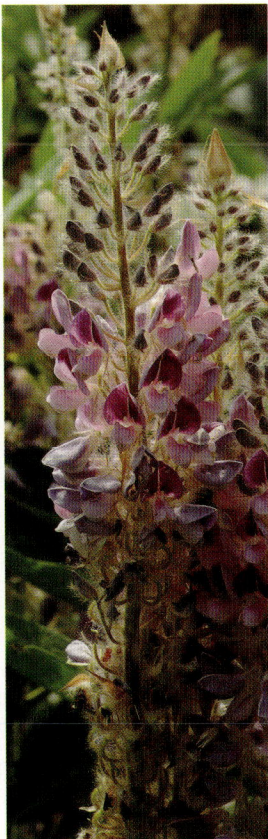
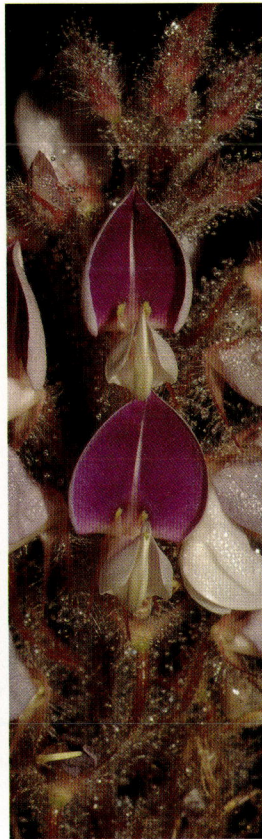

青草组成应用

胃病、气滞胃痛	**青草组成：** 猫尾射 1 两半、白橄榄根 1 两、梅树根 5 钱、桂花根 5 钱、香圆根 1 两、蚶壳草 5 钱。 **用法：** 水 8 碗煎 2 碗，去渣。加鸡肉炖烂，分两次服。
胃气郁痛	**青草组成：** 猫尾射 2 两、白橄榄根 1 两、桂花根 1 两、佛手根 1 两、猪瘦肉 5 两。 **用法：** 水 3 碗，酒 3 碗，加猪瘦肉，炖烂。分三次服。
肺脓疡吐痰有腥臭味	**简方：** 鲜猫尾射 2 两（洗净，切成片段）。 **用法：** 水 5 碗煎 2 碗，分两次服。
横痃	**简方：** 鲜猫尾射 14 钱、青壳鸭蛋 2 粒。 **用法：** 水 2 碗，酒 2 碗，共炖服（炖一支香久）。
转骨、发育不良	**青草组成：** 猫尾射 1 两、赐米草 1 两、红骨九层塔头 1 两、山橄榄根 5 钱、岗梅根 5 钱、黄金桂 5 钱、雷公根 5 钱、鸡肉 5 两。 **用法：** 水 8 碗煎 2 碗，去渣。加鸡肉，炖烂，分两次服。 一星期服 2～3 次，连服 1 个月。

食欲不振	**青草组成：** 猫尾射 1 两、小本山葡萄 1 两、蚶壳草 5 钱、小本牛乳埔 1 两、白橄榄根 1 两。 **用法：** 水 8 碗煎 2 碗。加猪瘦肉 4 两，炖烂，分两次服。
肋发育不良	**民间用方：** 猫尾射 2 两、小本辣椒头 2 两、茄冬叶 1 两、罗勒根 2 两。 **用法：** 水 8 碗煎 2 碗，加猪排骨，炖烂，分两次服。
胃病、胃痛	**青草组成：** 猫尾射 1 两、桂花根 1 两、白橄榄根 1 两、蚶壳草 1 两、牛乳埔 1 两、树梅根 1 两。 **用法：** 水 4 碗，酒 4 碗，煎 2 碗，加猪瘦肉 4 两，炖熟，分两次服。
发育不良	**青草组成：** 猫尾射 3 两、九层塔头 2 两、鸡香藤 1 两、龙葵根 1 两、鸡肉半斤。 **用法：** 水 8 碗，共炖熟服。

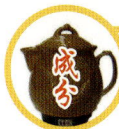

猫尾射含有黄酮苷。叶含有牡荆素、荭草素、葡萄糖苷等成分。

芹菜（平肝清胃，祛风利湿，降血压，解热）

科别：伞形科（Umbelliferae）

学名：*Apium graveolens* L.

英名：Celery

别名：蕲菜、旱芹、香芹、药芹、芹、董、白芹、洋芹菜、美国芹菜。

原 产 地：欧洲湿润地带、高加索、喜玛拉雅山东南区域，以及地中海沿岸的沼泽地带。

分　　布：主要为园圃栽培种植。

形态特征：一年生或两年生草本，株高 10 ~ 80 厘米，或偶尔有超过 1 米者。茎直立，中空有棱。根出叶丛生，单数羽状复叶，倒卵形至矩圆形，具长柄，小叶 3 裂，卵形至菱状披针形，长 2 ~ 5 厘米，宽 1 ~ 2 厘米，边缘有不整齐尖齿或圆锯齿；叶柄长 7 ~ 15 厘米基部成为鞘状。复伞形花序侧生或顶生，总花梗长 2 ~ 5 厘米，花白色，无总苞，花柱宿存，花瓣 5 片，雄蕊 5 枚。果椭圆形或近圆锥形，长 0.2 ~ 0.3 厘米，宽 0.2 厘米，果棱显著隆起。

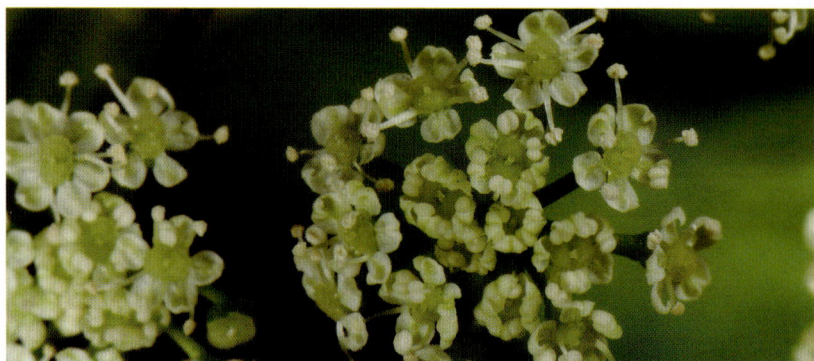

采 收 期：冬天至春天采全草（连根）。

药用部分：全草带根。

性味归经：味辛、甘、苦，性凉（甘凉）。芳香健胃剂。

功　　效：健脾下气、净血、调经、镇静、镇痉、利尿。芹菜
有降血压、祛风去湿、清胃中浊湿作用（芹菜叶比
梗为佳）。

主　　治：高血压、高血脂病、糖尿病、乳糜尿、梅核气、百
日咳、头痛、头胀痛、小便热涩痛、妇女赤白带、
月经不调。

！使用注意

旱芹与水芹功能相近，
但药用以旱芹较佳。

用　　量：1～3两。

用　　法：鲜用或晒干用。

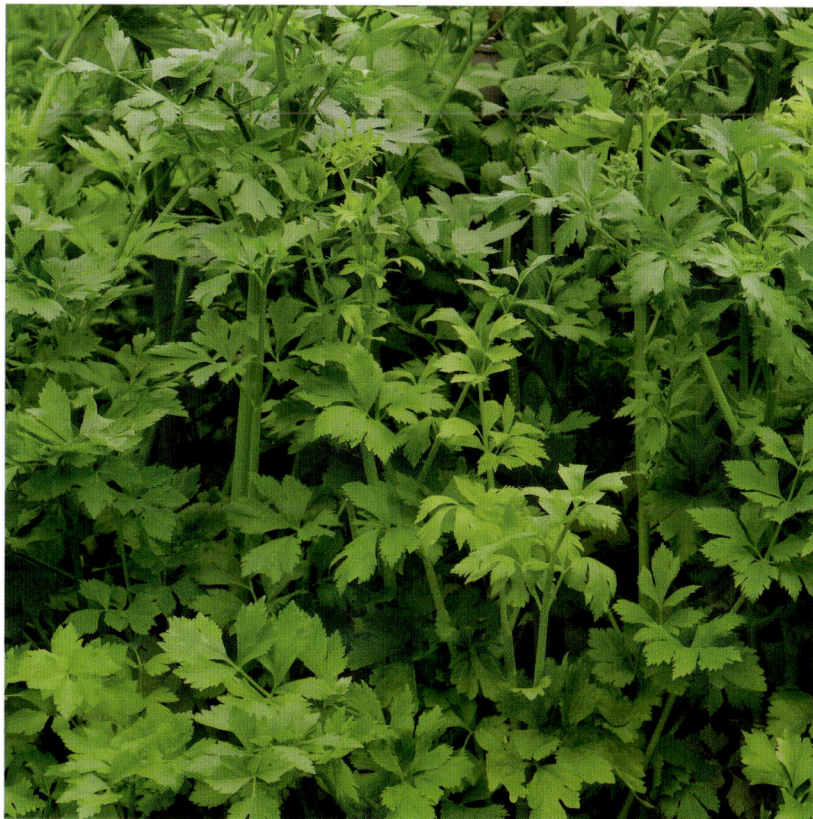

青草组成应用

高血压

简方：
芹菜根 2 两、苦瓜根 3 两（均为干品，若使用鲜芹菜，可用 1 斤）。

用法：
水 8 碗煎 3 碗，当茶饮。

糖尿病

简方：
鲜芹菜 5 两、番茄 2 粒（切碎）。

用法：
加冷开水适量共绞汁 300 毫升，过滤取汁服，1 日两次，连续服用。

百日咳

单方：鲜芹菜（全草）3 两、食盐少许。

用法：
将鲜芹菜切碎，捣烂，加入冷开水 100 毫升，绞汁，再加食盐少许，隔水蒸熟，早、晚饭后半小时各服 50 毫升。服 5 日。

高血脂症

简方：
鲜芹菜根 15 枝、红枣 10 粒。

用法：
加水煎，分两次服。服半个月为一个疗程。

综合活性维生素

适应症：
增强体力、消除疲劳、预防疾病、增加免疫力、除赘肉、脂肪、肥胖症等。

精力汤：
鲜芹菜 1 钱、鲜青椒 1 钱、黄瓜 1 钱、苦瓜 1 钱、青苹果 4 钱、冰块适量。

用法：
共打汁饮用。每天早上饮用 1 杯。

梅核气 （宜疏肝、 解郁、散 结）	**病因**：多由肝郁气滞痰凝，咽部痰气互结引起。
	症状： 患者自觉咽喉如有梅核堵塞，吞之不下，吐之不出。常兼见胸脘痞闷，气郁不畅，呃逆恶心。多见于癔病、慢性咽炎等病。
	草药方：鲜芹菜2斤、蜂蜜适量。
	用法：将鲜芹菜捣烂取汁，加入蜂蜜，用微火熬成膏，每天服1汤匙，开水冲服。
乳糜尿	**单方**：鲜芹菜茎和根15株。
	用法： 加水盖过芹菜茎根，煎成2碗，早、晚各服1碗。

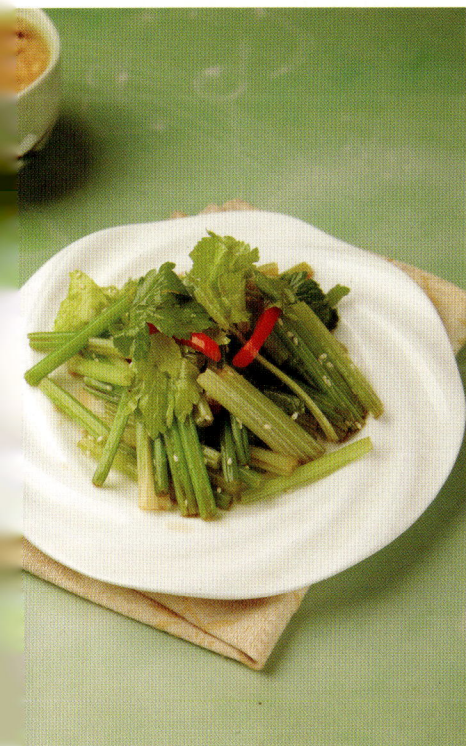

醋拌芹菜

◎ **原料** 芹菜梗4两，彩椒2钱，芹菜叶5钱，熟白芝麻少许

◎ **调料** 盐2克，白糖3克，陈醋15毫升，芝麻油10毫升

◎ **做法**

1.将彩椒切丝，芹菜切段，后汆水断生。2.将焯过水的食材倒入碗中，放入芹菜叶，搅拌匀。3.加入少许盐、白糖、陈醋、芝麻油。4.倒入白芝麻，搅拌均匀至食材入味。5.盛出拌好的菜肴，装入盘中即可。

明日叶（滋养强壮，改善体质，防老化）

科别：伞形科（Umbelliferae）

学名：*Angelica keiskei* Koidz.

英名：Herba angelicae keiskei

别名：海峰人参、珍立草、灵草、长寿草、咸草、明日草、八丈草、还阳草、天赐草。

原 产 地：日本的三浦两半岛、伊豆七岛、八丈导、和歌山以及房总等近海的山野间。

分　　布：适种于高海拔的低温地带。

形态特征：多年生的大草本，株高80～120厘米。茎、叶内含黄色液汁，茎直立，多分枝。基生叶丛生，具长柄，基部扩大抱茎，叶大形，为1～2回羽状3出复叶，浅裂或深裂，小羽叶卵形或广卵形，宽4～8厘米，先端尖，细锯齿缘，两面光滑无毛；茎上叶渐小。花期5～10月，复伞形花序，被短毛；无总苞，小苞片数枚，广线形；小花多数，乳黄色；花瓣5枚，内曲；雄蕊5枚。果期9～12月，离果长椭圆形，稍扁平。

采 收 期：全年可采叶，洗净，鲜用或晒干备用。

药用部分：根、茎、叶。

性味归经：味甘，性温；入肝、肾、脾、胃经。

功　　效：强肝健胃、清热利尿、预防高血压（绿色的胃肠药，主要成分为叶绿素）。

主　　治：高血压、低血压、动脉硬化、肝硬化、肝病、狭心症、心悸、胃癌、乳癌、糖尿病、胃肠病、感冒、蓄脓症、失眠、肺癌、风湿症、坐骨神经痛、妇女乳汁不足症、便秘、鼻炎、肾炎水肿。

用　　量：干品 3 ~ 5 钱，鲜品 1 ~ 3 两。

用　　法：水煎服；晒干研末服；绞汁或打汁作精力汤饮用。

! 使用注意

绞汁或打汁服用时，最好于 10 分钟内喝完。

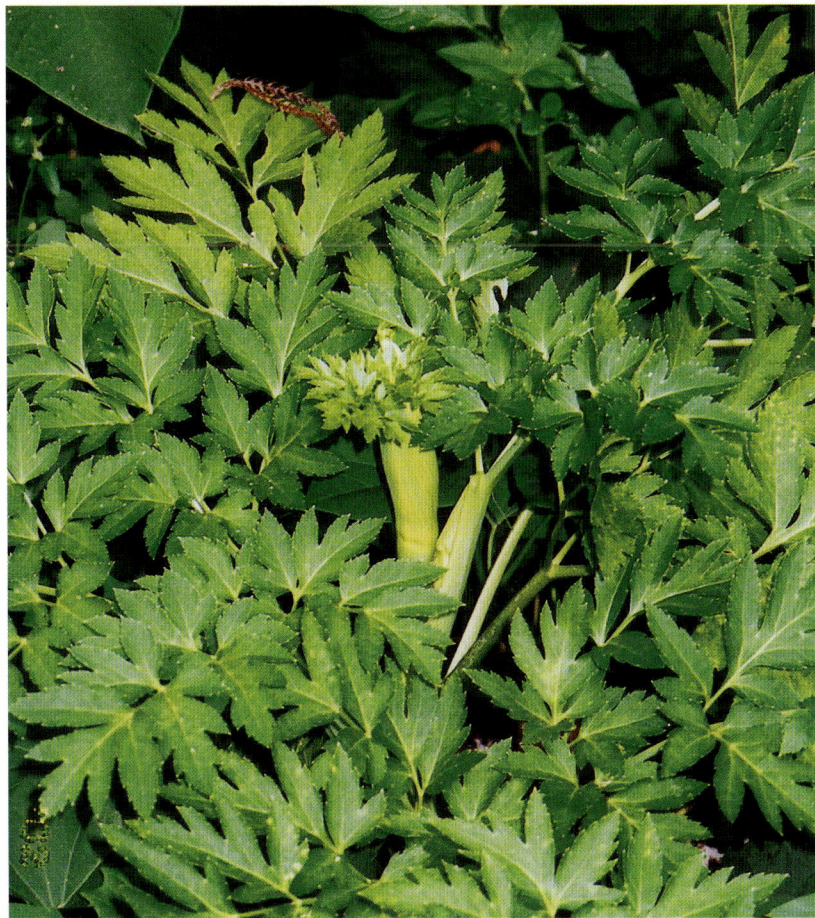

青草组成应用

狭心症	**青草组成：** 明日叶8钱、毛冬青叶5钱、鱼腥草1两半。 **用法：** 水5碗煎2碗，分两次服（鱼腥草后下煎一沸）。
高血压或 低血压改 善体质	**单方：** 明日叶4钱。 **用法：** 水煎两次服。
更年期症 （男女均可）	**单方：** 明日叶5钱～1两。 **用法：** 水煎两次服。
肝功能 异常	**简方：** 明日叶5钱、白鹤灵芝草1两、入地蜈蚣1两、 白花蛇舌草1两。 **用法：** 水煎两次服。或用干明日叶4克，冲泡开水代茶 喝。
胃痛 （精力汤）	**青草组成：** 明日叶3钱、康复力3钱、鱼腥草3钱、龙葵3钱。 **水果：** 苹果1两、番茄1两、木瓜1两。 **用法：** 将青草洗净，加入水果共同打汁（10分钟内喝 完）。

◎花序

◎果实

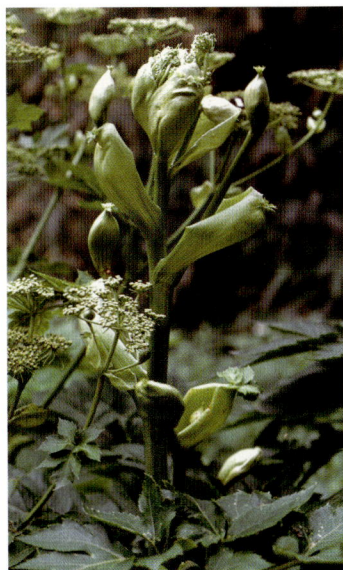

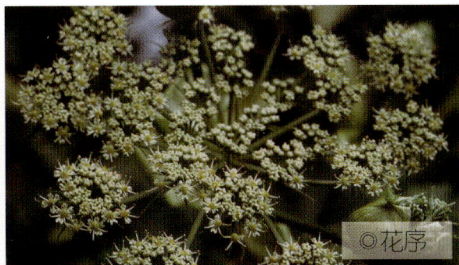

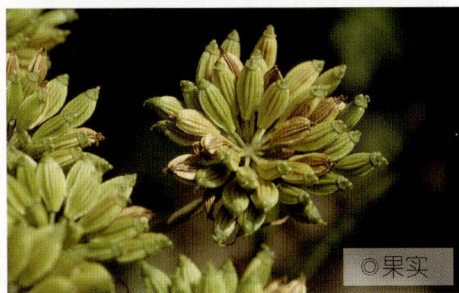

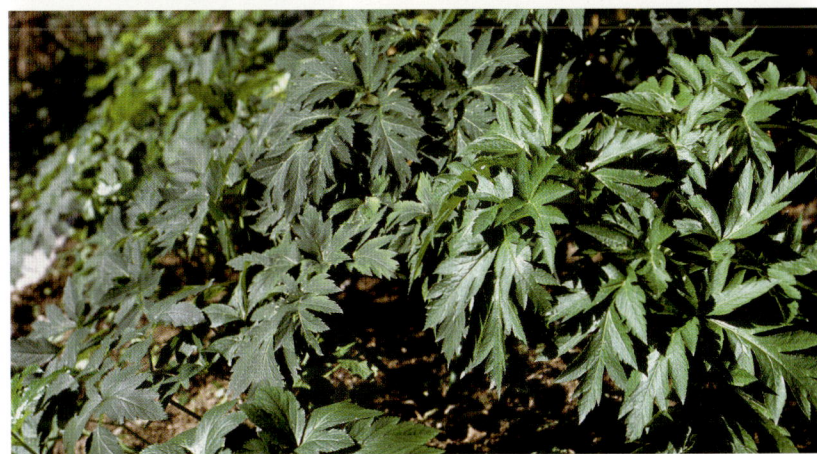

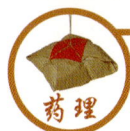

明日叶对于高血压、低血压、失眠症、更年期障碍、胃肠病、气喘、心悸、动脉硬化、消渴症、胃癌、狭心症、精力减退、增强体力、肝硬化、风湿病、坐骨神经痛、鼻蓄脓症、肩硬、便秘等，均有改善作用。

药理

宿醉、清血、精力汤	**青草：** 明日叶 1.6 钱、芦笋 1.6 钱、金针花 1 钱（去花药）。 **水果：** 凤梨 1 两、苹果 1 两、西瓜 1 两。 **用法：** 共打汁，作精力汤饮用。
胃癌（精力汤）	**青草组成：** 明日叶 1 钱、白花蛇舌草 1 钱、咸丰草 1 钱、半枝莲 1 钱、鱼腥草 1 钱、蒲公英 1 钱。 **用法：** 将上药洗净，加入自己喜爱的水果 2～3 种，共绞汁作精力汤服用，或煎水服（10 分钟内喝完）。
狭心症	**单方：** 明日叶 8 钱（洗净，晒干备用）、川七 3 钱、丹参 3 钱。 **用法：** 将干明日叶研成细末，每次服 2 钱，一日三次。
肝病（精力汤）	**青草组成：** 鲜明日叶 2 钱、鲜白凤菜 2 钱、鲜咸丰草 2 钱。 **水果：** 苹果 1 两、李子 1 两、柳丁 1 两。 **用法：** 将鲜草洗净，加入水果共同打汁（10 分钟内喝完）。

消渴症、胃疾、肾炎水肿	**单方：** 明日叶 6 钱。 **用法：** 水煎两次，分两次服。
心脏病	**青草组成：** 明日叶 5 钱、白鹤灵芝 1 两、毛冬青 5 钱、丹参 4 钱、鱼腥草 8 钱（后下煎一沸即可）、姜黄 5 钱。 **用法：** 水 6 碗煎 2 碗，早、晚各服 1 碗。
血浊、高血压（精力汤）	**青草组成：** 明日叶 2 钱、桑叶 2 钱、鱼腥草 2 钱、豨莶草 2 钱（全部用鲜品）。 **水果：** 凤梨 1 两、柳丁 1 两、番茄 1 两。 **用法：** 青草与水果，用清水洗净，共打汁饮用。
改善和预防文明症状	**症状：** 高血压、低血压、动脉硬化、糖尿、中风、肿瘤等症。 **精力汤：** 鲜明日叶 3 钱、凤梨 1/4 个、蜂蜜适量。 **用法：** 加入适量冰开水，共打汁饮用。

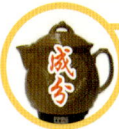

明日叶含有锗、胆碱、叶绿素、生物素、烟碱酸、泛酸、叶酸、胡萝卜素、钙质，维生素 B_1、B_2、B_6、B_{12} 以及矿物质等对人体有益的成分。

玫瑰花 （行气和血，疏肝解郁，和气止痛）

科　　别：蔷薇科（Rosaceae）

学名：*Rosa rugosa* Thunb.（原生种）*Rosa* hybrida（杂交种）

英名：Rose

别名：刺玫瑰、刺玫花、玫瑰、梅桂、徘徊花、蔷薇、庚甲花、杂交玫瑰、洋玫瑰。

原 产 地：中国大陆、日本、韩国。

分　　布：广泛被栽植为庭栽、盆景，亦有大量栽培作为切花用。

形态特征：落叶或常绿灌木，株高约 2 米。茎丛生，分枝多，直立、蔓性或匍匐性，表皮通常有刺。叶为奇数羽状复叶，互生，小叶 5 ~ 9 枚，椭圆形或卵状椭圆形，长 2 ~ 5 厘米，先端尖，边缘有细锯齿；叶柄有绒毛、刺毛和皮刺。一年四季都能开花，盛花期为 5 ~ 8 月；花单生或 3 ~ 5 朵丛生茎顶，具浓烈香气；花梗短，具萼片 5 枚，披针形；花瓣 5 枚或重瓣，花色变化多端，有白色、黄色、杏色、橘红、粉红、深粉红、红色、黑红、紫红、赤褐色等色系，或单色或缟斑。雄蕊多数，着生于花托边缘的花盘上；雌蕊亦多数，包于花托内。果期 6 ~ 9 月，花谢后花托变得肥大，熟时砖红色，直径 2 ~ 2.5 厘米，内藏扁球形小瘦果。

采 收 期：春 ~ 夏季开花时，采摘即将绽放的花蕾。阴干或用文火烘干。

药用部分：花（花蕾）。

性味归经：味甘、微苦，性温；入肝、脾经。

功　　效：疏肝理气解郁。

主　　治：月经不调、损伤瘀痛、肝胃不和、胸闷胁胀痛、胃
　　　　　脘痛、嗳气则舒、纳呆不进食、肝郁吐血、咳嗽咯
　　　　　血、慢性胆囊炎、胃神经痛、神经性头痛。根：治
　　　　　月经量多。

用　　量：1～3钱。

用　　法：水煎服。

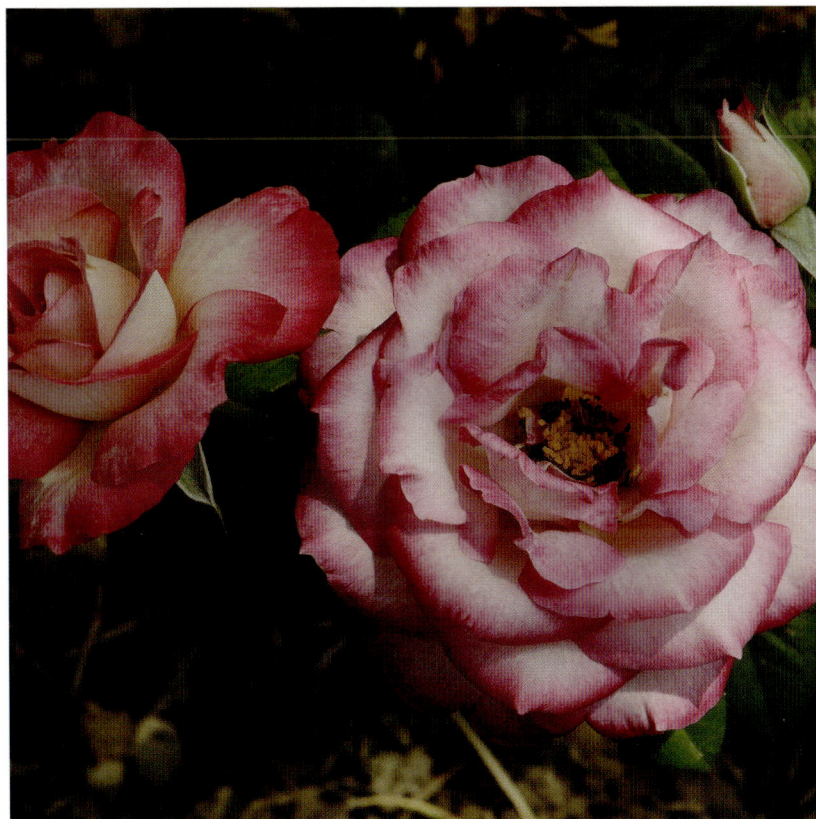

青草组成应用

慢性胆囊炎	**简方：** 玫瑰花 3 钱、蚊仔烟草 5 钱、鲜马蹄金 5 钱。 **用法：** 水 3 碗煎 1 碗，渣水 2 碗煎 8 分，两次煎汤混合，分两次服。
咳嗽咳血	**简方：** 鲜玫瑰花 3 钱、冰糖 5 钱。 **用法：** 水 2 碗炖 1 碗服。
声哑	**简方：** 玫瑰花瓣 8 片。 **用法：** 将玫瑰花放入茶杯内，冲泡沸开水，当茶饮。
月经量多症	**简方：** 玫瑰花根 5 钱、水莌根 5 钱、猪瘦肉 11 两。 **用法：** 将两药方与猪瘦肉共炖服。

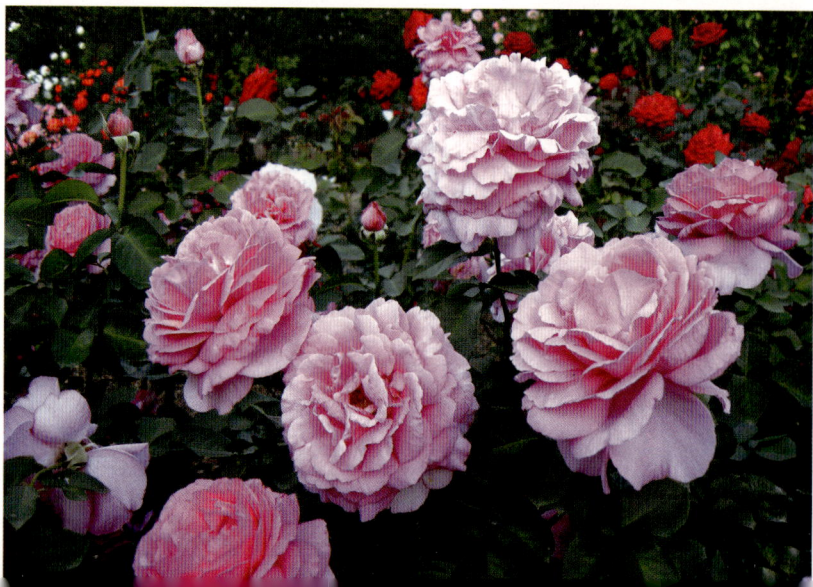

肝阳时升、肝虚风动引起头痛（神经性头痛）	**简方：** 玫瑰花2钱、蚕豆花3钱。 （蚕豆花：味甘、涩，性平。） **用法：** 将两味花放入茶杯内，滚开水冲泡，当茶饮。
妇女经前乳房胀痛、月经不调	**青草组成：** 玫瑰花3钱、泽兰5钱、白花益母草5钱、鲜橘叶10叶、月季花3钱（又名春仔花）。 **用法：** 水3碗煎1碗，渣以2碗半水煎8分，在月经前一星期煎水服。服用1星期（月季花和玫瑰花后下煎，不宜久煎）。

玫瑰花黑枣饮

◎ **原料** 黑枣5克，玫瑰花5克，玳玳花5克

◎ **调料** 盐、鸡粉各1克

◎ **做法**

1.取一个杯子，放入黑枣。2.再倒入备好的玫瑰花、玳玳花。3.加入少许开水。4.盖上杯盖，待用。5.蒸锅上火烧开，放入茶杯。6.盖上锅盖，用大火蒸20分钟。7.关火后揭开锅盖，取出茶杯即可。

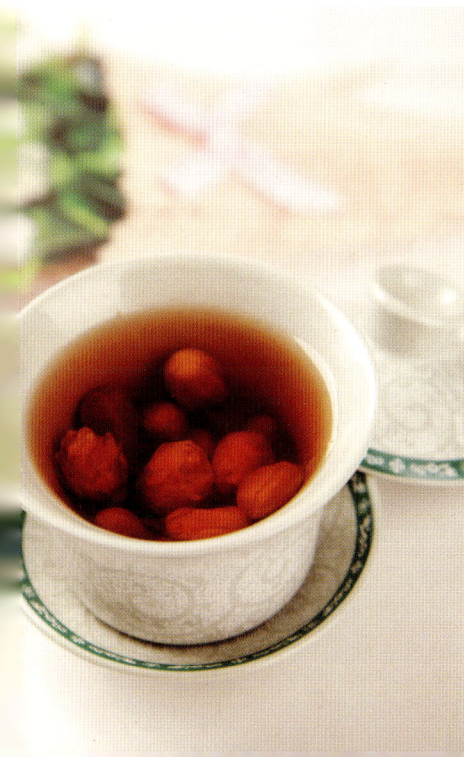

苎麻（祛风散瘀，清热利尿，凉血止血）

科别：荨麻科（Urticaceae）

学名：*Boehmeria nivea*（L.）Gaudin.

英名：Ramie，Nuke

别名：真麻、野苎麻、天青地白草、上青下白、山茶仔、山麻、家麻、家苎麻、川绵葱、银苎、天铭精、野麻、圆麻、线麻、山麻、白苎麻、红苎麻、青麻、绿麻、苎仔、白麻、苴、白头麻。

原 产 地：中国大陆中南部和西南部地区。

分　　布：中国南部各省份低海拔山区、平野、道路两旁等开阔地以及山沟灌丛中，常见其自生。

形态特征：多年生草本或常绿亚灌木，株高1～2米。茎直立，为灰绿色，表面密被柔毛，分枝。单叶互生，具托叶，披针形，早落；叶有柄，长3～8厘米；叶形和大小多变化，厚质，卵圆形或圆形，锐尖头，钝锯齿缘，长7.5～15厘米，宽7～14厘米，叶面翠绿粗糙，叶背灰白色，密生绒毛。春末至秋季开花，花单性，雌雄同株异花，小花数朵簇生成球状，排成圆锥花序，腋出；雄花序多生于雌花序下方，黄白色，花被4片，雄蕊4枚，具退化雌蕊；雌花簇生成球形，淡绿色。夏、秋季为果期，瘦果细小，扁卵形，聚成小球状，被有细毛，被宿存的花被片完全包裹住直到成熟。

采 收 期：四季可采根。洗净，切片，晒干备用。花盛开期采花，洗净，晒干备用。

药用部分：根皮、叶、花。

性味归经：味甘、性凉，微寒；入心、肝、脾、肾、膀胱经。

功　　效：根：清热解毒、止血、散瘀、安胎。皮：清热利尿、止血、散瘀、消渴。叶：凉血止血、散瘀。花：清心健胃，散瘀血。

主　　治：根：口渴、牙痛、吐血、尿血、糖尿病、小便白浊、滑精、癃闭、尿道炎、跌打伤、脱肛、肛门肿痛、妇女赤白带、崩漏、胎动不安、蛇伤、疯狗咬伤、疝气、痈肿。皮：烦渴、心烦、血淋、创伤、痈肿、小便不利。叶：诸血症、子宫炎、妇女赤白带、跌打瘀血、乳痈。花：发热、麻疹。

用　　量：干根3钱～1两。大剂量1～4两。

用　　法：水煎服；捣烂外敷。

！使用注意

本品含有咖啡鞣酸，胃弱泄泻以及诸病不因血热者勿用。

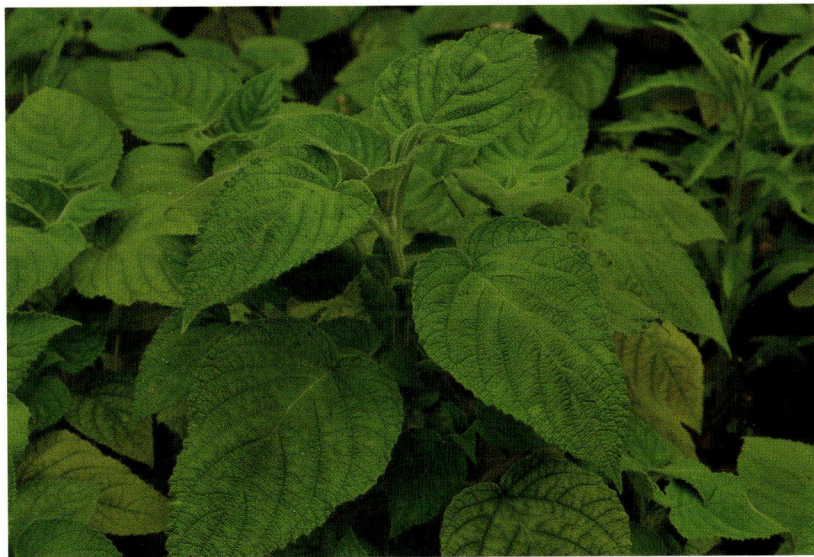

青草组成应用

关节扭伤

简方：鲜苎麻根 2 两、鲜韭菜根 1 两、鲜山栀子 5 钱。

用法：共捣烂，外敷伤处。每日换药一次。

跌打伤

简方：苎麻根 1 两（切片用）。

用法：水碗半，酒碗半，煎 1 碗服用。并用鲜苎麻叶捣烂，外敷伤处。

小便不畅、尿血

青草组成：

苎麻根 5 钱、鲜白茅根 1 两、小蓟 5 钱、车前草 5 钱、生蒲黄 4 钱。

用法：水 5 碗煎 2 碗，当茶服。

尿血多症

青草组成：

苎麻根 5 钱、白茅根 1 两、生蒲黄 3 钱、车前草 5 钱、小蓟 5 钱、炒山栀 4 钱、侧柏叶 3 钱、仙鹤草 3 钱。

用法：水 5 碗煎 2 碗，分两次服。

胎动不安（胎热不安）

简方：

鲜苎麻根 2 两、鲜竹茹 5 钱、南瓜蒂头 2 个。

用法：水 5 碗煎 1 碗服用。

阴性肿毒（无热象的炎症、脓疡）

简方：

鲜苎麻根 1 两、鲜山栀子 5 钱、蟾蜍 1 只。

用法：共捣烂，调少许米酒，外敷肿毒处。每日换药一次。

内痔、大便下血(血在粪前、鲜红色者)

简方：苎麻根 4 两（洗净。或苎麻根 2 两、猪瘦肉 2 两，共炖之）。

用法：水煎服。

肾炎水肿、小便不利	简方： 苎麻根1两、车前草5钱、白茅根5钱、木通3钱、萹蓄3钱。 用法：水5碗煎2碗，分两次服。
疮疡肿毒或虫、蛇咬伤	简方：鲜苎麻嫩茎叶或鲜根1两。 用法：捣烂，外敷伤处。干即换药。
妇女习惯性流产	简方：苎麻根1两、山药5钱、莲子5钱。 用法：水5碗，共炖烂，分两次服。
咳血、尿血	简方：苎麻根2两、白茅根2两。 用法：水6碗煎2碗，分两次服。
创伤出血，虫、蛇咬伤	简方：鲜苎麻叶适量。 用法：捣烂，外敷患处。
痈肿疮毒	外用：鲜苎麻根1两。 用法：捣烂，外敷患处。
先兆流产、胎动不安	简方： 苎麻根2钱、鲜薜荔叶1两、荷叶蒂7个。 用法：水煎去药渣，加鸡蛋3个，共煮服。
急性肝炎	简方：鲜苎麻叶半斤、鸡肉半斤。 用法：共炖服。

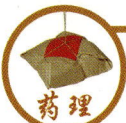

药理

(1)苎麻根能通利水道、清热凉血。用于湿热下注、小便不利、尿短赤、血热引起的尿血等症。

(2)能凉血止血、安胎，用于胎漏、下血等症。

(3)能消肿解毒，用于热毒疮疡等症。

苦蘵 （清热解毒，利尿消肿，行气止痛）

科别：茄科（Solanaceae）

学名：*Physalis angulata* L.

英名：Cut-leaf ground berry，Annual ground berry，Lance-leaf ground berry，Sennarihozuki

别名：炮仔草、灯笼草、博仔草、酸浆、蘵、蘵草、小苦耽、苦蘵草、灯笼果、天泡草、灯笼泡草、灯笼酸酱、登郎草、蝶仔草、挂金灯、疗人仔草、鬼灯笼、锦灯龙、皮弁草、天泡草、洛神珠、白厚朴。

原 产 地：热带美洲。

分　　布：低海拔的山野、村旁、田园以及荒废地间。除宁夏、青海、新疆、西藏，其他省份均有分布。

形态特征：一年生草本，株高 30 ～ 80 厘米，茎分枝斜向或直立，全株被毛或近无毛，茎有绿、紫两品种，有棱。叶互生，叶片为广卵形或长圆形，长 3 ～ 8 厘米，宽 2 ～ 6 厘米，基部斜圆形，先端短尖或渐尖，全缘或不规则浅裂，叶柄长 2 ～ 5 厘米。花单生于叶腋，梗长 4 ～ 5 厘米，开淡黄色花；萼钟形，具 5 裂片，外表有毛；花冠阔钟状，长约 0.8 厘米，先端五角形，淡黄色，内侧有紫色斑点；雄蕊 5 枚，花药通常为紫色；花谢后宿萼增大，有时可达 3 厘米，具 5 棱。花果期夏、秋间，浆果球形，淡绿色，内含多数种子，径约 0.8 厘米，光滑，被膨大的宿存萼片所包被。

采 收 期：夏、秋季采集。洗净，切段，晒干备用。

药用部分：全草。

性味归经：味苦，性凉微寒。果：味酸，性平（凉）；入肺、大小肠经。

功　　效：全草：祛风、消炎、散结消肿、祛痰止咳、行血、调经。根：有收敛子宫作用。

主　　治：感冒发热、咽喉肿痛、肺热咳嗽、急性支气管炎、水肿、月经痛、子宫炎、疔疮、毒蛇咬伤、卵巢炎、输卵管炎、湿热黄疸、热淋、流行性腮腺炎。

用　　量：5钱~2两。

用　　法：水煎服。

！ 使用注意

孕妇、产妇不可用，凡未成熟的浆果勿吃。本品含浆果红素，脾虚泄泻以及痰湿者忌用。

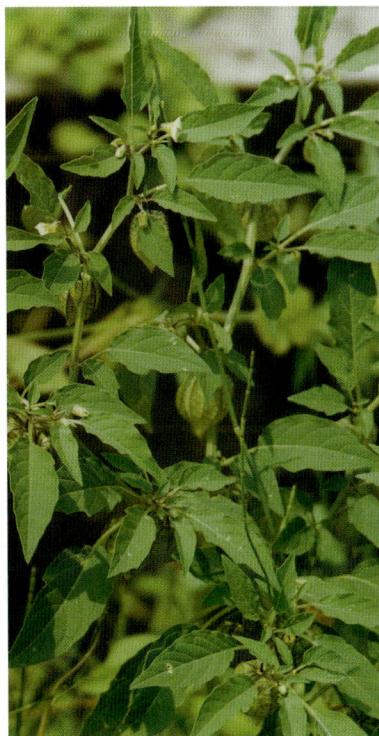

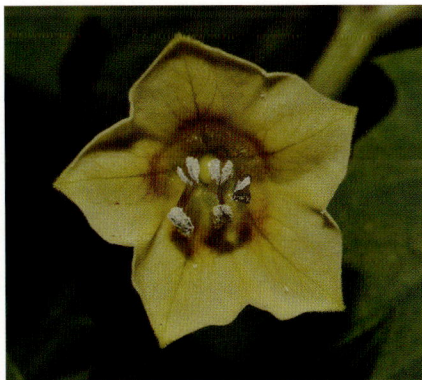

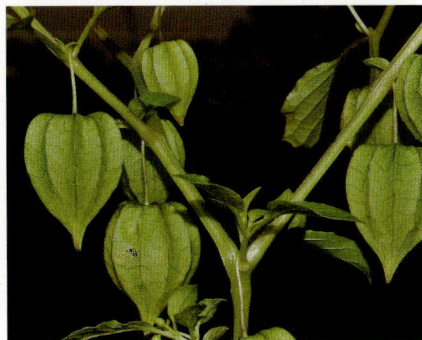

青草组成应用

流行性腮腺炎	**青草组成：** 鲜苦蘵 2 两半、金银花 5 钱、鸭公青 1 两、海金沙藤 1 两、冰糖 1 两。 **用法：** 水 8 碗煎 3 碗，去药渣。加冰糖煮溶化后，分三次服。
扁桃腺起白点（白喉）	**青草组成：** 鲜苦蘵 5 钱、鲜掇鼻草 5 钱、凤尾草 1 两、凤尾莲 5 钱。 **用法：** 水 5 碗煎 2 碗，分两次服。
睾丸炎	**简方：** 苦蘵 1 两、荔枝核 10 枚（盐水炒）。 **用法：** 水煎两次服。
妇女尿道炎	**青草组成：** 苦蘵 1 两、金丝草 1 两、珍冬毛 5 钱、白刺杏 5 钱、白花草 5 钱、侧柏叶 3 钱。 **用法：** 水 7 碗煎 3 碗，去药渣。加黑糖炖溶化后，分三次服。
天疱疮（皮肤水泡）	**简方：** 鲜苦蘵 2 两。 **用法：** 加水煮浓汁外洗患处，并以果实捣烂外敷（或捣汁涂抹天疱疮；或晒干研细末，以麻油调敷）。
手指头发炎	**简方：** 鲜苦蘵果实 1 两。 **用法：** 捣烂，外敷手指头发炎处。
坠茄	**简方：** 苦蘵根 2 两（洗净切碎）、猪腰子 1 个。 **用法：** 合用炒麻油后，加水 2 碗，酒 2 碗，炖熟，早、晚各服一次。

| 湿疮肿毒 | 简方：鲜苦蘵 2 两。 |
| | 用法：
水煎浓汁，外洗患处，或捣敷患处。 |

| 咽喉肿痛 | 青草组成：
苦蘵 1 两、白马蜈蚣草 1 两、一枝香 5 钱、蔡鼻草头 5 钱、黄连蕉头 5 钱、兔儿菜 5 钱、酢浆草 5 钱、两面针 3 钱、山豆根 2 钱、射干 2 钱。
用法：水 8 碗煎 3 碗，分三次服。 |

| 中耳炎 | 简方：鲜苦蘵适量，加冰片少许。 |
| | 用法：
鲜苦蘵榨汁，加冰片，滴耳 1～2 滴。 |

| 血浊、胆固醇高 | 青草组成：苦蘵 1 两、赐米草 1 两半、菜瓜根 1 两、山楂 3 钱、牛筋草 1 两、香菇 5 钱、枸杞根 5 钱。
用法：水 8 碗煎 3 碗，分三次服。 |

| 疔疮肿毒 | 单方：鲜苦蘵 2 两（洗净）。 |
| | 用法：捣烂外敷患处，并以水煎服。 |

| 血尿 | 青草组成：
苦蘵 1 两、车前草 1 两、鲜白茅根 2 两、小蓟 1 两。
用法：水 8 碗煎 3 碗，分三次服。 |

| 百日咳 | 单方：苦蘵 3 钱、鸡胆 3 个。 |
| | 用法：
加水炖服，分三次服，饮汤吃鸡胆。 |

茄子（清热利湿，祛风止咳，通络散血，消肿止痛）

科别：茄科（Solanaceae）
学名：*Solanum melongena* L.
英名：Egg plant
别名：紫茄、红茄、红皮菜、长茄、洛苏、茄仔、矮瓜。

原 产 地：印度、阿拉伯。

分　　布：全国各地都有栽植，当蔬菜。

形态特征：一或二年生草本至矮灌木状，株高60～100厘米。主根木质化，长圆锥形，白黄色，须根多数。幼枝，叶、花梗以及花萼均被星状绒毛。茎直立，绿色或紫黑色，无刺或有疏齿。单叶互生，卵状椭圆形，边缘呈波状浅裂，长8～18厘米，宽5～11厘米。聚伞花序侧生，有数朵花，花萼钟状，花冠辐状，紫蓝色，花径2.5～3厘米；雄蕊5枚，着生于花冠筒喉部。浆果较大，灯泡形或圆柱状，紫色或白色，因品种而异，萼宿存，并随果长大而膨大，果肉为白色，褐色种子散布于果肉中。

采 收 期：夏、秋季采果。秋季全株枯萎时采根。

药用部分：全株。洗净，切片，晒干备用。果实可供食用。

性味归经：味甘，性凉。根：甘，微苦，平；入脾、胃、大、小肠经。

功　　效：根：清热利湿、祛风通络、止痛、止血、祛风止咳。叶：散血消肿、解毒、止痛。果：清热、活血、凉血、散瘀消肿。

主　　治：根：慢性支气管炎、风湿性关节炎、尿血、便血、
　　　　　　冻疮、久痢、手脚麻木、龋齿痛、痔疮肿痛。
　　　　　叶（外用）：痈疮疖肿、乳癌溃烂、乳头裂、皮肤溃疡。

用　　量：茄根5钱～1两。

用　　法：水煎服。外用：鲜白茄或叶捣烂外敷。

！使用注意

民间认为多食茄子会引起眼蒙。茄子性寒滑，肠滑腹泻者慎服。茄子未完全熟时，食之最好。

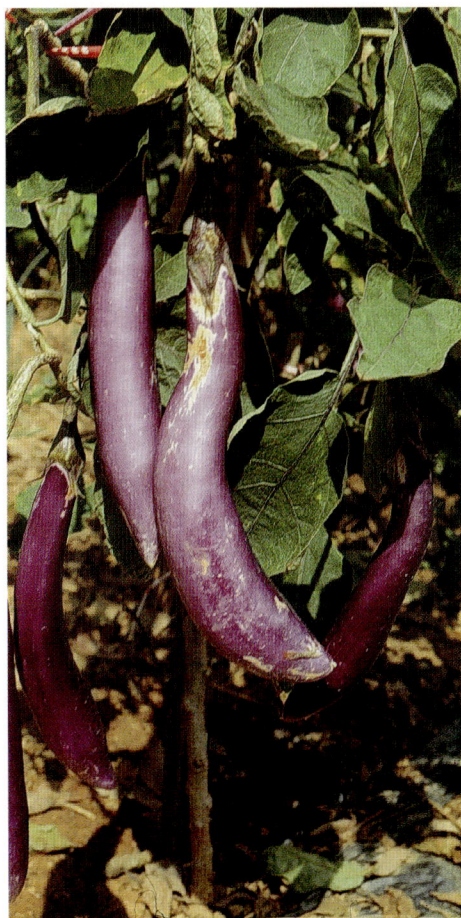

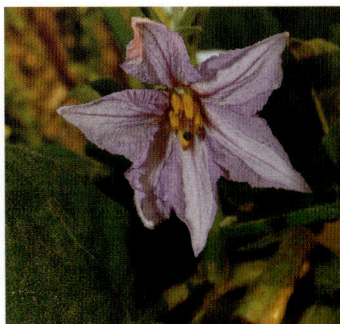

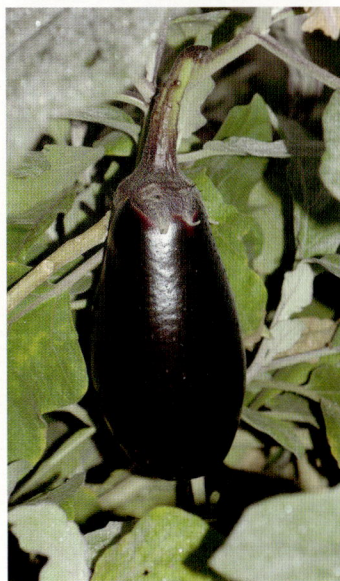

青草组成应用

| 风湿性关节炎 | 简方：白茄根（或紫茄根）3 两、米酒 1 瓶。 |
| | 用法：将茄根（洗净），切碎，晒干，置玻璃瓶内，浸泡米酒一星期。早、晚各服 15 毫升。（亦可用根 1 两，水煎服）。 |

| 慢性支气管炎 | 简方：紫茄根 2 两、白紫苏 5 钱、胡枝子 8 钱、矮地茶 8 钱（后三味药不用亦可）。 |
| | 用法：水 6 碗煎 1 碗，第三次水 5 碗煎 8 分，两次煎汤混合，早、晚各服一次。 |

| 风湿性关节炎、类风湿性关节炎 | 简方：
白茄根 1 两半、豨莶草 5 钱、威灵仙 3 钱。 |
| | 用法：
水 4 碗煎 1 碗，第二次水 3 碗半煎 8 分，两次煎汤混合，分两次服。 |

| 阴挺（阴下脱） | 简方：白茄根 2 两、麻油适量。 |
| | 用法：白茄根（用清水洗净），晒干，烧成灰，调麻油涂之。 |

| 冻疮未溃 | 简方：白茄根 3 两、辣椒头 2 两。 |
| | 用法：水 8 碗，煎浓汁，外洗患处。 |

| 肝炎 | 简方：白茄子根 1 两、钩藤 5 钱、决明子 5 钱、含羞草 5 钱、万点金 5 钱、蜂蜜适量。 |
| | 用法：加水淹过药材，煎剩 2 碗，加蜂蜜调匀，分两次服。 |

| 肺虚咳嗽 | 简方：白茄子 1 两半～3 两、蜂蜜 8 钱。 |
| | 用法：水 5 碗煎 2 碗，去渣。加蜂蜜调服，分两次服。 |

痛风、骨节发炎	简方：紫茄根头 2 两、紫茎牛膝根 3 两。
	用法：水 5 碗煎 2 碗，早、晚各服 1 碗。

跌打损伤	简方：老黄茄大者（切厚片，焙干研末）、米酒适量。
	用法：每次服 3 克，以温酒调服。

久痢	简方：茄根（炒炭）3 钱、白石榴皮 3 钱、黑糖 5 钱。
	用法：先将两药晒干，研细末，加入黑糖，以开水冲服。

乳房肿痛	简方：茄蒂 3 钱、杏仁粉、食用醋少许。
	用法：先将茄蒂焙干，研细末，与杏仁粉合用调匀，再加少许醋调涂患处。

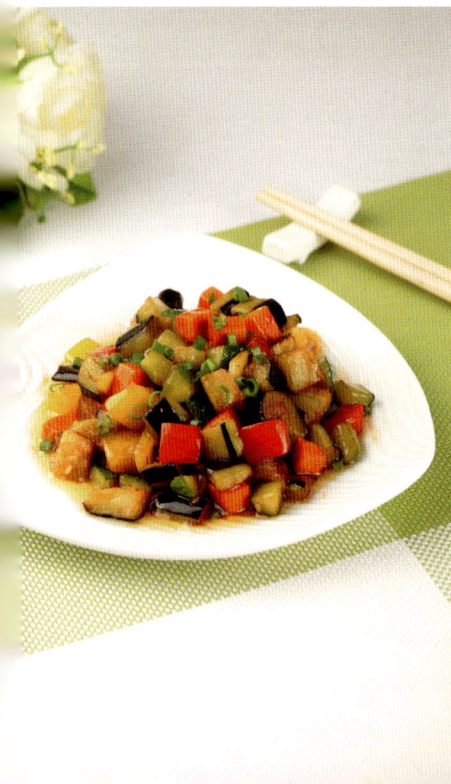

彩椒茄子

◎ **原料** 彩椒 80 克，胡萝卜 70 克，黄瓜 80 克，茄子 270 克，姜片、蒜末、葱段、葱花各少许

◎ **调料** 盐、鸡粉各 2 克，生抽 4 毫升，蚝油 7 克，水淀粉 5 毫升，食用油适量

◎ **做法**

1.茄子、胡萝卜、黄瓜、彩椒切丁。
2.茄子丁炸至微黄。3. 锅底留油，放入姜片、蒜末、葱段爆香；加胡萝卜、黄瓜、彩椒翻炒，加盐、鸡粉调味。4.放入炸好的茄子、生抽、蚝油、水淀粉炒匀后盛出即可。

胡荽 （发表透疹，健胃消食）

科别：伞形科（Umbelliferae）
学名：*Coriandrum sativum* L.
英名：Coriander
别名：芫荽、香菜、香叶菜、香荽、胡菜、蒝荽、延荽、松须菜。

原 产 地：东欧。

分　　布：全国各地均有栽培，多作为蔬菜食用。

形态特征：一年生或二年生草本，株高 30～100 厘米。根细长，有多数侧根，具强烈香气。茎直立，中空，上部多分枝，具细纵纹。根生叶具长柄，基部抱茎，1～2 回羽状分裂，裂片广卵形，具不整状裂缘；茎生叶互生，柄渐短，2～3 回羽状全裂，小叶线形，全缘。复伞形花序顶生或与叶对生，花小，白色或淡红色，萼先端 5 齿缘，花瓣 5 枚，倒卵形，在小伞形花序外围具辐射瓣；雄蕊 5 枚与花瓣互生，花丝先端弯曲；雌蕊 1 枚，花柱细长，柱头头状 2 歧。双悬果近球形，光滑或有纵棱，未熟果青绿色，熟果黄褐色，径约 0.5 厘米；内有种子 2～3 颗，近半球形。

采 收 期：春、夏采全草，夏采种子（果实）。洗净，晒干备用。

药用部分：全草、果实。

性味归经：味辛，性微温（辛，温）。

　　　　　种子：味辛酸，性平；入肺、脾、胃经。

功　　效：凉血、助消化、解毒、祛风。

主　治：全草：麻疹不透、感冒无汗、食欲不振、消化不良、小儿赤游丹。

种子：腹胸满闷、脱肛、野菌中毒、胃寒胀痛。

用　量：内服2～5钱；煎水外洗用1～2两。

用　法：水煎服；捣烂外敷；煎汤薰洗。

！ 使用注意

本品不宜久煎，气虚者不可多食。口臭、狐臭、目疾者慎用。痧疹已透，或虽未透出而热毒壅滞，非风寒外束者忌服。

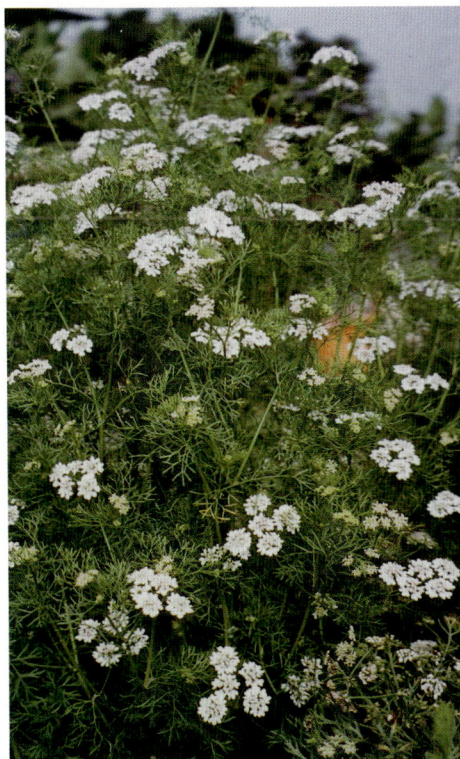

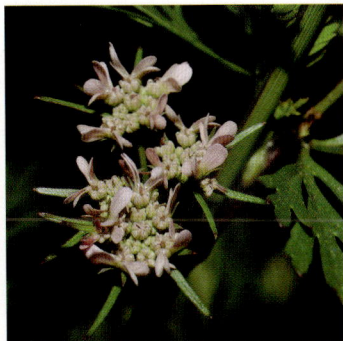

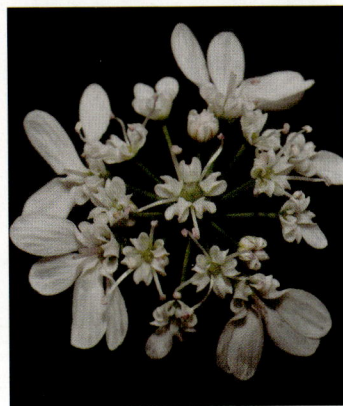

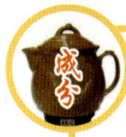

胡荽全草与果实含有恶臭的癸醛。果实含挥发油、脂肪油、维生素C，其主要脂肪酸为岩芹酸。

青草组成应用

食欲不振、消化不良	**简方：** 胡荽2钱、生姜3片、陈皮3钱、鸡内金1钱。 **用法：**水2碗半煎1碗，药渣用水2碗煎8分， 两次煎汤混合，早、晚各服一次。
食欲不振（有健胃消食的功效）	**单方：**鲜胡荽嫩苗1两。 **用法：** 放入沸菜汤中煮5分钟，当菜吃。
腹胸满闷	**简方：**胡荽种子1两。 **用法：**烘干，研细末，每次服1钱，陈皮煎汤送服。
脱肛	**单方：**胡荽种子1两、米醋少许。 **用法：** 将胡荽种子研碎，加醋炒热，乘热熨患脱肛处。
麻疹不出或出而不畅	**青草组成：** 胡荽2钱、一枝黄花3钱、葛根3钱、桑叶1钱半。 **用法：**水3碗煎1碗，第二次煎，水2碗煎8分， 两次煎汤混合，分三次服。服用两天。
小儿赤游丹（宜清热解毒、凉血化瘀）	**病状：** 因患部皮肤红如涂丹，热如火灼故名。以其皮肤色赤，发无定处者名赤游丹（即丹毒）。 **单方：**鲜胡荽1两（洗净）。 **用法：**捣烂取汁，涂患处。 **治法：**发于头部名抱头火丹：服普济消毒饮。 发于小腿者名流火：服龙胆泻肝汤加减。 赤游丹：服兰叶散。外治：用复方黄连膏。

野菌中毒	**单方：** 胡荽种子 1 两。 **用法：** 水 3 碗煎 1 碗，毒轻者少服，毒重者多服。
麻疹透发不畅	**简方：** 胡荽 3 钱、薄荷 1 钱、蝉蜕 1 钱。 **用法：** 水 2 碗煎 8 分，第二次水 1 碗半煎 6 分，两次煎汤混合，分两次服。 **外用方：** 鲜胡荽 1 两半，捣烂揉搓前胸及背部（或用干胡荽 1 两，煎水去渣，加米酒少许薰洗）。
麻疹出疹不透	**青草组成：** 胡荽 1 钱半、牛蒡子 2 钱、金银花 1 钱、蝉蜕 5 分。 **用法：** 水 4 碗煎 8 分，第二次煎，用水 3 碗煎 6 分，两次煎汤混合，分两次服。
小儿麻疹初起（透疹清热）	**青草组成：** 胡荽 2 钱、胡萝卜 5 钱、马薯（荸荠）5 钱。 **用法：** 三味共煮汤饮服。若疹透不快者，可用芫荽 1～2 两加入水酒煎汤，乘温洗抹身体，抹后勿吹风。
外感无汗者	**青草组成：** 鲜胡荽 8 钱、鲜葱白 2.4 钱、生姜片 3 钱。 **用法：** 水 4 碗煎 1 碗，渣以水 3 碗煎 8 分，两次煎汤混合，早、晚饭后半小时各服一次（汗出拭干，勿吹风受凉）。
透麻疹	**单方：** 鲜胡荽 1～2 两。 **用法：** 煎汤，薰洗身体。

秋葵 （根：清热解毒，排脓消炎）

科别： 锦葵科（Malvaceae）

学名： *Abelmoschus esculentus*（L.）Moench.

英名： Okra

别名： 食用秋葵、黄秋葵、黄蜀葵、胃豆、肾豆、角豆、毛茄、阿苹田、倭克拉、欧克拉、美人指、食香槿。

原 产 地： 非洲东北部阿比西尼、埃及以及加勒比海一带或热带亚洲，埃及早在 2 千年前就有栽培纪录。

分　　布： 秋葵喜肥沃、深厚和排水良好的黏质土壤或钙质土。我国河北、山东、江苏、浙江等地均有种植。

形态特征： 一年生草本植物，植株直立，高约 1 米多。全株被有绒毛，茎部木质化，自基部节位生侧枝数条。叶互生，掌状 3～5 裂或浅裂。另有圆叶种，叶型圆阔如蓖麻叶。花腋生，通常每节着生一花，花为完全花，花瓣黄色，基部暗紫色，花开仅有数小时，当天午后即萎谢，花谢后 3～4 天左右便可采收嫩果。果实为蒴果，长 10 余厘米，细长似羊角或辣椒，果皮薄革质，先端尖细，果色从淡绿至深绿色，亦有紫红色者；果形可分长果形或短果形，5 角至多角，也有呈圆形者。果实含有特殊黏滑物质，更具有特殊香气或风味。果实老熟后呈黑色，木质化纵裂，内有种子 10 粒多，种子球形，比豌豆稍小，灰褐色。

采 收 期： 夏、秋间采幼果（鲜用）；秋季采成熟种子；秋、冬间采根。

藥用部分：果實、種子、根，一般用果實為主。

性味歸經：味苦辛，性寒；入脾、胃、肺經。

功　　效：果實：健胃、壯陽。子：止咳、消炎。花：催生。
　　　　　根：清熱、解毒、排膿、下乳、通血脈。

主　　治：果實：脾濕、氣喘、咳嗽、喉痛、消化性潰瘍、出
　　　　　血、胃疾、尿道疾病、小便不暢。根：淋病、筋骨
　　　　　損傷、無名腫毒。花：治惡瘡。子：咳嗽、淋病。
　　　　　種子：腹胸滿悶、脫肛、野菌中毒、胃寒脹痛。

用　　量：根（乾）3～5錢；鮮秋葵5～15錢。

用　　法：水煎服；搗爛外敷。

使用注意

(1)本品果實多作食用，有健胃、強壯作用。

(2)屬性偏寒涼，脾胃虛寒、容易腹瀉或排軟便的人，最好不要多吃。

(3)陰虛體質者不宜過量；腸胃功能較差者，過食可能造成腹瀉，孕期禁食。

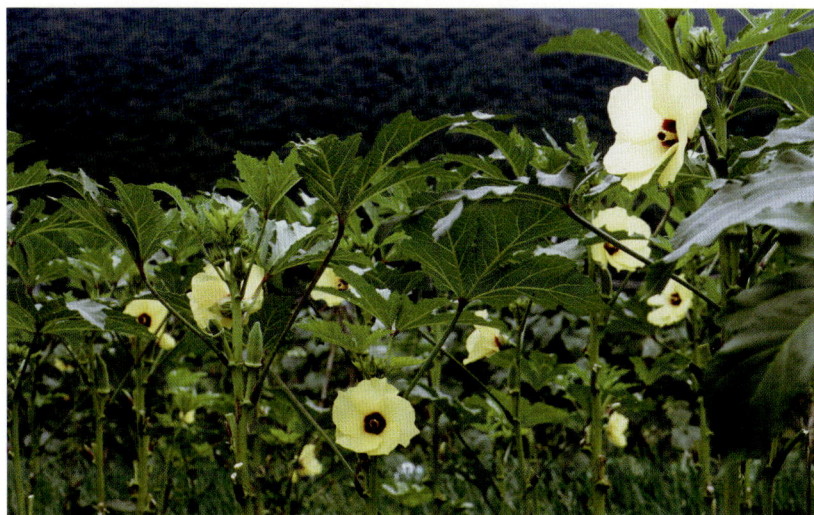

秋葵

黄秋葵（青绿色）

黄秋葵又名咖啡黄葵。

主治：脾湿、气喘。

果实：淋病、喉痛。

种子：催乳，用于乳汁不足。

根：止咳。

茎皮：通经，用于月经不调。

全株：清热解毒、润燥滑肠。

白秋葵（白色）

主治：
脾胃炎、脾肿、脾肿引起血热病、白血病、小儿白血病、健胃、便溏、溃疡、消化不良。

红秋葵

主治：
狭心症、心脏肥大、心肌缺氧。

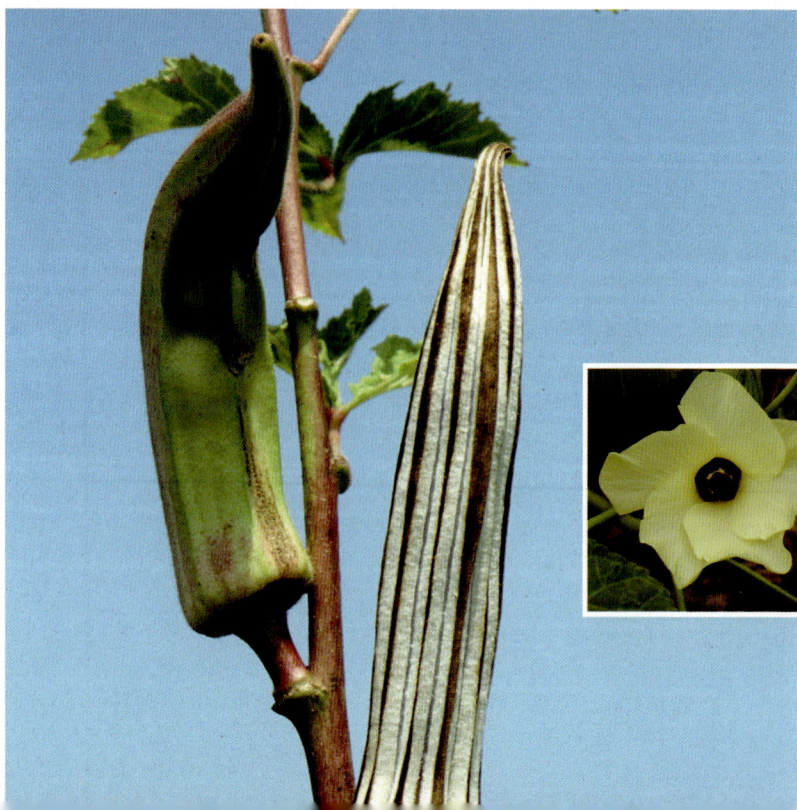

258

青草组成应用

无名肿毒

简方：
鲜秋葵根或花适量。

用法：
捣烂，外敷患处。

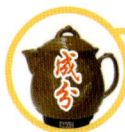

成分

秋葵未成熟果实含钙、铁；种子含硬质和棕榈酸；种子油含蛋白质。

亚麻籽油拌秋葵

◎ **原料** 秋葵 260 克，红椒 40 克，蒜末少许

◎ **调料** 罕宝亚麻籽油适量，盐 3 克，鸡粉 2 克，白糖 2 克，辣椒油适量

◎ **做法**

1. 将红椒切圈。2. 秋葵切成小块。
3. 锅中注入适量清水烧开，放盐，加适量亚麻籽油。4. 放入红椒圈，焯煮至转色。5. 把红椒沥干水分。
6. 将秋葵倒入沸水锅中，煮约1分钟至熟。7. 把秋葵捞出，沥干水分。
8. 将秋葵倒入碗中，加入红椒、蒜末。9. 放盐、鸡粉、白糖、辣椒油、亚麻籽油，拌匀装盘即可。

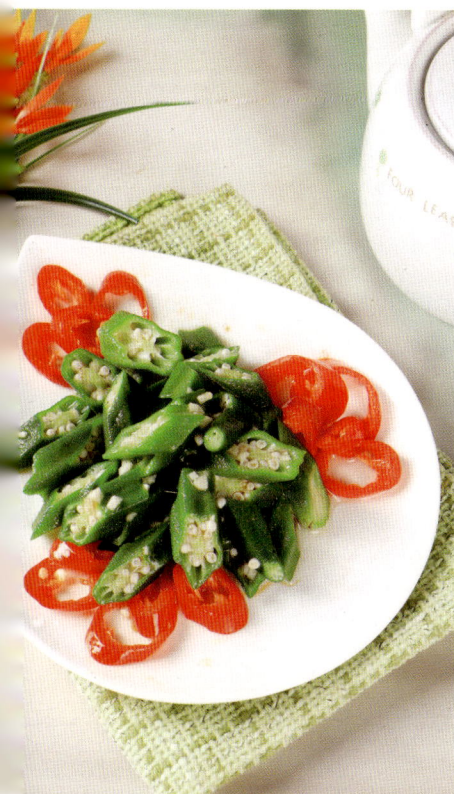

穿心莲（清热解毒，祛除湿热，凉血消肿）

科别：爵床科（Acanthaceae）

学名：*Andrographis paniculata*（Burm. f.）Nees.

英名：Common andrographis，Green chiretta

别名：一见喜、苦草、斩龙剑、榄核莲、苦胆草、一叶茶、苦心莲、春莲秋柳、斩蛇剑、春莲夏柳、印度草、四方莲、金香草、金耳钩、雄胆草、蛇草、指天花。

原产地：亚洲热带地区（南亚），分布于印度、斯里兰卡、巴基斯坦、缅甸、泰国、越南、印尼等地，非洲和南美洲也有发现。

分　　布：我国福建、广东、海南、广西、云南常见栽培。

形态特征：一年生草本，株高 30 ～ 80 厘米。茎、叶味极苦，干后变成黑色。茎直立，四棱形，下部多分枝，节膨大。叶对生，卵状披针形，长 6 ～ 8 厘米，宽 2 ～ 3 厘米，全缘。花期 9 ～ 10 月，花由总状花序组成疏散的圆锥花序；花枝横展。花萼裂片条状披针形，有短柔毛；花冠二唇形，上唇顶端极浅 2 裂，下唇深 3 裂，全部白色，但下唇中裂片的中央有 2 块紫黑色斑纹；雄蕊 2 枚，花药紫黑色，花丝被长软毛。果期 10 ～ 11 月，蒴果直立，条形而扁。种子近四方形，黄色至深棕色。

采收期：夏季采叶，秋季采全草。洗净，切段，晒干备用。

药用部分：全草及叶。

性味归经：味苦，性寒；入心、肺、胃、大小肠经。

功　　效：保肝利胆、消炎退癀、抗炎、止痛、促肾上腺皮质功能，为主要用于温热病的药。具抗菌、抗病毒的功能，可保肝利胆，抗蛇毒。有抑制动物肿瘤生长的作用；其毒性低，对心、肝、肾等器官影响甚微。

主　治：上呼吸道感染的诸症、肺炎、肺脓痈、百日咳、各种热病、肠炎、痢疾、传染性肝炎、降血压、抗凝血、扩张血管、抗动脉粥样硬化、提高免疫力、肺热咳嗽（钩端螺旋体病者可用单味）、膀胱湿热、热淋、血淋。

用　量：内服3～5钱；单用1～2两；干粉5分～1钱。

用　法：水煎服；烘干研末，冲服；捣烂外敷；泡酒涂抹。

! 使用注意

穿心莲多服易引起恶心、呕吐、食欲不振。胃溃疡、十二指肠溃疡患者不宜服。

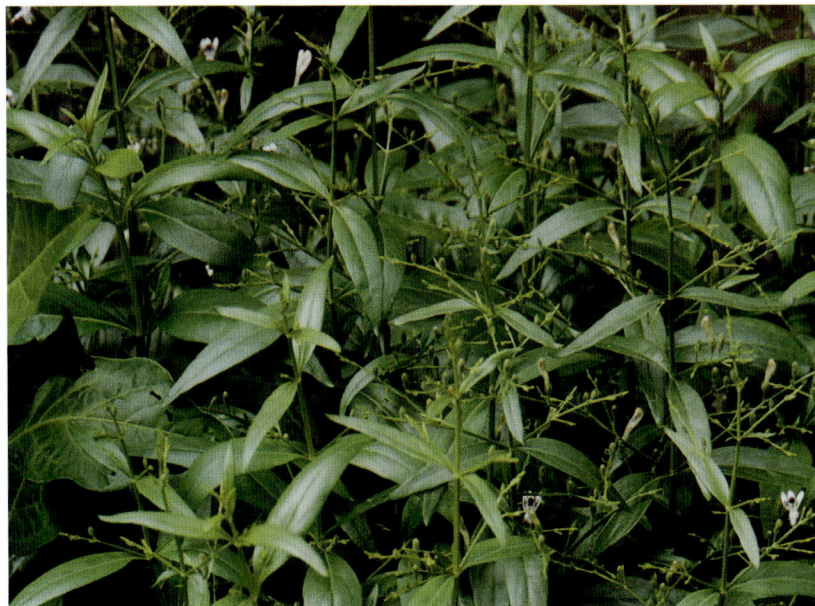

青草组成应用

肺热咳嗽	**青草组成：** 穿心莲 3 钱、桑白皮 3 钱、枸杞根皮 5 钱。 **用法：** 水 3 碗煎 9 分，渣以水 2 碗半煎 8 分，将两次煎汤混合，早、晚饭后各服一次。
肠炎、痢疾	**简方：** 穿心莲 3 钱、马齿苋 1 两、十大功劳 5 钱。 **用法：** 水 4 碗煎 1 碗半，分两次服（或单味穿心莲煎水服）。
上呼吸道感染、肺炎、百日咳、肺脓疡、传染性肝炎	**简方：** 穿心莲 1 钱半～3 钱、鱼腥草 5 钱、白鹤灵芝 5 钱。 **用法：** 水 3 碗煎 8 分服（可煎两次）。
支气管炎、肺炎	**青草组成：** 穿心莲 3 钱、十大功劳 5 钱、陈皮 2 钱。 **用法：** 水 3 碗煎 8 分，第二次煎，水 2 碗半煎 6 分，将两次煎汤混合，早、晚各服一次。
肺痈、咳吐脓痰	**青草组成：** 穿心莲 3 钱、鱼腥草 5 钱、桔梗 2 钱、金银花 2 钱、冬瓜仁 3 钱。 **用法：** 水 3 碗煎 1 碗，渣以 2 碗半水煎 8 分，将两次煎汤混合，分两次服。

	青草组成：
感冒发烧、喉咙肿痛	穿心莲3钱、鸭公青5钱、蒲公英5钱、牛蒡子3钱。
	用法：
	水3碗半煎1碗，渣3碗水煎8分，两次煎汤混合后，分两次服。

	青草组成：
膀胱湿热引起热淋、血淋症	穿心莲3钱、白花蛇草5钱、珍冬毛5钱、叶下珠5钱。
	用法：
	水5碗煎2碗，分两次服。

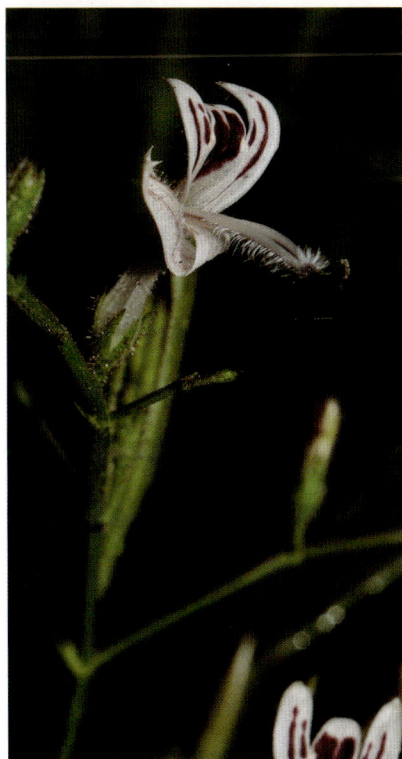

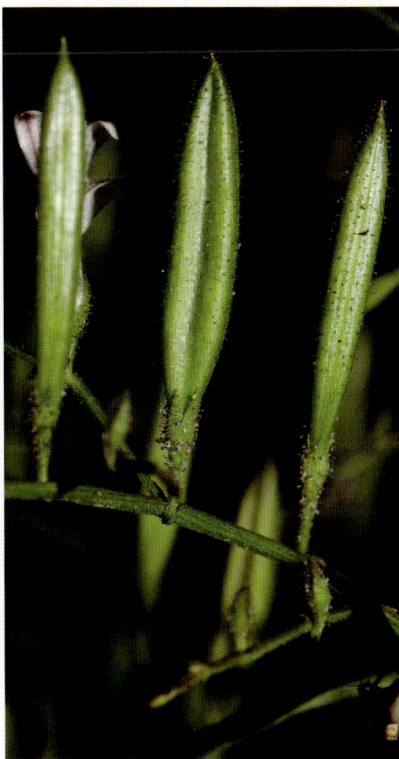

流行性乙型脑炎（适合15岁以上年龄者服用）

青草组成：
穿心莲3钱、车前草4钱、狗肝菜8钱、地胆草4钱、鬼针草5钱、蚶壳草5钱。

用法：
水5碗煎1碗，第二次用水4碗煎8分，两次煎汤混合，分2～3次服。或当茶饮。

胃肠炎、急性菌痢

单方：
穿心莲2.4～3.6钱（干品）。

用法：
水煎，分两次服。或干粉2～4克，冲服。

肺炎、发烧、咽喉炎、扁桃腺炎、肺结核等症

单方：
穿心莲3.6钱（干品）。

用法：
水煎，分两次服。或干粉0.4～0.8钱，冲服，一日三次。

外感染、疮疖肿毒、毒蛇咬伤

单方：
穿心莲1两、米酒半瓶。

用法：
将穿心莲浸泡米酒一星期后，取药液少许涂患处（或用粉末调酒涂患处）。

大肠痈

简方：
穿心莲5钱、野菊花1两。

用法：
水煎，分两次服。

毒蛇咬伤	**青草组成：** 穿心莲 8 钱、七叶一枝花 3 钱、半枝莲 1 两、白花蛇舌草 1 两。 **用法：** 水煎服。并以穿心莲叶捣烂，调烟油外敷蛇伤口周围，使其毒液流出。
流行性乙型脑炎（适合五岁左右年龄服用）	**简方：** 穿心莲 1 钱半、狗肝菜 1 钱半、白糖 5 钱。 **用法：** 水煎调白糖，分 2～3 次服。
阴囊湿疹	**简方：** 穿心莲 1 两（洗净）。 **用法：** 将穿心莲晒干，研细末，装入胶囊内，每次服用 1～2 粒。并以穿心莲粉末适量，调甘油外涂患处。

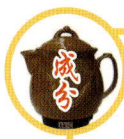

成分 穿心莲叶含有内酯；根含有芹菜素、黄酮类等物质。

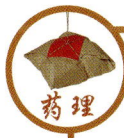

药理 穿心莲内酯毒性低，有抗炎、解热、镇痛以及促进肾上腺皮脂功能的作用。对肺炎双球菌和溶血性链球菌均有抑制作用。

威灵仙（祛风除湿，通络止痛）

科别：毛茛科（Ranunculaceae）

学名：*Clematis chinensis* Osbeck

英名：Clematis

别名：灵仙、铁脚威灵仙、能消、葳灵仙、葳苓仙、山辣椒秧子、九草阶、黑薇、为侯仙。

原 产 地：中国

分　　布：海平面到海拔 2,000 米的山野、河边、海岸等向阳林缘处和开阔地。广泛分布于中国华南地区、台湾以及越南等地。

形态特征：落叶性木质藤本，茎具纵沟。叶对生，为复三出或羽状复叶，纸质；小叶 7 ~ 15 枚，卵形或卵状披针形，长 3 ~ 10 厘米，宽 1 ~ 3 厘米；具卷曲性叶柄。花期 9 ~ 11 月，复聚伞花序顶生或腋生；花白色，萼片花瓣化，直径 1 ~ 2 厘米；萼片 4 枚，椭圆形至长椭圆形；雄蕊多数。果期为 10 ~ 12 月，瘦果扁平状卵形，黑褐色，被浅黄色绒毛。

采 收 期：夏至秋季采集。洗净，切片，晒干备用。

药用部分：根部。

性味归经：根：味辛、微苦，性温，有毒；入膀胱经。叶：味辛、苦，性平。

功　　效：根：祛风湿、通经络、消痰涎、散癖积、利尿。
　　　　　叶：清热解毒。

主　　治：风寒湿痹痛、游走性风湿肢体疼痛、痛风、顽痹、腰膝冷痛、风湿筋骨痛、跌打瘀痛、肢体麻木、偏头痛、脚气、疟疾、破伤风、症瘕积聚、扁桃腺炎、诸骨鲠咽。

用　　量：干品 2 ～ 8 钱。

用　　法：水煎服；水煎外洗或涂抹患处。

应　　用：本品能走表，通经络，可祛在表之风湿，又能通行经络止痹痛，适用于风寒湿痹痛，且对游走性风湿肢体疼痛较为适宜。

！ 使用注意

威灵仙走散力强，能耗散气血，气血两虚者少用，即气虚血弱者以及无风寒湿邪者忌用。本品不得和茶叶水同服，而且不得用面汤送服。

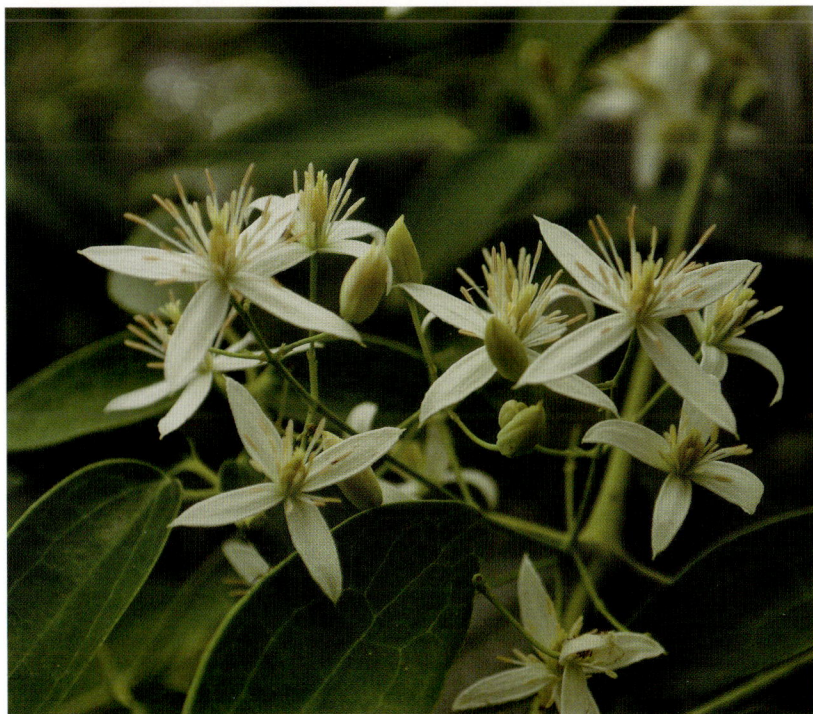

青草组成应用

跌打内伤	**青草组成：** 威灵仙3钱、千斤拔8钱、骨碎补3钱、铁马鞭5钱、红藤30克、掇鼻草5钱。 **用法：** 水5碗煎1碗半，加米酒半碗炖，分两次服。
慢性腰腿痛（药酒方）	**青草组成：** 威灵仙3两、土牛膝3两、一条根5两、杜仲3两、五加皮5两、米酒5瓶。 **用法：** 将上药浸泡米酒20日后，每次服20毫升，一日两次（感冒风邪与高血压患者勿服）。
风湿性关节炎	**青草组成：** 威灵仙3钱、千斤拔1两、五加皮5钱、红骨掇鼻草5钱、穿山龙3钱、土杜仲5钱。 **用法：** 水6碗煎2碗，早、晚各服1碗。
牙龈炎、牙周炎、牙髓炎、冠周炎等症	**青草组成：** 威灵仙3钱、蒲公英5钱、紫地丁5钱、白马骨1两。 **用法：** 水煎两次，早、晚各服一次。
风湿性关节炎	**青草组成：** 威灵仙3钱、鲜白毛藤8钱、桑枝5钱、油松节5钱、木瓜3钱（桑枝、木瓜不用亦可）。 **用法：** 水5碗煎2碗，早、晚各服1碗。

偏头痛	**简方：** 鲜威灵仙根1两、土鸡蛋1个。 **用法：** 先将鸡蛋敲裂痕后与威灵仙共煮熟，饮汤吃蛋。
风湿性腰腿痛	**青草组成：** 威灵仙3钱、一条根5钱、红骨掇鼻草头5钱、桑寄生8钱、五加皮3钱。 **用法：** 水煎两次，早、晚各服一次。服用5日。
泌尿系结石	**青草组成：** 威灵仙5钱、土牛膝5钱、蚶壳草1两、白茅根1两、冬葵子3钱、玉米须1两。 **用法：** 水8碗煎3碗，饭前各服1碗。服1星期。

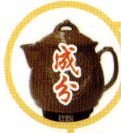

成分 本品含有白头翁素、白头翁内酯、皂苷、甾醇以及酚类等。

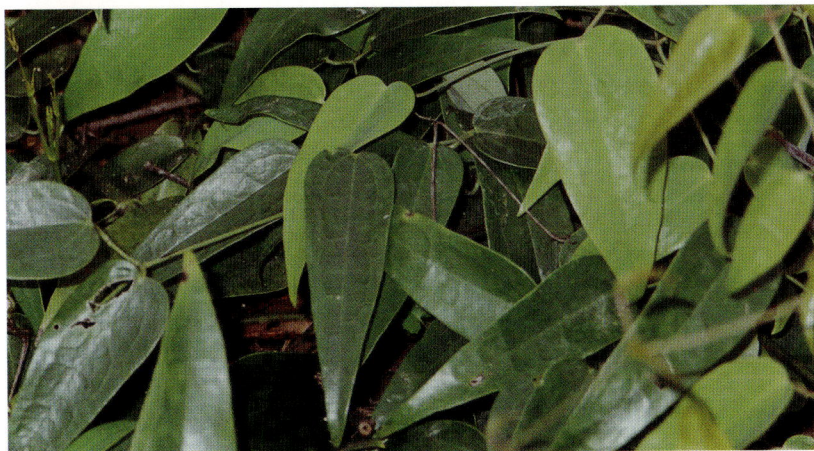

骨鲠喉

简方：威灵仙 1 两、透骨草根 5 钱。

用法：

水煎去渣。频频含咽（或单用威灵仙 1 两，水煎浓汁，慢慢吞咽，或加乌梅或醋同煎服更佳）。

荨麻疹（外洗方）

青草组成：

威灵仙藤 1 两半、千里光 3 两、水蜈蚣草 1 两。

用法：水煎，外洗患荨麻疹处。

（内服：水蜈蚣草 1 两煎水服）

跌打损伤

青草组成：

鲜威灵仙藤 6 钱、红根仔草 5 钱、大血藤 8 钱、铁马鞭 5 钱、红骨掇鼻草 5 钱。

用法：

水 6 碗煎 2 碗，去渣。加米酒少许，早、晚各服 1 碗。

胃神经痛

单方：

鲜威灵仙藤 1 两、土鸡蛋 2 个。

用法：

水 4 碗煎 1 碗半，去渣。加鸡蛋煮成汤，食盐少许，分两次服。

急性关节炎

青草组成：

威灵仙 5 钱、红骨掇鼻草 5 钱、穿根藤 5 钱、络石藤 4 钱、骨碎补 3 钱、五加皮 8 钱。

用法：

水 6 碗煎 2 碗，去渣。加米酒少许，早、晚各服一次。服 5 日。

小儿阴茎龟头炎、包皮水肿	**单方:** 威灵仙 1 两。（外用方） **用法:** 水煎，去渣，用棉花棒蘸水涂洗患处。每日 3 ~ 5 次。
鱼骨鲠喉	**简方:** 威灵仙根 1 两、米醋少许。 **用法:** 加水适量，共煎水服。
寒性胃痛	**单方:** 威灵仙 1 两、土鸡蛋 2 个、红糖 5 钱。 **用法:** 先将威灵仙加水煎，去药渣。加入鸡蛋和红糖搅匀，煮熟后，乘温服之。
跌打损伤	**简方:** 威灵仙茎叶 5 钱、乌药 8 钱。 **用法:** 水 4 碗煎 1 碗，第二次煎，用水 3 碗半煎 8 分，将两次煎汤混合，分两次服。

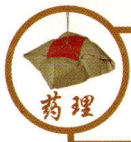

药理

白头翁素对革兰氏阳性和阴性细菌、白色念珠菌均有抑制作用。

抗菌试验

威灵仙对金黄色葡萄球菌、痢疾杆菌均有抑制作用。

兔儿菜（清肝解毒，消炎退火，泻肺火）

科别：菊科（Compositae）

学名：*Ixeris chinensis*（Thunb.）Nakai

英名：Rabbit milk weed

别名：蒲公英、兔仔菜、鹅仔菜、英仔菜、山苦脉、小金英、鹅仔草、山苦妹、苦菜、苦尾菜、七托莲、小苦麦菜、苦叶苗、苦麻菜、黄鼠草、小苦苣、活血草、隐血丹、小苦买、苦丁菜、败酱草。

原 产 地：中国南部、中南半岛。

分　　布：平地、山区以及平野废耕地、路边、庭园、田畦等均有它的踪迹。

形态特征：多年生草本植物，全株无毛，主根粗大，全株含白色乳汁，折伤即流出来。茎多分枝成丛生状。叶互生，膜质，根生叶、披针形、较大，茎生叶较小。春、夏间开黄色花，花序总梗细长，头状花序全为舌状花；黑色花药，柱头二岐反卷呈黑色。瘦果有长嘴，上方顶着张开的白色冠毛。

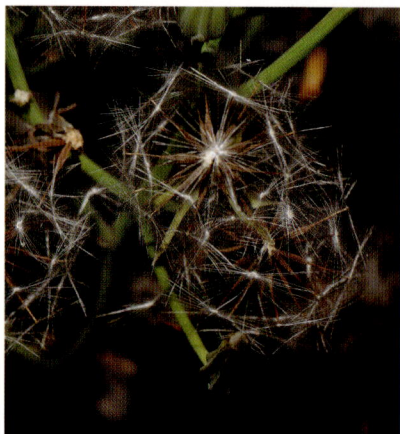

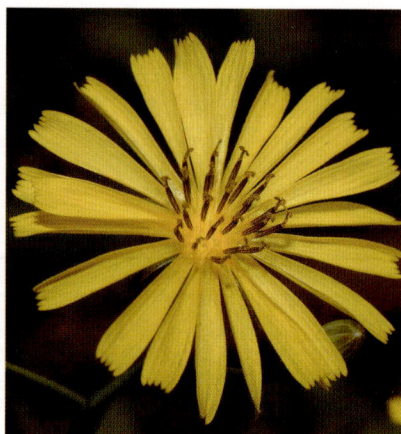

采 收 期：全年可采。洗净，晒干扎把备用。

药用部分：全草。

性味归经：味苦，性寒；入肺、肾、肝经。

功　　效：解热、除烦、凉血、健脾、止泻、消肿、止痛、调
　　　　　经、活血、去腐生肌、抗癌有解毒作用（全草：消
　　　　　炎、解热，用于肝炎、胃痛、乳痈、感冒等）。

主　　治：乳痈、痈肿、疮疖、皮肤病、肝火大、肝炎、癌
　　　　　症、肺痈、肺炎、肠炎、胃炎、咽喉肿痛、尿毒、
　　　　　尿路结石、膀胱炎、糖尿病、结膜炎、阴囊湿疹、
　　　　　跌打伤。

用　　量：干品 5 钱 ~ 2 两。

用　　法：水煎服；捣烂外敷。

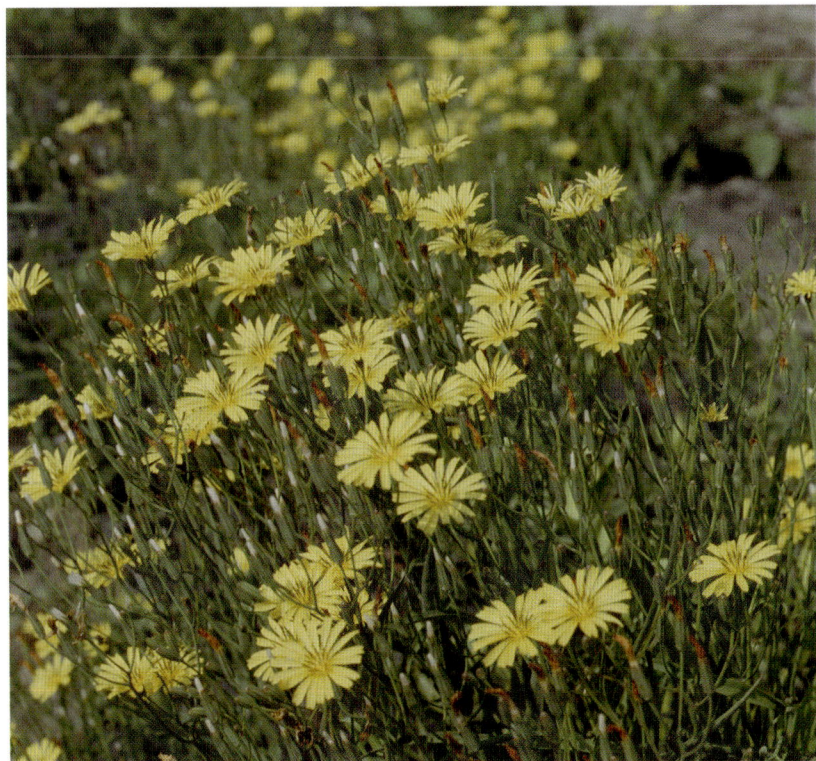

青草组成应用

肝胆炎	**青草组成：** 兔儿菜 1 两、杠香藤 1 两、红骨蛇 5 钱、半枝莲 5 钱、七层塔 1 两、黄花蜜菜 5 钱。 **用法：** 水 8 碗煎 3 碗，分三次服。
初期 子宫癌	**青草组成：** 兔儿菜 2 两、半枝莲 8 钱、白花蛇舌草 2 两、白英 5 钱、鲜白茅根 1 两、黑糖 4 两。 **用法：** 水 15 碗煎 3 碗，去渣。加黑糖溶化调匀当茶服（煮 2 小时左右）。
肿毒诸症	**青草组成：** 兔儿菜 1 两、有骨消根 5 钱、刺波头 5 钱、马尾丝 6 钱、青壳鸭蛋 2 个。 **用法：** 水 3 碗，酒 3 碗，加鸭蛋 2 个共炖剩 2 碗，早、晚饭后各服 1 碗。
民间常用治癌方（肝癌、乳癌、子宫癌、胃癌、肠癌）	**青草组成：** 兔儿菜 1 两、白花蛇舌草 2 两、半枝莲 1 两、铁树叶 1 片约 1 尺长、红枣 20 粒（素食者可用 30 粒）。 **用法：** 水 16 碗煮 3 小时，当茶饮。
跌打扭伤	**简方：** 兔儿菜 1 两、叶下红 1 两、白砂糖适量。 **用法：**共捣烂，外敷伤处。

咽喉发炎肿病	**青草组成:** 兔儿菜 5 钱、伤寒草 5 钱、水丁香叶 5 钱、酢浆草 5 钱、爵床 5 钱、天胡荽 5 钱、虎耳草 5 钱。 **用法:** 水 6 碗煎 3 碗, 分三次服。
目赤肿痛	**单方:** 鲜兔儿菜 4 ~ 6 两。 **用法:** 水 8 碗煎 2 碗, 分两次服 (干品减半用)。
肝火大、血压高、清尿毒素	**青草组成:** 兔儿菜 5 钱、林投根 1 两、一点红 5 钱、豨莶草 8 钱、车前草 1 两、咸丰草 1 两半、金丝草 8 钱、夏枯草 5 钱。 **用法:** 水 10 碗煎 3 碗, 当茶饮。
尿毒排毒	**青草组成:** 兔儿菜 1 两、白马齿苋 1 两、紫花玲珑豆 1 两、小本丁竖朽 1 两、枸杞根 1 两、白鹤灵芝草 5 钱、水丁香叶 1 两。 **用法:** 水 8 碗煎 3 碗, 当茶饮, 少量多次。
痛疮	**单方:** 兔儿菜 1 两、黑糖适量。 **用法:** 捣烂, 调黑糖外敷患处。

韭菜 （韭菜子：温肾壮阳，强腰膝）（韭菜根：温中行气，散瘀）（韭菜：温中行气，散血解毒）

科别：百合科（Liliaceae）

学拉丁名：*Allium tuberosum* Rattler

英名：Chinese chive，Chinese leek，Onion

别名：起阳草、韭菜子（种子）、韭子、阳起草、韮菜、韭菜花、韭黄、扁菜、草钟乳。

原 产 地：中国。

分　　布：全国各地普遍被栽培为蔬菜用。

形态特征：多年生草本，株高 20 ~ 40 厘米，具特殊味道。根茎横卧，具多数须根；平时的植株是包覆着叶片的假茎，球茎在地下，开花时才长出支撑花朵的花茎。叶细长而扁，色鲜绿，成束基生，宽 1.5 ~ 1.8 厘米，先端锐尖，全缘。花果期 7 ~ 10 月，伞形花序顶生，花序着生于花茎的顶端，花朵陆续开放，外部先开，中间较慢开，因此种子的成长亦有先后。蒴果倒心状三棱形，绿色；种子黑色，扁平，类半卵圆形，边缘具棱。

采 收 期：全年可采。秋季采熟果序，晒干取种子。

药用部分：韭菜子、根、全草，多鲜用。韭菜子可晒干备用。

性味归经：韭菜子：味辛、甘，性温；入肝、肾经。

　　　　　韭菜根：味辛，性温；入肝、胃、肾经。

　　　　　韭菜叶：味辛，性温；入肝、胃、肾经。

功　　效：韭菜子：补命门、补肾、壮阳固精、强腰膝。

　　　　　韭菜根：行气散瘀、健胃消食积。

　　　　　韭菜叶：行气散血、健胃、解毒。

全草：健胃、固涩、止汗。

主　　治：韭菜子：阳萎、遗精、遗尿、尿频、淋浊、疝痛、白带过多。韭菜根：食积腹胀、胸痹痛、跌打伤、吐血、衄血、赤白带、妇女倒经、各种癣。韭菜叶：噎膈、反胃、胸痹、自汗、盗汗、吐血、衄血（全草）、尿血。

用　　量：韭菜子1～3钱；韭菜根2两；全草1～12两。

用　　法：水煎服；捣烂绞汁服；捣烂外敷。

！使用注意

眼疾病、阴虚内热以及疮疡者勿用。疱疹患者不宜多服。本品不宜久煎（种子含生物碱和皂苷）。

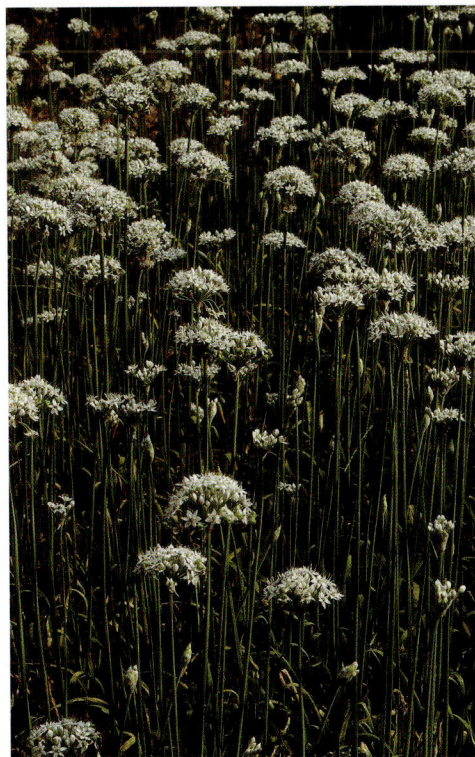

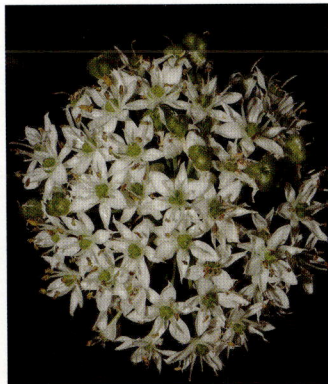

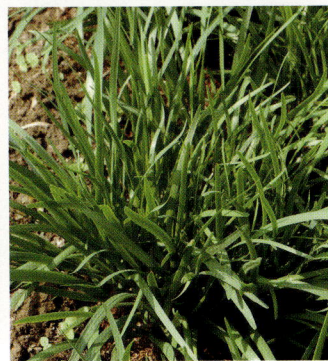

韭菜

青草组成应用

男人阳萎、精门失禁遗精、腰膝无力

青草组成：
韭菜子5钱、沙苑子3钱、菟丝子4钱、补骨脂3钱、枸杞子3钱、女贞叶4钱。

用法：
水4煎1碗，渣3煎8分，将两煎汤混合，早、晚各服一次。

尿频、遗尿

简方：
韭菜子、芡实各3钱、金樱子1两、山药5钱。

用法：
水3碗半煎1碗，第二次3碗水煎8分，将两煎汤混合，早、晚各服一次。

顽固性打嗝（呃逆）

单方：
炒韭菜子1两。

用法：
水2碗煎1碗，第二次用水1碗半煎8分，将两煎汤混合，分两次服。

虚劳引起尿精

简方：
韭菜子2钱、粳米1两半。

用法：
韭菜子研成细末，将粳米煮粥，后加入韭菜子末，调匀后食用。一天食一次，服5日。

反胃（食入即吐）

青草组成：
韭菜1两半、生姜1两、羊乳20毫升。

用法：
先将韭菜、生姜捣烂绞汁，加入羊乳一起炖，乘温于饭前服完。一天1剂，服3日。

肾虚、腰膝酸软无力	**青草组成：** 韭菜子1两、女贞子1两、土枸杞子5钱、五加皮5钱、杜仲5钱、牛膝3钱。 **用法：** 水5碗煎2碗，早、晚各服1碗。服5日。
诸虫入耳不出	**青草组成：** 鲜韭菜适量（用开水洗净，去水分晾干，不可有水）。 **用法：**捣烂绞汁，滴1～2滴入耳。
盗汗、自汗	**简方：** 鲜韭菜根1～2两（或用韭菜根40枝）。 **用法：**水4碗煮1碗服用。服5日。
过敏性紫癜症	**简方：** 鲜韭菜3两（用清水洗净）、童尿50毫升。 **用法：** 捣烂，加入童尿绞汁，分两次服。1日1剂。 **注：**童尿必须健康儿童的尿才可以。
妇女经行吐血	**简方：** 鲜韭菜1两（开水洗净）。 **用法：** 绞汁50毫升左右，温开水送服。
功能性子宫出血、血中夹瘀血块	**单方：** 鲜韭菜根5两（洗净）。 **用法：** 捣烂取汁，热开水冲服。

韭菜

| 跌打伤、瘀血肿痛 | 外用：
鲜韭菜适量捣烂，外敷患处。 |

妇女血崩不止

简方：
鲜小本韭菜 4 两、地榆 2 两、米酒 8 分碗。

用法：
韭菜加米酒绞汁饮下，血崩即止。

流鼻血

简方：
鲜小本韭菜 8 ~ 12 枝、温热米酒半碗。

用法：
先将韭菜捣碎，冲泡温热米酒静置一夜，翌日早、晚饭后各服一次。

刀伤、人咬伤（流血不止者）

简方：
鲜韭菜根 1 两、陈年石灰 5 钱。

用法：
共捣烂，调成饼状，待其干透后，研成细末，撒伤处。

漆咬红肿作痒、起小丘疹及水泡

简方：
鲜韭菜叶 1 两、鲜白毛藤 2 两。

用法：
水煎，外洗漆伤处。

妇女痛经时使用方

单方：
鲜韭菜 8 两（洗净）、红糖 3 两。

用法：
将韭菜捣烂取汁，另将红糖加水适量煮沸，与韭菜汁调匀，分两次服。服后俯卧片刻，服 3 日。

急性腰部扭伤	**简方：** 鲜韭菜带根 1 两、米酒少许、食盐少许。 **用法：** 鲜韭菜带根捣烂，炒热加入酒、盐少许，趁热敷扭伤处，用纱布盖住，绷带固定。每日换一次药。
吐血、咯血	**青草组成：** 鲜韭菜 1 两半、鲜侧柏叶 1 两、血余炭 3 钱、仙鹤草 1 两。 **用法：** 将鲜韭菜和鲜侧柏叶捣烂，加冷开水绞汁 100 毫升，送服血余炭。

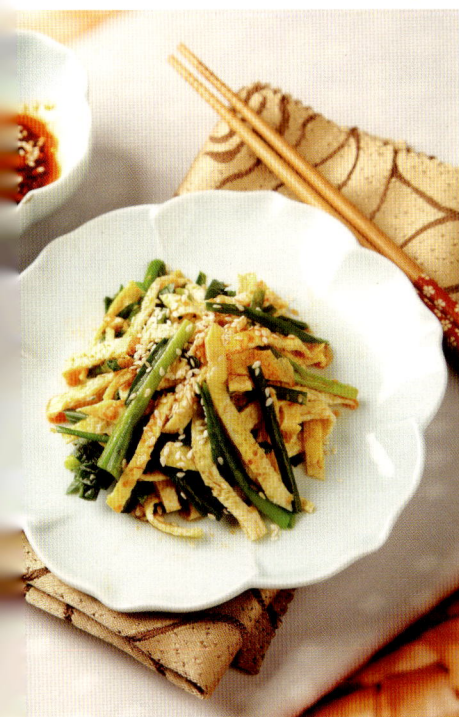

蛋丝拌韭菜

◎**原料** 韭菜 80 克，鸡蛋 1 个，生姜 15 克，白芝麻、蒜末各适量

◎**调料** 白糖、鸡粉各 1 克，生抽、香醋、花椒油、芝麻油各 5 毫升，辣椒油 10 毫升，食用油适量

◎**做法**

1.将韭菜汆水断生，切段，生姜切末。2.将蛋液，煎至两面微焦后切成丝。3.取一碗，加姜末、蒜末、生抽、白糖、鸡粉、香醋、花椒油、辣椒油、芝麻油，拌匀，制成酱汁，后将韭菜、蛋丝、芝麻拌匀即可。

红鸡屎藤 （祛风散瘀，祛痰镇咳，行血止痛）

科别：蓼科（Polygonaceae）

学名：*Polygonum mulitilforum* Thunb. var. *hypoleucum*（Ohwi）Liu, Ying & Lai

英名：Taiwan tuber fleeceflower

别名：台湾何首乌、鸡屎藤、红骨蛇、蕹菜癀、应菜癀、何首乌、川七、白鸡屎藤、五德藤、夜交藤、鸡香藤。

原 产 地：中国。

分　　布：生于中国南方各省溪边、河边、路边、林旁及灌木林中，常攀援于其他植物或岩石上。

形态特征：多年生缠绕性藤本植物，蔓茎可长达数米。根茎略肥厚，偶具块根，基部木质化，粗大，上部光滑常带紫红色。叶互生，有柄和托叶鞘，叶片披针形、椭圆状披针形至椭圆状长卵形，唯形状、大小变化甚大；叶基截形或心形，先端锐尖形，全缘，叶背带紫红色。夏、秋间开花，总状花序顶生或腋生，密集成圆锥花序，着生多数细小白花，花序梗被柔毛；花萼5深裂，缺花瓣；苞片三角形，被柔毛，先端尖；花被片白色至粉红色，5裂，裂片花后增大；雄蕊8枚；子房卵形，具3裂花柱。果期8到10月，坚果卵状3棱形，黑褐色，花被宿存，3外被翼延长成膜状。

采 收 期：根于秋、冬季采挖。洗净，切片，晒干备用。

药用部分：根、茎、叶。

性味归经：根：味苦、涩，性微温。茎、叶：味微甘、酸、微涩，性平；入肝、肾经。

功　　效：红鸡屎藤（根、茎）：逐风散瘀、行血、祛痰止
　　　　　咳。鸡屎藤（茜草科）：祛风活血、止痛解毒、化
　　　　　湿消肿、消除食滞、止痢止咳。

主　　治：根：肝炎、痢疾、风湿骨痛、四肢麻痹、手脚风痛、
　　　　　咽喉炎、头风、风湿痹痛、跌打损伤、久年风痛、
　　　　　痛风。茎叶：小儿疳积、腹胀、百日咳。

用　　量：干品 1～4 两。

用　　法：水煎服；水煎浓汁，热敷患处；捣烂外敷。

！ 使用注意

> 红鸡屎藤形态与何首乌很相近，亦为同科植物，使用时
> 务必分辨清楚。

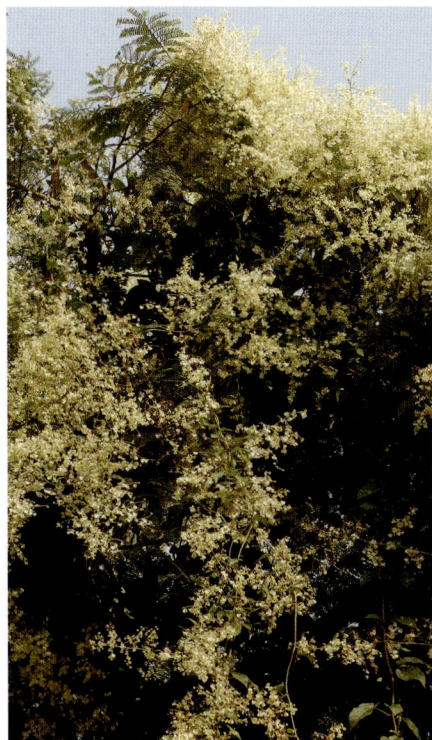

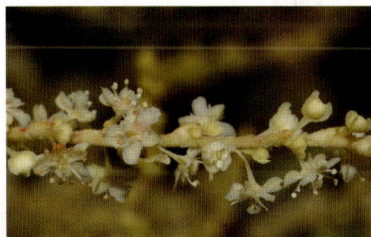

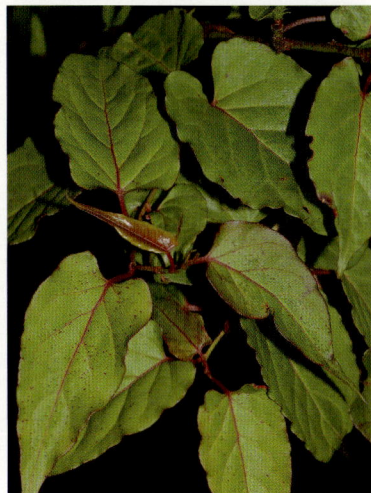

青草组成应用

风湿症

青草组成：
红骨鸡屎藤1两、入骨丹30克、两面针5钱、大风藤1两、千斤拔6钱、王不留行5钱、楂梧根1两、桂枝6钱、牛膝5钱。

用法：
水10碗煎3碗。分三次，三餐饭后半小时服。

骨刺

青草组成：
红骨鸡屎藤6钱、排钱树5钱、鲫鱼胆根1两、白肉穿山龙6钱、苦蓝盘头8钱、帽仔顿头2两、红骨秤饭藤5钱、两面针5钱、猪尾骨1条（切段）。

用法：
水4碗，酒4碗，加猪尾骨共炖3碗，分三次饭后半小时各服一次。

咳嗽

青草组成：
红骨鸡屎藤1两、尖佩兰1两、鱼腥草1两。

用法：
第二次淘米水5碗，煎2碗，早、晚各服1碗。

咳嗽

青草组成：
红骨鸡屎藤1～2两（洗净）、猪小肠1条。

用法：
加水共炖烂，分两次服。

小儿疳积

青草组成：
红骨鸡屎藤根5钱、猪膀胱1个。

用法：
洗净后，加水共炖熟服。

**眉棱骨痛
（眉眶痛）**

青草组成：

鸡屎藤 5 钱、白马骨 1 两、臭牡丹 3 钱、路路通 3 钱、夏枯草 5 钱。

用法： 水煎两次，早、晚各服一次。

病因： 多因风热外干，痰湿内郁引起。

症状： 常与阳明头痛、少阳头痛并见。

治法：

以祛风、清火、祛痰为主。如因肝经血虚引起者，宜滋阴养肝。

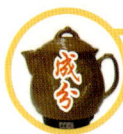

成分 本品块根含有卵磷脂、大黄酚、大黄素、淀粉，脂肪。

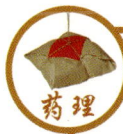

药理 卵磷脂是脑脊髓的主要成分，能促进血细胞的新生和发育。

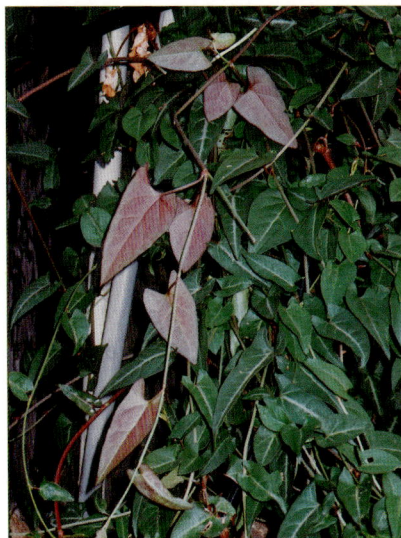

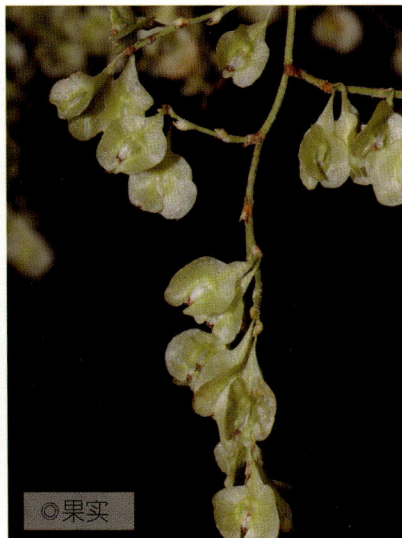

◎果实

红鸡屎藤

手脚风痛、腰骨酸痛	**青草组成：** 红骨鸡屎藤 1 两、白粗糠头 1 两、红骨秤饭藤头 5 钱、弄楼仔头 5 钱、一条根 5 钱、入骨丹 5 钱、黄金桂 5 钱、走马胎 1 两、王不留行 3 钱、猪脚 21 两。 **用法：** 水 4 碗，酒 4 碗，加入猪脚共炖烂，分 2～3 次服。
虫咬皮肤发炎（外用方）	**简方：** 鲜品鸡屎藤叶 5 钱、雄黄少许。 **用法：** 将鲜鸡屎藤叶捣烂，调雄黄少许，涂患部。
痈肿、蜂窝组织炎	**青草组成：** 鸡屎藤 3 两、小飞扬 2 两、95% 酒精 500 毫升。 **用法：** 将鸡屎藤和小飞扬研末，浸泡酒精 24 小时过滤，再用纱布浸湿后，持续湿敷患处。
有机磷农药中毒	**简方：** 鸡屎藤 11 两、绿豆 1 两（两味药洗净用）。 **用法：** 水 15 碗煎剩 2000 毫升，先服 700 毫升，2 小时后再服一次。服药后会发生呕吐或腹泻反应。
久咳不愈	**青草组成：** 红鸡屎藤 1 两、尖尾风 1 两、十药 1 两、牛筋草头 1 两、桑叶 8 钱。 **用法：** 水 6 碗煎 2 碗，早、晚饭后各服 1 碗。

跌打损伤	**简方:** 鸡屎藤全草带根 1 两、有骨消根 5 钱。 **用法:** 半酒水煎服。早、晚各服一次。
尿酸脚肿痛	**简方:** 鸡屎藤 4 两、酢浆草 2 两、白槿 1 两、车前草 5 钱。 **用法:** 水 10 碗煎剩 3 碗,分三次服。
风湿性关节炎、游走不定处	**青草组成:** 红鸡屎藤 5 钱、红刺葱 5 钱、一条根 5 钱、红骨有骨消 3 钱、埔银头 3 钱、豨莶草 3 钱、王不留行 3 钱、掇鼻草头 5 钱、牛七 3 钱、桂枝 2 钱、软枝榏梧 5 钱、穿根藤 2 钱。 **用法:** 水 8 碗煎 2 碗,早、晚饭后半小时各服 1 碗。
五十肩痛	**青草组成:** 红鸡屎藤 1 两、透骨草 1 两、伸筋草 1 两、宽筋藤 5 钱、青山龙 5 钱、忍冬藤 5 钱。 **用法:** 水 8 碗煎 3 碗,加猪前猪蹄 1 节,炖烂,分两次服。 **外敷方:** 白埔姜 11 两、杠板归 2 两、香茅草 11 两。 **用法:** 水煎浓汁,热敷患处。

抗菌试验

本品对福氏痢疾杆菌有抑制作用。

红凤菜 （全草；滋养补血，活血，解毒消肿）（根：行气活血）（叶：健胃镇咳）

科别：菊科（Compositae）

学名：*Gynura bicolor*（Willd.）DC.

英名：Gynura's deux couleurs

别名：红菜、木耳菜、观音苋、脚目草、补血菜、地黄菜、紫背天葵、红蕹菜、血皮菜、天青地红、水三七、血匹菜、红番苋、红毛番、红苋菜、当归菜、红玉菜、紫背菜、红背三七、观音菜、叶下红、红背菜、红冬枫、红凤菜。

原 产 地：热带非洲、马来半岛、印度、琉球等地。

分　　布：全国各处普遍栽培作为蔬菜。

形态特征：多年生的宿根草本，株高40～60厘米。茎多分枝，直立或斜上，带紫色，有细棱。单叶互生，茎下部叶有柄，紫红色，上部叶几无柄；叶片椭圆形或卵形，长6～10厘米，宽1.6～3厘米，先端渐尖或急尖，边缘有粗锯齿，有时下部具1对浅裂片。春天为花期，头状花序顶生或腋生，直径1.5～2厘米，在茎顶作伞房状疏散排列；总苞筒状，全为两性的管状花，花冠黄色或橘黄色；花药基部钝，先端有附片；花柱分枝，具长钻形有毛的附属器。瘦果长圆形，有纵线条，被微毛；冠毛白色，呈绢毛状。

采 收 期：全年均可采。洗净，多为鲜用。

药用部分：全草、根。

性味归经：全草：味甘、辛，性平；入肝经。根：味淡，性温。

功　　效：全草：养血、止血。根：行气、活血。叶：健胃镇咳。

主　　治：全草：痛经、血崩、咳血、创伤出血、溃疡不收口、补血、头晕痛、耳鸣。根：产后血瘀腹痛、血气痛、血崩、止渴、解暑。

用　　量：鲜品1～4两。

用　　法：水煎服；捣烂外敷；炒熟或煮汤当菜吃。

！ 使用注意

红凤菜不宜晚上食用，从中医角度，并非完全没有道理，因为红凤菜属性偏凉，白天阳气旺盛，身体阳气相对较旺，中午吃的确较正确；寒性体质者晚上食用，症状会变得更明显。但是，如果是加入姜丝同炒，就可以少了这样的顾虑了。

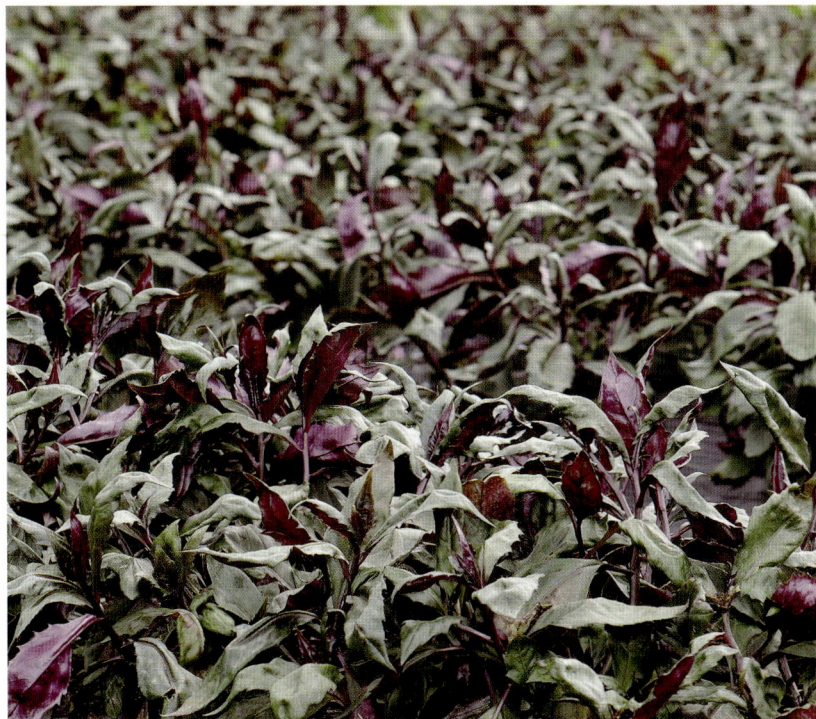

青草组成应用

妇女痛经	**单方:** 红凤菜3两、米酒适量。 **用法:** 红凤菜加米酒炒后,用水6碗煎2碗,分两次服。
妇女产后 瘀血腹痛	**单方:** 红凤菜根3两。 **用法:** 水2碗半,酒2碗半,煎2碗。早、晚各服1碗。
补血、 健胃、 胃溃疡	**精力汤:** 鲜红凤菜2钱、鲜山药2钱、鲜高丽菜2钱、苹果1/2颗。 **用法:** 共绞汁饮用
久年头风	**单方:** 红凤菜根4两、大风草2两、鸡头1支。 **用法:** 将三年以上的红凤菜根洗净,用水8碗煎2碗,炖鸡头,分两次服。

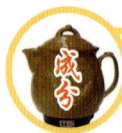

成分

红凤菜含维生素 B_1、B_2、铁、钙、钾、磷以及胡萝卜素等成分。

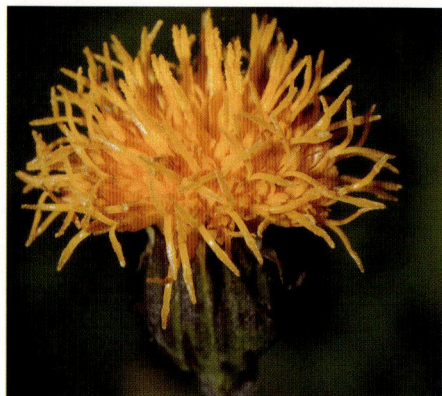

甲沟炎	**单方：** 鲜红凤菜 1 两、米酒少许。 **用法：** 捣烂，加米酒拌匀，外敷患处。
疔疮肿毒	**简方：** 鲜红凤菜 1 两、白糖适量。 **用法：** 将鲜红凤菜与白糖共捣烂，外敷患处。
脚抽筋	**简方：** 红凤菜叶 3 两、猪瘦肉 4 两（切片）。 **用法：** 以麻油共炒熟当菜吃。或煮汤亦可。
创伤出血	**简方：** 鲜红凤菜叶 1 两。 **用法：** 捣烂，外敷出血处。

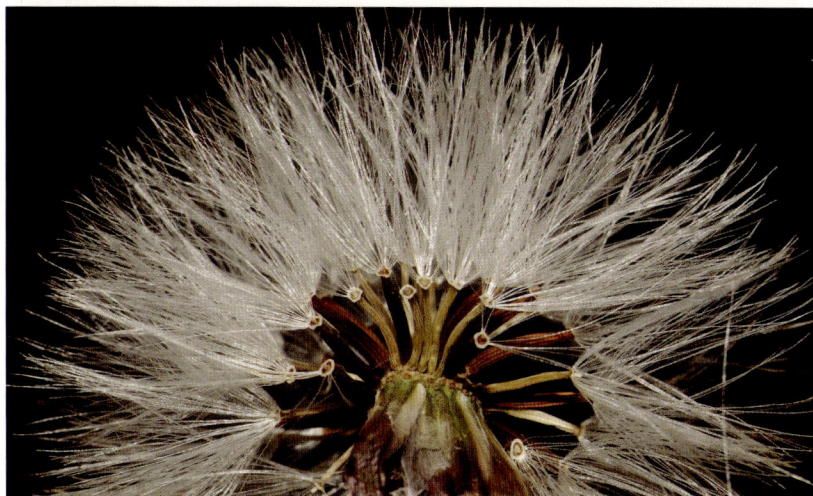

食荣萸 （祛风散瘀，活血通经络，温中除湿，消肿止痛）

科别：芸香科（Rutaceae）

学名：*Zanthoxylum ailanthoides* Sieb. & Zuccarimi

英名：Alianthus prickly ash

别名：红刺葱、刺江某、荣萸、红刺杉、红刺葱头、大叶刺楤、刺楤、红刺楤、越椒、鸟不踏、毛越椒、辣子、藙、樧、档子、艾子、刺桐、小满天星、樗叶花椒。

原 产 地：中国。

分　　布：中国东南部低地至中高海拔森林中，尤其于火烧森林后的新生地和崩落裸地，常可发现其踪迹。

形态特征：落叶性乔木。枝干有短硬瘤刺，幼枝密被锐刺，具中空髓部。奇数羽状复叶，幼时常呈红色，长30～80厘米，小叶对生，7～25对，厚纸质，长6～12厘米，宽4.5～5厘米，具油腺，呈披针状长椭圆形，边缘有规则性细锯齿，叶背粉白色，光滑，揉搓有浓郁香气。雌雄异株，聚伞花序顶生，长10～30厘米，密生；花黄白色，径0.3～0.4厘米；萼小，呈半圆形，花瓣5枚，长0.2～0.3厘米。硬壳蓇葖果，球形，径0.4～0.6厘米，熟时开裂。种子黑色，有光泽，卵形，先端尖锐。

采 收 期：全年采根和树皮（称红刺葱）。秋季采成熟果实（称食荣萸）。

药用部分：根、树皮、果实。

性味归经：树皮：味苦，性平。根：味苦，性平。果实：味辛、苦，性温；小毒；入肺、肝、肾经。

功　　效：根：祛风通络、活血化瘀、消肿止痛、温中除湿。
　　　　　树皮：祛风通络、杀虫、解毒。
　　　　　果实：湿中除湿、健胃、杀虫、止痛、消化不良。

主　　治：根：感冒、筋骨酸痛、风湿关节痛、跌打肿痛、心腹冷痛。皮：腰膝痛、跌打伤、鞘膜积液、蛇伤、皮肤疥癣。果：脾胃虚寒、心腹冷痛、胃痛、消化不良、胃肠功能紊乱、肠蠕动不安、糖尿病、肠炎、疝痛、湿痹。

用　　量：干根 5 钱 ~ 2 两。

用　　法：水煎服。

！ 使用注意

阴分不足无风湿者少用。食茱萸叶含有精油成分，树皮则含有木兰花碱。

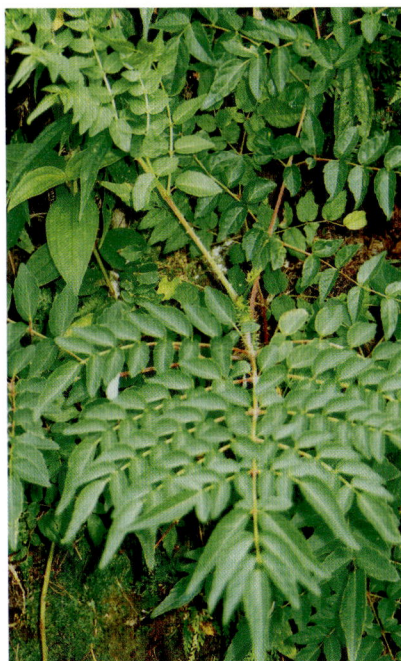

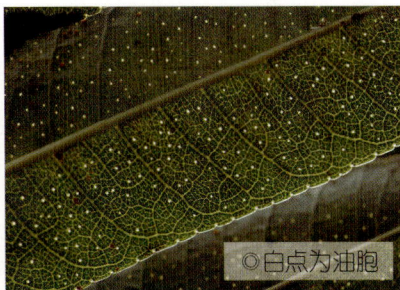

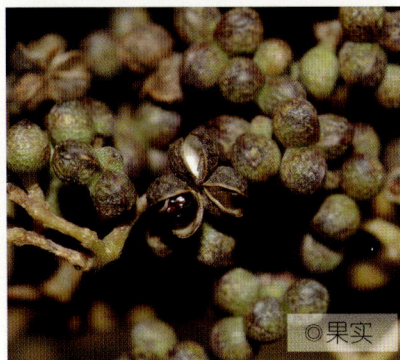

◎白点为油胞

◎果实

青草组成应用

打伤膏盲痛	**青草组成：** 食茱萸1两、阔苞菊1两、万点金1两、埔银头5钱、蚶壳草5钱、山马蹄5钱。 **用法：** 水4碗，酒4碗，煎3碗，加猪排骨4两，炖烂，分三次服。
麻痹症	**青草组成：** 食茱萸1两半、埔盐根1两、红药头1两、红水柳5钱、苍耳根5钱。 **用法：** 水3碗，酒3碗，煎2碗，分两次服。
腰痛	**青草组成：** 食茱萸1两、黄金桂5钱、牛乳埔1两、岗梅根2两、猪尾骨1条。 **用法：** 水4碗，酒4碗，煎3碗。加猪尾骨，炖烂，分三次服。
小便白浊	**青草组成：** 食茱萸根1两、白龙船根1两、山龙眼根1两、红骨掇鼻草头1两、白刺杏头1两、公猪小肚1个。 **用法：** 水4碗，酒4碗，煎2碗，加猪小肚炖烂，分两次服（或炖猪粉肠亦可）。

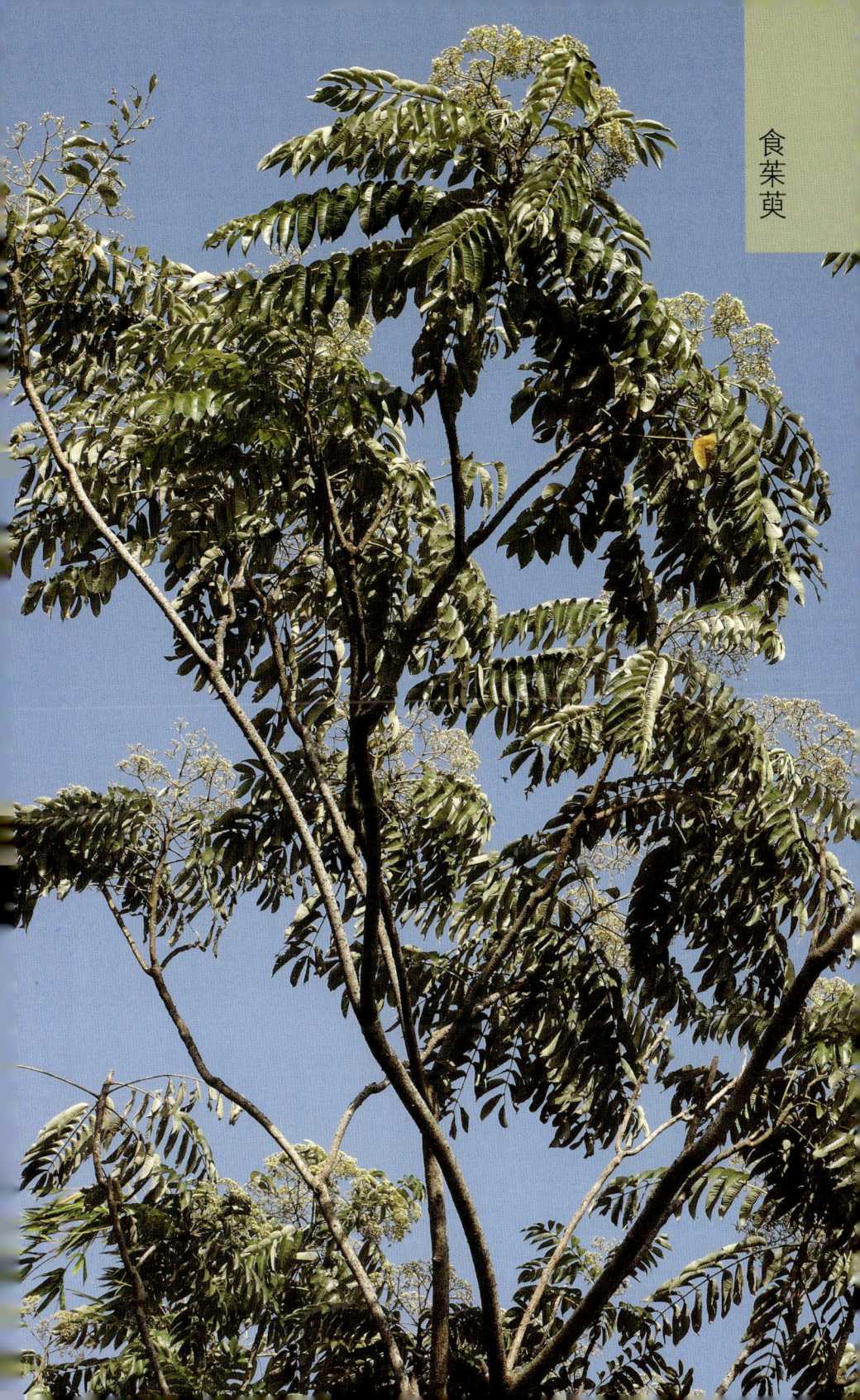

腰酸痛

青草组成:
食茱萸头1两、王不留行8钱、牛膝8钱、山稔根1两、杜仲5钱。

用法:
水4碗,酒4碗,加猪脊椎骨3节,猪尾骨1条,炖烂,分2~3次服。

头痛、
头风、
月内风、
四肢酸痛

青草组成:
食茱萸1两、软枝棺梧1两、倒吊风5钱、钩藤5钱、白埔姜5钱、艾头5钱、芙蓉头5钱、鸡屎藤5钱、红水柳5钱、红骨九层塔头5钱。

用法: 水4碗,酒4碗,煎3碗。加猪排骨4两,炖烂,分三次服。

脚风症

青草组成:
食茱萸5钱、软枝棺梧1两、黄金桂5钱、武靴藤1两、小金樱1两、埔银5钱、白鸡屎藤5钱、千斤拔5钱、土牛膝5钱。

用法:
水6碗,酒2碗,煎2碗,去渣。加公猪后脚蹄1节,早、晚饭前各服1碗。

筋骨伤痛

青草组成:
食茱萸1两、黄金桂1两、螺仔树5钱、千斤拔1两、刺桐皮1两、入石5克半、当归4钱、土鸡肉半斤(切块)。

用法:
水7碗煎3碗,去药渣。加鸡肉,炖烂,分三次服。连服3~7日。

跌打积伤

青草组成：
食茱萸1两、黄金桂5钱、埔盐根1两、马鞭草1两、鸡血藤5钱、小金英5钱。

用法：
水4碗，酒4碗，煎2碗，分两次服。

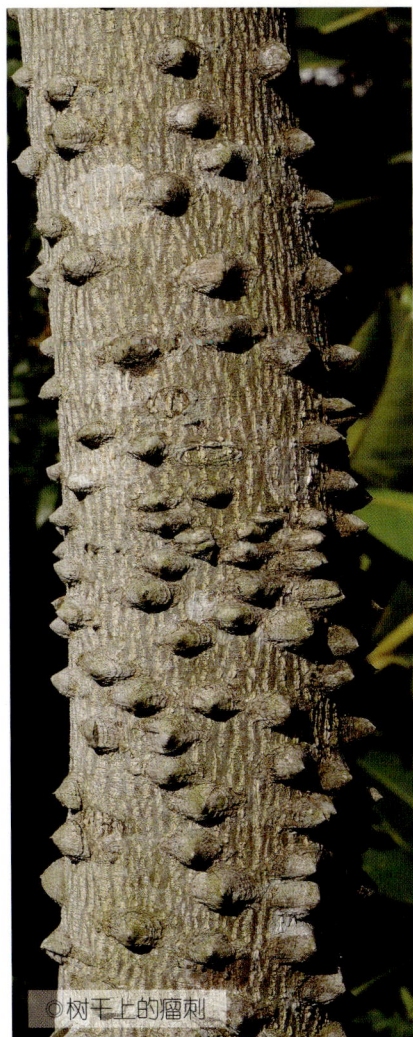
◎雌花

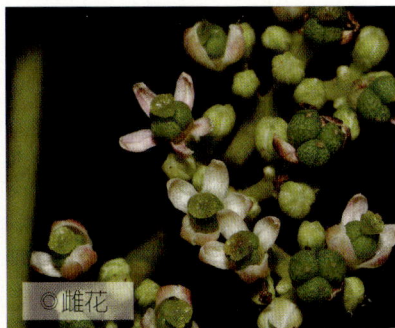
◎雄花

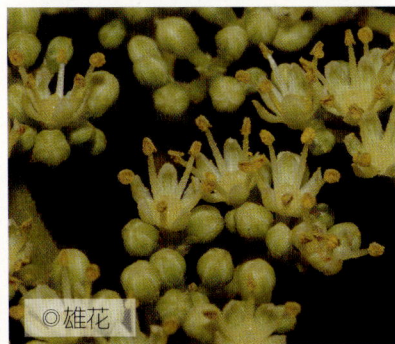

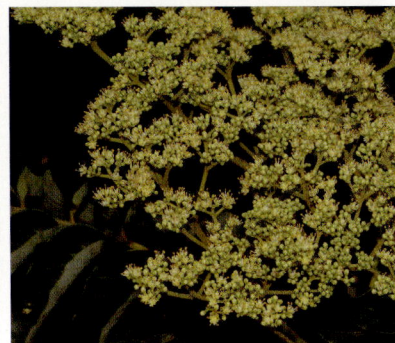
◎树干上的瘤刺

香椿 （根皮：清热燥湿，涩肠止泻，止带止血）
（果实：祛风，散寒，止痛）

科别： 楝科（Meliceae）

学名： *Toona sinensis* Juss.

英名： Chinese toona

别名： 椿白皮（香椿根二层皮）、白椿、椿、椿树、香椿树、香树、红椿、红椿树、大眼桐、春阳树、春芽树、椿甜树、猪椿、春尖、毛椿、椿芽、杶、椿芌树、櫄。

原 产 地： 中国华北以南各处。

分　　布： 中低海拔山区一般庭园栽培。全国各地均有分布。

形态特征： 多年生落叶性乔木，高可达20米。树干直立，侧枝少，树皮略白，全株具有特殊味道。偶数羽状复叶，互生，小叶7～9对，揉之有香味，卵状披针形或披针状长椭圆形，先端渐尖，疏细锯齿缘或近全缘，长9～18厘米，宽3～5厘米，叶柄红色，叶表面深绿色，叶背淡绿色。花期5～6月，花序为复聚伞花序，呈圆锥状排列，白色；花萼皿形，5裂，裂片卵形；花瓣5裂，长椭圆形，雄蕊5枚，花丝基部粗圆，着生于红色的花盘上。蒴果长椭圆形或倒卵形，长约2.5厘米，熟时五角状的中轴分离为5裂片，种子具翅，种翅生于种子上方。果实成熟时开裂如一朵干燥花，翅果会随风传播。

采 收 期： 秋季采树皮。除去粗皮，洗净，鲜用或晒干。

药用部分： 香椿皮（椿白皮）。根、叶、香椿子。

性味归经： 香椿皮：味苦、涩，性凉，有毒。入大肠、胃经。（入手、阳明经血分）。

香椿子：味辛、苦，性温。叶：味苦，性平，有毒。

功　　效：香椿皮：清热燥湿、涩肠、收敛止血、杀虫。香椿子：祛风、散寒、止痛。根：收敛、止血、止痛、涩肠。叶：清热解毒、消炎、驱虫。

主　　治：香椿皮：久痢、泄泻、便血、诸血症、崩漏、带下、小便白浊、遗精、疳积、蛔虫、月经不调、子宫出血、尿路感染、疮癣。香椿子：外感风寒、胃痛、疝气、胃溃疡、十二指肠溃疡、心胃痛、风湿关节痛。根：肝脏疾病、脾脏疾病、神经痛。叶：肠炎、下痢、子宫炎、尿道炎、疥疮、疔疽。

用　　量：根皮5钱～2两；果2～3钱。

用　　法：水煎服；晒干研细末，开水送服；水煎浓汁，外洗患处。

！使用注意

散见为素食者当蔬菜。椿白皮（树皮）含有川楝素、甾醇鞣质等成分。

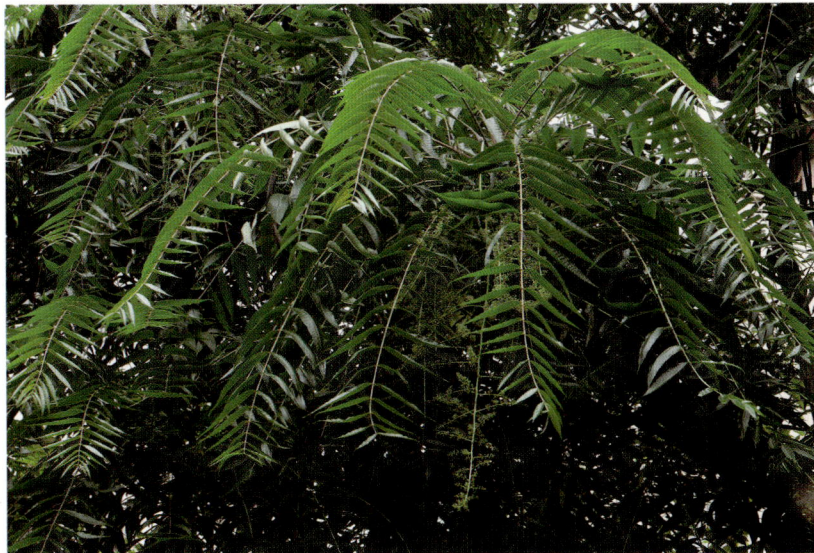

青草组成应用

妇女白带	**简方：** 香椿嫩心叶适量（切碎）、鸡蛋1个。 **用法：** 同鸡蛋煎食。
湿热白带	**青草组成：** 香椿根皮1两、黄柏3钱、白芍3钱、白芷2钱。 **用法：** 水煎两次服。
小便白浊、妇女白带	**简方：** 香椿根白皮2两。 **用法：** 水煎两次服。服5日。
血热引起月经过多症	**青草组成：** 香椿根皮1两、白芍3钱、黄柏3钱、龟板4钱。 **用法：** 水煎两次服。
痔疮出血症	**简方：** 香椿根二层皮2两、猪瘦肉2两。 **用法：** 加水共炖熟，吃肉饮汤。
大便出血	**青草组成：** 香椿根二层皮3两、金银花1两、地榆炭1两。 **用法：** 三味药晒干，共研成细末，每次服2钱，开水送服。日服三次，服5日。

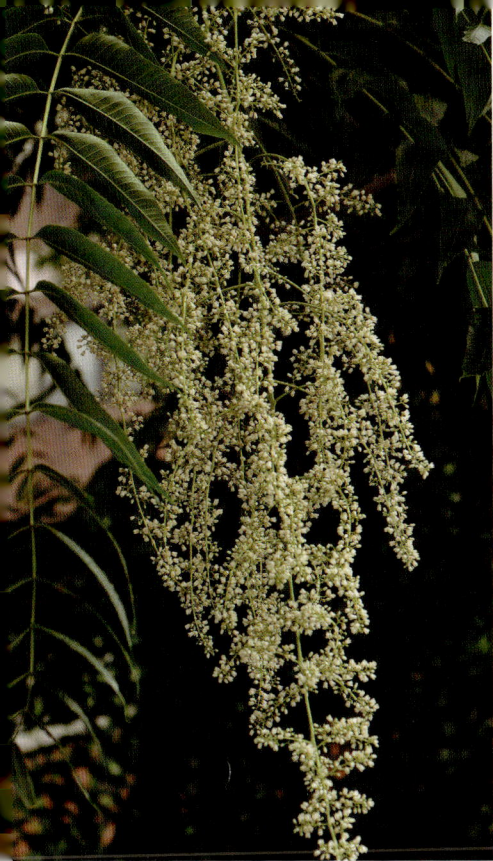
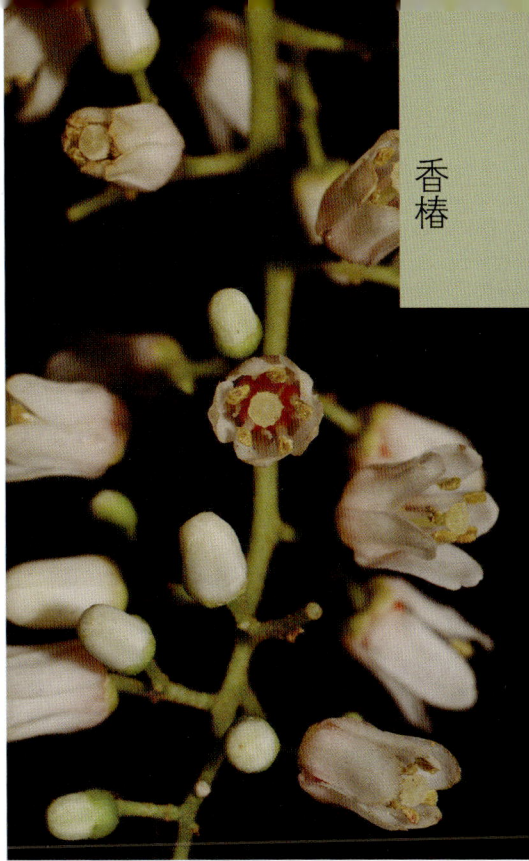

香椿

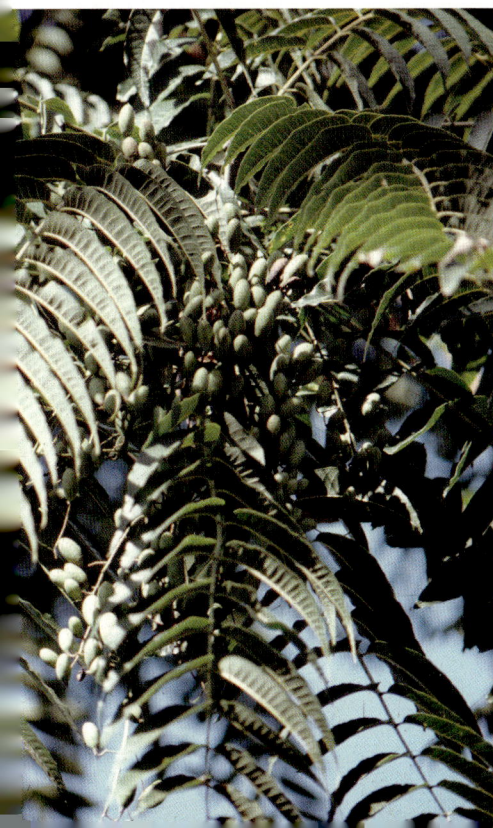
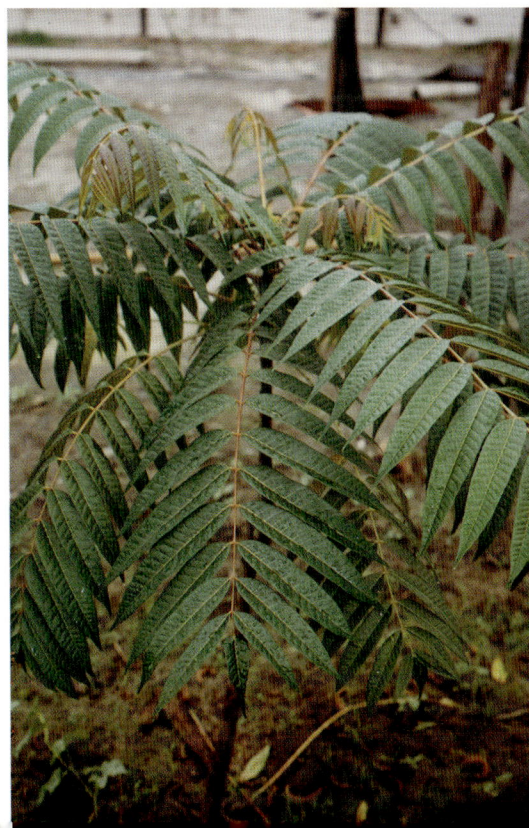

| 胃溃疡出血、十二指肠溃疡 | 简方：
香椿根皮 1 两、白煮饭花头 2 两。 |
| | 用法：
水煎两次服，服 5～7 日；或炖猪瘦肉服。 |

| 小肠气（疝气痛） | 简方：
香椿子 5 钱、小茴香 2 钱、橘核 3 钱。 |
| | 用法：
水煎服。日服两次。 |

| 食积腹泻 | 简方：
香椿根二层皮 1 两、神曲 5 钱、滑石 3 钱。 |
| | 用法：
水 3 碗煎 1 碗服。 |

| 风湿性关节炎、关节冷痛者 | 简方：
香椿树花果 3 钱、猪瘦肉 1 两。 |
| | 用法：
加水适量，共炖熟食用。吃猪肉饮汤。 |

| 妇女白带 | 简方：
香椿根二层皮 5 钱、金樱根 5 钱、白果 3 钱、鲜鱼腥草 1 两（后下煎 10 分钟）。 |
| | 用法：
水 5 碗煎 2 碗，早、晚饭前各服 1 碗。 |

| 风湿关节痛、疝气痛 | 简方：
香椿子 5 钱、猪瘦肉 2 两。 |
| | 用法：
共炖服。 |

赤白痢疾

简方：鲜香椿叶 2 ~ 4 两、白糖或红糖各适量。

用法：将香椿叶，加水 5 碗，煎 2 碗，去渣。赤痢冲白糖服，白痢冲红糖服（或不加糖亦可）。分两次服。

妇女月经不调、产后出血症

简方：
香椿树皮（根）1 两。

用法：水 3 碗煎 1 碗服，一日煎两次。

气滞胃痛

青草组成：
椿白皮 1 两、猫尾射 1 两半、桂花根 1 两、香圆根 1 两半、梅树皮 1 两、雷公根 1 两。

用法：
水煎去渣。加猪肚 1 个，炖烂，分 2 ~ 3 次服（单方：椿白皮 2 两，水煎服）。

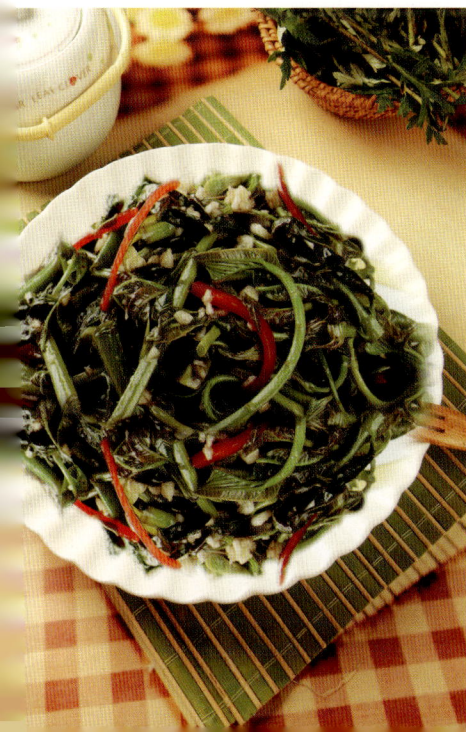

凉拌香椿

◎ **原料** 香椿 200 克，红椒丝、蒜末各少许

◎ **调料** 盐 3 克，味精 2 克，白糖 2 克，陈醋 20 毫升，芝麻油 10 毫升，食用油适量。

◎ **做法**

1. 将香椿嫩茎、嫩叶汆水煮熟。
2. 将香椿盛入碗中，加入蒜末、红椒丝、盐、味精、白糖、陈醋、适量芝麻油拌匀即可。

香茅 （祛风除湿，散瘀血，消肿止痛，行气宽中，祛痰止咳）

科别：禾本科（Gramineae）

学名：*Cymbopogon citratus*（DC.）stapf

英名：Lcmongrass，Nardus lemongrass

别名：香草、香巴茅、柠檬茅、香茅草、芸香草、枫茅、香茅、香水茅、亚香茅、精香茅。

原 产 地：热带及亚热带地区。

分　　布：我国华南、西南、福建、台湾地区有栽培。

形态特征：多年生草本植物，具有柠檬香气。植株具多数分蘖而呈丛生状，每丛直径最高可达约 2 米，叶片宽条形，抱茎生长，长度可达 1 米，宽 1.5 ~ 3.0 厘米。叶片两面粗糙呈灰白色，叶鞘光滑，叶舌厚，鳞片状。叶缘多具锯齿状，易伤人，触摸时须小心。茎秆颜色多呈淡绿至中绿，茎秆节间常见蜡粉。6 ~ 11 月间开花，松散的圆锥花序由具多节而成对的总状花序组成，总状花序有 4 个节，穗轴节间生有长柔毛，每对总状花序承托以舟形、鞘状的总苞；小穗无芒，无柄小穗两性，有梗小穗呈紫色。

采 收 期：全年采集根和全草。洗净，根切片，晒干。

药用部分：全草、根。

性味归经：味辛、苦，性温。有小毒。

功　　效：根：止咳平喘、化痰、疏风解表、散寒利湿。

主　　治：跌打肿痛、头痛、胃痛、胃肠胀痛、月经不调、产后水肿、感冒发烧、气管炎、喘咳气急、咳嗽、咽喉痛、风湿痹痛、脚气痛、跌打伤、腹泻、糖尿病、外用洗皮肤病。

用　　量：干品 3 ~ 5 钱；鲜品 5 钱 ~ 1 两。

用　　法：水煎服；捣烂外敷；水煮待温凉后洗浴。

！使用注意

阴虚火燥者忌服。

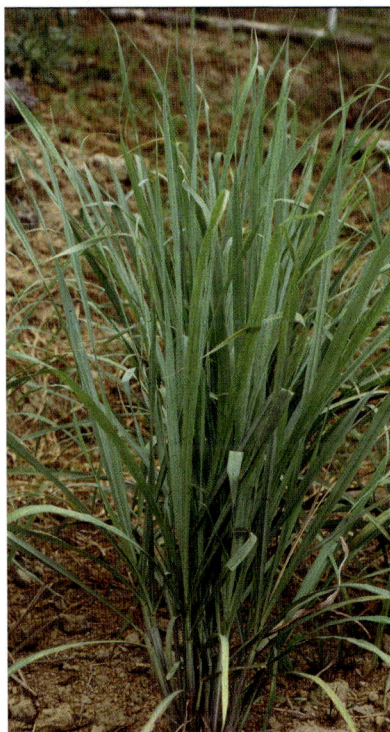

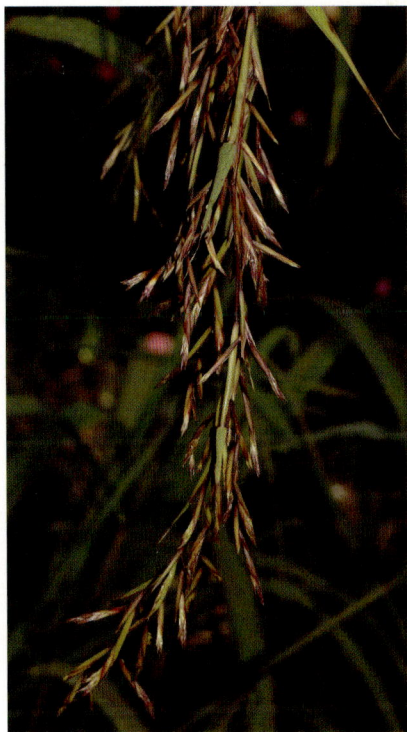

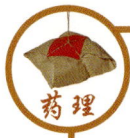

药理　芸香油和胡椒酮对动物试验有平喘、止咳作用，对离体气管平滑肌有舒张作用，对金黄色葡萄球菌、肺炎球菌和链球菌等均有抑制作用。

青草组成应用

感冒、咳喘、胸腹胀痛	**单方：** 香茅4～8钱。
	用法： 水3碗煎1碗，渣以2碗水煎8分，两次煎液混合，早、晚饭后各服一次。

头风痛	**单方：** 鲜香茅1两、鸡头1个。
	用法： 鲜香茅用清水洗净，共炖鸡头服。

风湿痹痛、风湿腰痛	**青草组成：** 香茅5钱、山粉圆根5钱、白马屎5钱、狗脊4钱、杜仲3钱、过山香5钱、猪尾椎骨1条。
	用法： 水6碗煎2碗，去渣。加猪尾骨炖，早、晚各服一次。

胃痛、跌打损伤	**单方：** 鲜香茅1两、鸡肉2两。
	用法： 水4碗煎1碗，第二次煎，水3碗煎8分，两次煎液混合，加鸡肉炖熟，分两次服。

体虚咳嗽	**单方：** 香茅全草6钱。
	用法： 水3碗煎8分，渣以水2碗半煎8分，两次煎液混合，早、晚各服一次。

寒湿、风湿全身痛	**单方：** 鲜香茅全草10两。
	用法： 加入水盖过药草面，煮沸待温凉后洗浴。

心气痛、肺结核	**单方：** 鲜香茅全草5钱。
	用法： 水煎两次服。

筋骨扭伤疼痛	**青草组成:** 鲜香茅 5 钱、鲜艾草 5 钱、鲜接骨木 5 钱、鲜臭川芎 5 钱、米酒适量。 **用法:** 共捣烂,加米酒炒热,包敷患处。
消渴症、糖尿病	**青草组成:** 香茅 5 钱、番石榴叶 3 钱、尤加利叶 3 钱、红豆杉根 2 钱、白马齿苋 5 钱、麦冬 3 钱。 **用法:** 水 5 碗煎 2 碗,分两次服。
全身疼痛	**简方:** 香茅 6 两～ 12 两。 **用法:** 煮水沐浴(高血压患者勿用)。 **适应症:** 本方适用于风、寒、湿引起的全身痛者使用。
蚊虫咬	**单方:** 提炼的香茅油 1 小瓶备用。 **用法:** 将香茅油抹擦蚊虫咬处。
感冒、喘咳、胸腹胀痛、风湿痹痛	**单方:** 香茅草 3 ～ 8 钱。 **用法:** 水煎服。
心胃气痛	**简方:** 香茅 8 钱、良姜 3 钱、香附 3 钱、鱼腥草 3 钱。 **用法:** 水煎服。
跌打肿痛	**简方:** 鲜香茅 1 两、鲜石胡荽 1 两、鲜韭菜根 1 两。 **用法:** 共捣烂,外敷患处。

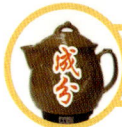

成分 香茅草含有挥发油,主要成分为胡椒酮。

香花菜 （祛风寒，行气健胃）

科别：唇形科（Labiatae）

学名：Mentha spicata L.

英名：Spearmint

别名：洋薄荷、绿薄荷、辣薄荷、青薄荷、鱼香菜、留兰香、香薄荷、荷兰薄荷。

原 产 地：欧亚大陆、非洲。

分　　布：全国普遍栽培。

形态特征：多年生草本，株高可达80厘米。根茎蔓延，茎方形，多分枝，呈紫色或深绿色。叶对生，无柄，披针形至椭圆状披针形，长1～6厘米，宽0.3～1.7厘米，先端渐尖或急尖，基部圆形或楔形，边缘有疏锯齿，两面均无毛，叶背有腺点，具芳香。花期7～8月，轮伞花序密生于茎顶端，苞片线形，有缘毛；花萼钟状，外面被短柔毛，具5齿，有缘毛；花冠紫色或白色，冠筒内面无毛环，有4裂片，上面的裂片较大；雄蕊4枚，伸出于冠筒外；花柱顶端2裂，伸出花冠筒外。果期8～9月，小坚果卵形，黑色，有微柔毛，细小，近球形。

采 收 期：全年可采。鲜用或阴干用。

药用部分：全草。

！ 使用注意

香花菜的气味较其他薄荷辛辣。

性味归经： 味辛、甘，性微温；入肺、胃、肝经。

功　　效： 全草：祛风寒、健胃止痛。茎叶：驱风、散热、发汗、健胃。

主　　治： 茎叶：伤风感冒、胃痛、胃痉挛、神经痛、目赤、子宫厥挛、咳嗽、妇女经痛。外用：疮疖、跌打肿痛。

用　　量： 2～5钱。

用　　法： 水煎服。

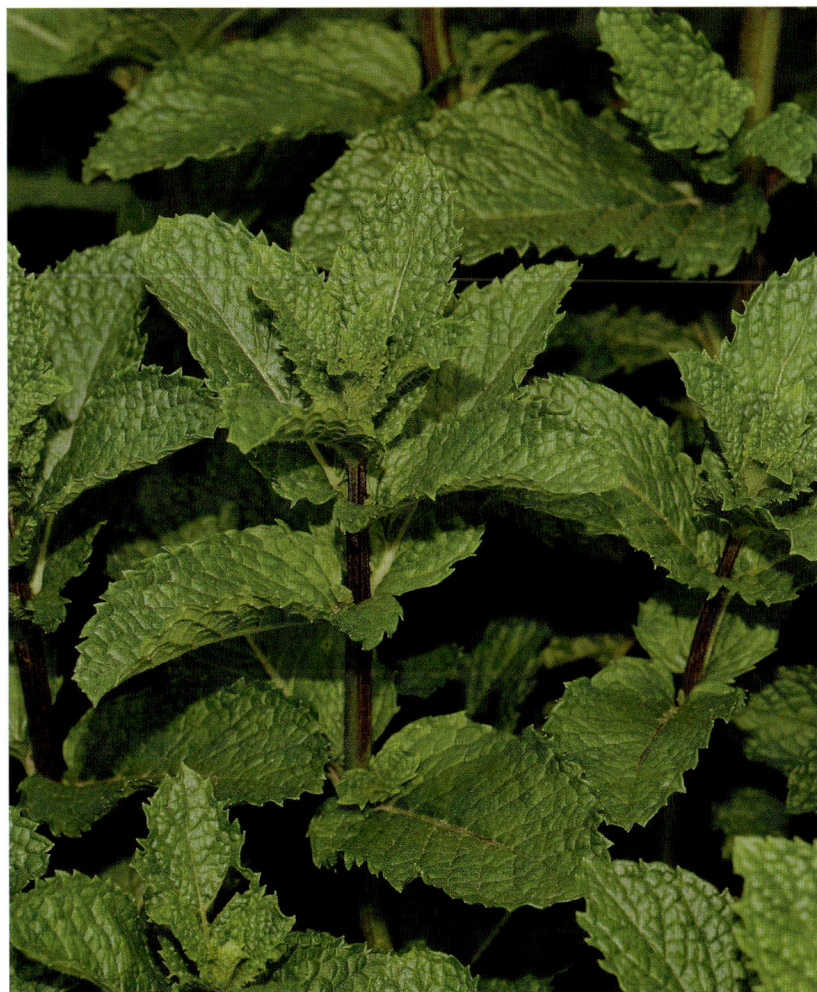

青草组成应用

暑日百草茶

青草组成：

香花菜2钱、水丁香5钱、凤尾草5钱、伤寒草5钱、蚶壳草5钱、鱼腥草5钱、黑糖适量。

用法：

先将上药洗净，加水8碗煎3碗，去渣。调黑糖适量，溶化后，放进水箱冷藏，当饮料喝。

备注：香花菜后下，焖5～10分钟即可，勿久煎。

胃痛、腹胀气

青草组成：

香花菜3钱、香圆根1两、桂花根1两、含壳草8钱、猫尾射8钱。

用法：

水8碗煎3碗，分三次服。

妇女经痛、头痛

简方：

鲜香花菜3钱、土鸡蛋1个。

用法：

将香花菜洗净，切碎，加入鸡蛋拌匀后煎食。

青草茶

青草组成：

香花菜2钱（后下煎）、仙草1两、凤尾草1两、黄花蜜菜1两、大本七层塔1两、桑枝1两。

用法： 水8碗煎3碗，去渣。加入冰糖溶化，待冷后放入冰箱冷藏，当饮料喝。

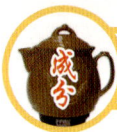

成分 全草含薄荷酮苷、胡椒酮苷，叶含黄酮体。

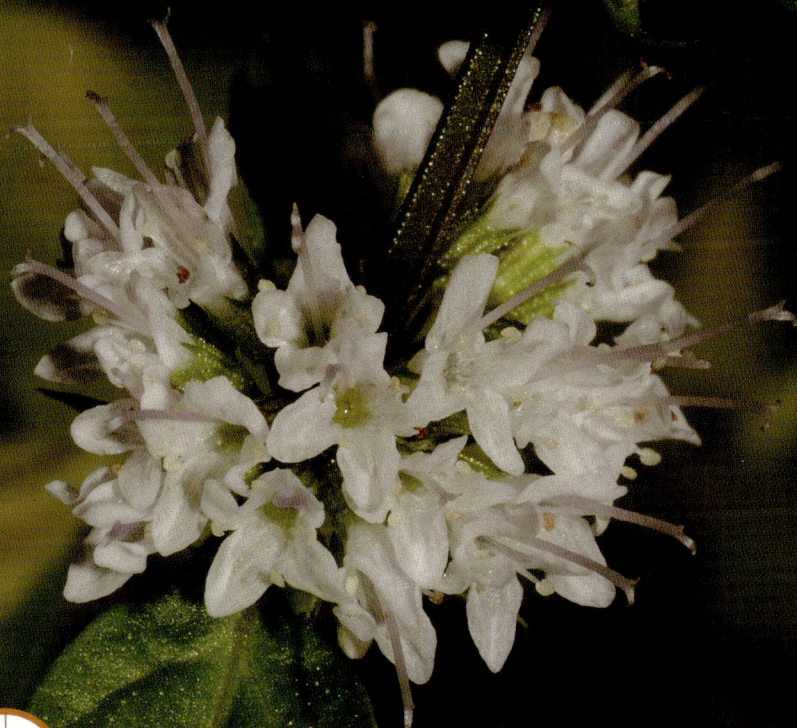

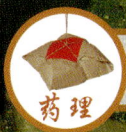

香花菜的叶有利胆、抗腮腺炎病毒的作用。

药理

鬼针草 （清热解毒，消炎消肿，活血散瘀）

科别：菊科（Asteraceae）

学名：*Bidens pilosa* L.

英名：Sticktght

别名：咸丰草、赤查某、虾公铗、同治草、南风草、黄花赤查某、小白花鬼针、南方草、刺针草、赤查某仔、符因头、小白花、白花婆婆针、针刺草、黏身草、婆婆针、一包针、跟人走、钢叉草、羞查某、刺查某、含风草、盲肠草、肝炎草。

原 产 地：全球热带与亚热带地区。

分　　布：分布广泛，在海拔 2,500 米以下的山区、原野、路旁均可见到它的踪影。

形态特征：一年生草本植物，株高 30 ~ 100 厘米。茎直立，方形，分枝多，茎节常带淡紫色。单叶对生，有柄，羽状复叶，叶长 3 ~ 6 厘米，裂片 3 ~ 5 枚，卵状椭圆形锯齿缘，叶尖锐形。头状花序顶生或腋生，呈伞房状排列；周边舌状花 5 ~ 8 朵，白色，花瓣先端倒阔卵形，浅 3 裂，基部狭窄，呈窄管状；中央管状花，黄色，大约有 50 朵。瘦果线形，黑褐色，具 4 棱，上部具 2 ~ 3 条生着逆刺的宿存萼。

采 收 期：全年可采，春至秋季采茎叶（开花前采割，洗净，晒干备用）。

药用部分：全草。

性味归经：味甘、淡，性凉（平）；入肝、肾、胃经。

功　　效：全草：解热、利尿、退癀、祛瘀血、生肌拔脓。

主　　治：肝炎、肾炎、胃肠炎、咽喉肿痛、糖尿病、肠炎、盲肠炎、黄疸、肝硬化、胃癌、食道癌、感冒、偏头痛、小儿发烧、慢性溃疡、跌打扭伤、痔疮、子宫炎。

用　　量：干品5钱～2两。

用　　法：水煎服；捣烂外敷。

！使用注意

尚有同属菊科植物，复三叶鬼针草与细裂鬼针草，叶形状与本图片的品种稍有差别，但效用大致相同，可入药。

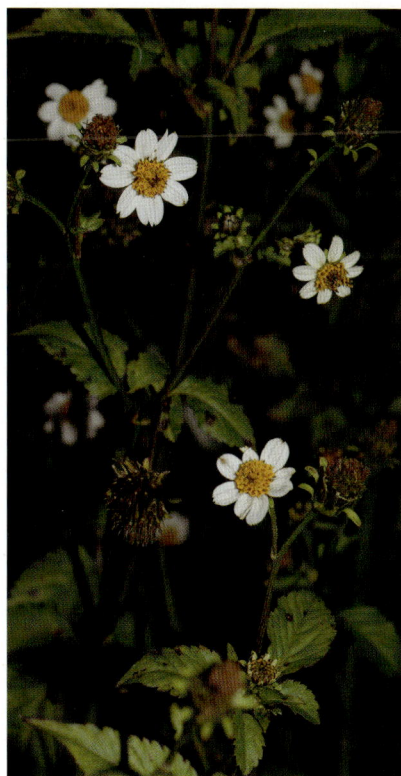

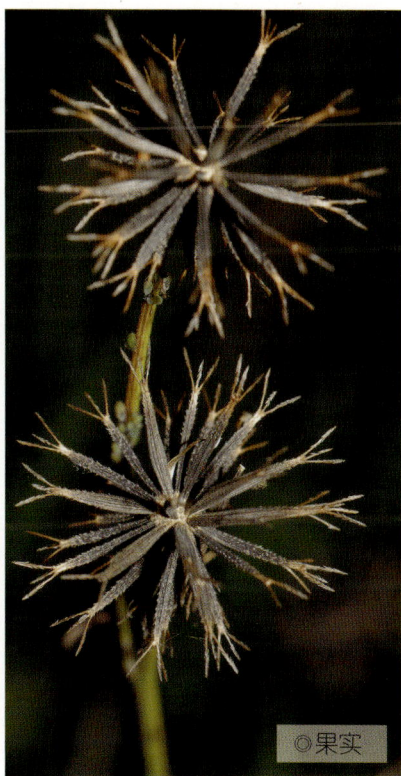

◎果实

青草组成应用

慢性支气管炎

青草组成：
鬼针草 5 钱、山粉圆根 3 钱、枇杷叶 3 钱（去毛）、百部 3 钱、陈皮 2 钱。

用法：水 4 碗煎 1 碗，渣以水 3 碗煎 1 碗，两次煎汤混合，早、晚饭后各服 1 碗。

中暑小便涩痛

青草组成：
鬼针草头 1 两、玉米须 1 两、金丝草 1 两、车前草 5 钱、淡竹叶 5 钱、黑糖 1 两。

用法：
水 8 碗，煎 3 碗，去药渣。加黑糖炖 5 分钟，溶化调匀当茶饮。

尿道炎、膀胱炎

青草组成：
鬼针草头 1 两、金丝草 1 两、黄花蜜菜 1 两、鱼腥草 5 钱、车前草 5 钱。

用法：水 6 碗煎 2 碗，去药渣，分两次服。

偏头痛

简方：
鬼针草头 1 两、珍珠母 5 钱（蚌壳）、红枣 3 粒。

用法：
水 5 碗煎 2 碗。早、晚饭后各服 1 碗。

感冒发热、咽喉肿痛

简方：
鬼针草 1 两、蒲公英 5 钱、白马蜈蚣草 5 钱。

用法：水 5 碗煎 2 碗，分两次服。

一般毒蛇咬伤

青草组成：
鲜鬼针草 5 钱、鲜文殊兰 5 钱、鲜半边莲 5 钱。

用法：
共捣烂，外敷伤口周围，一日换两次药。

身体虚弱、肾虚腰酸	简方：鬼针草根2两、红枣8钱。 用法：水5碗煎2碗，早、晚饭后各服1碗。
急性单纯性阑尾炎	简方：鬼针草2两、半边莲1两。 用法：水煎浓汁服。
肝炎	青草组成： 鬼针草1两、黄水茄1两、六角英1两、甜珠仔草1两、杠香藤1两、七层塔1两。 用法：水8碗煎3碗，当茶饮。
B型肝炎	青草组成： 鬼针草1两、苦蘵1两、木香藤1两、龙葵根1两、黄水茄1两、冰糖适量。 用法： 水8碗煎3碗，加冰糖溶化后，分三次服。
慢性盲肠炎	青草组成： 鬼针草头2两、枸杞根1两、凤尾草1两、艾头1两、食盐少许。 用法： 水8碗煎2碗，加食盐调服，分两次服。
胃出血、肠出血	青草组成： 鬼针草5钱、白茅根1两、仙鹤草5钱、旱莲草5钱、桑叶1两、紫茉莉花根1两。 用法：水6碗煎1碗，早、晚饭后各服1碗。
疯狗咬伤	简方：鲜鬼针草1两、鸡蛋1个（去蛋黄）。 用法： 将鲜鬼针草捣烂，加鸡蛋白捣敷伤处。

重阳木

（根：补血益肾，行气利尿）
（皮、枝叶：祛风活血，行血消肿）

科别：大戟科（Euphorbiaceae）
学名：*Bischofia javanica* Blume.
英名：Bischofia
别名：茄冬、茄冬树、加冬、佳冬、红桐、秋枫树、乌阳、胡杨、秋风木、丢了棒。

原 产 地：中国。

分　　布：广泛分布于全国海拔 1,500 米以下的山野或海边。

形态特征：为大型的半落叶性乔木，株高可达 30 ~ 40 米。树干粗糙不平，常有瘤状凸起。叶互生，具长柄，为三出复叶，小叶缘有锯齿，表面平滑，新叶红色。花期 3 ~ 4 月，雌雄异株，圆锥花序，腋生，花小，淡黄绿色，无花瓣，丛生于枝条的末端；雄花序多分枝，萼片 5 枚，雄蕊 5 枚。雌花序分枝较少，萼片卵形，具雌蕊 1 枚，花柱 3 ~ 4 歧。果期 8 月至翌年 3 月，浆果球形，径 0.8 ~ 1.5 厘米，未成熟时是青绿色，成熟时则为褐色；内有种子 3 ~ 4 枚。

采 收 期：全年可采集。6 ~ 10 月间采树皮，洗净，晒干。

药用部分：叶、根、皮、果实。

性味归经：味辛、苦、涩，性凉（微温）；入肝、肺、胃、肾、肠经。

功　　效：根：养血、补血、滋肾、利尿。皮：祛风行气、活血、消肿败毒、平喘。叶：解热消炎。果实：强壮剂、治糖尿病。

主　　治：根：治胃病、肺炎、感冒、助发育、滋肾水、遗精、
　　　　　补血、红白痢。皮：治风湿性关节炎、肺炎、气血
　　　　　郁结、腹痛、哮喘。叶：治肺炎、传染性肝炎、咽
　　　　　喉炎、小儿发育不全、漆毒、痈疽疮疡。果实：治
　　　　　膀胱炎、强壮剂。

用　　量：根 5 钱～2 两；皮 3 钱～1 两；叶 5 钱～2 两。

用　　法：水煎服；嫩心叶绞汁服。

！使用注意

便秘者少用。

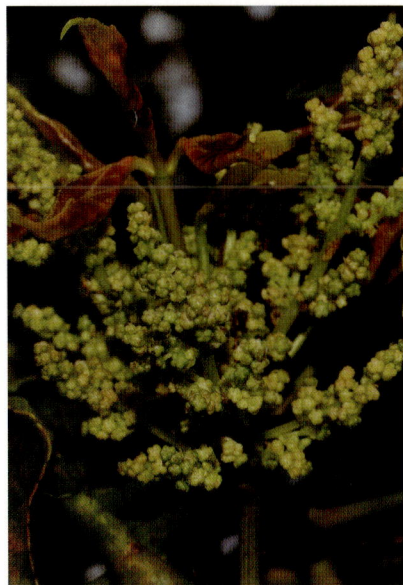

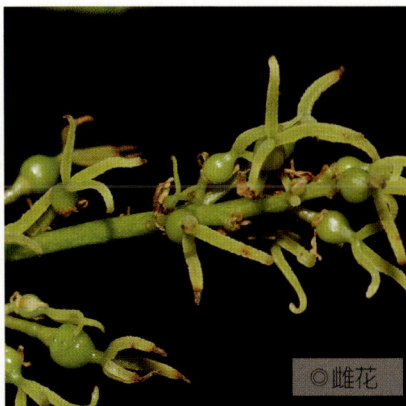

◎雌花

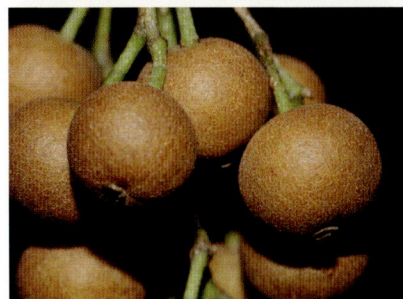

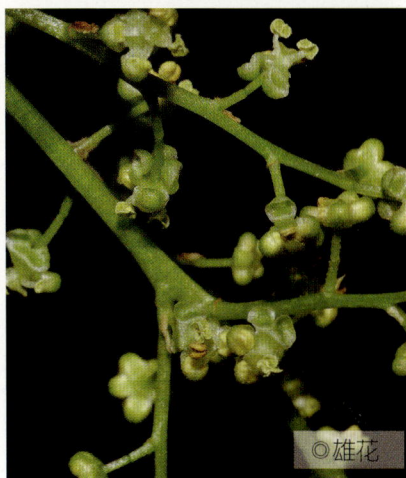

◎雄花

青草组成应用

肺炎

青草组成：
重阳木根1两半、山瑞香1两、甜珠仔草1两、
六月雪1两。

用法：
水8碗煎2碗，分两次服。

去伤解郁

青草组成：
重阳木根2两、甜珠仔草2两。

用法：
水6碗煎1碗半，加酒半碗炖猪排骨4两，分两
次服。

小儿发育迟缓（民间常用方）

简方：
鲜重阳木叶（红骨）2两、土鸡一只（1～2斤重）。

用法：
先将土鸡去内脏和五尖，将重阳木叶洗净后塞入
鸡腹内，鸡肉搓少许食盐，不可太多，以免太咸。
再将鸡放进电饭煲内锅中，外锅加上适量的水，
炖烂，分次服。三天服一次。

胃病、胃痛

青草组成：
重阳木根1两、桂花根8钱、牛乳埔1两、鸡香
藤5钱、白橄榄根1两、抹草头5钱。

用法：
水5碗，酒3碗，加猪排骨5两，炖熟，分2～
3次服。

消渴症（糖尿病）

简方：
重阳木树果实2两、土鸡肉5两。

用法：
共炖服，饮汤吃肉。

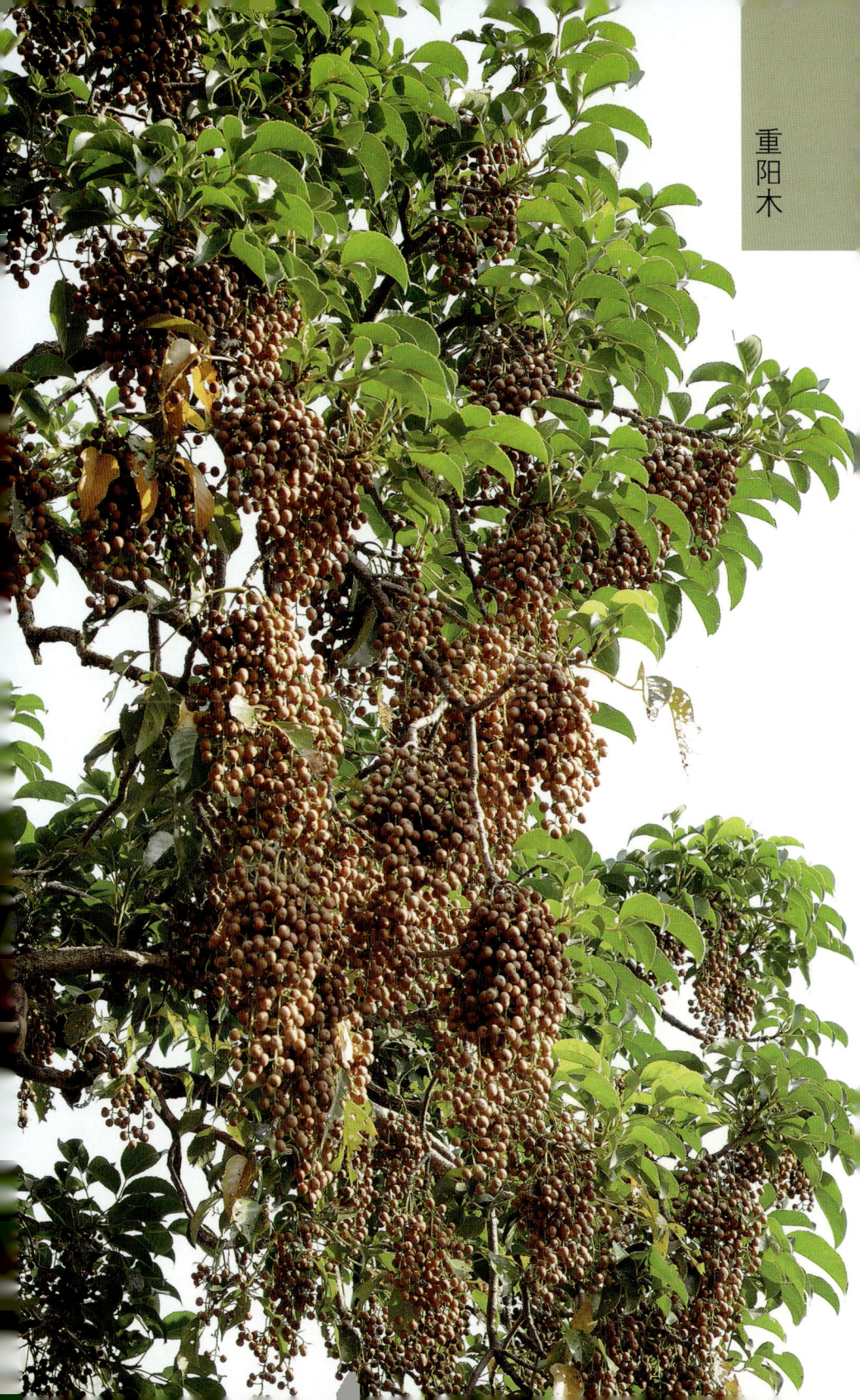

胃酸過多、消化不良、胃炎

简方：
红骨重阳木根 4 两、食用白醋少许、猪肝 4 两。

用法：
水 6 碗，加食醋少许，和猪肝共炖烂，分两次服。连服 3 ～ 7 日。

感冒发热

青草组成：
重阳木根 1 两、苦藤 5 钱、龙葵 5 钱、桑叶 5 钱、水蜈蚣草 1 两、遍地锦 1 两、冰糖 1 两。

用法：
水 8 碗煎 3 碗，去渣。加冰糖炖溶化后，分三次服。

无名肿毒、痈疽

简方：
鲜重阳木叶 1 两、鲜木芙蓉叶 1 两、蜂蜜少许。

用法：
先将两味药洗净，捣烂，调蜂蜜，外敷患处。或调鸡蛋白亦可。或单用鲜重阳木叶捣烂，外敷患处。

养肺方

简方：
重阳木叶 1 两、猪肺 3 两、食盐少许。

用法：
先将重阳木叶洗净，盖在猪肺上，再掺食盐少许，置于盘上蒸熟服。

肺炎、发高烧

简方：
重阳木嫩心适量、蜂蜜适量、食盐少许。

用法：
将重阳木嫩心洗净，绞汁，调蜜和食盐服。

风湿性骨关节痛	**青草组成：** 红重阳木皮 1 两、白肉穿山龙 5 钱、榼梧头 1 两、两面针 5 钱、黄金桂 5 钱、五龙兰 5 钱。 **用法：** 水 4 碗，酒 4 碗，煎 2 碗，去渣。加猪尾骨 1 条，炖烂，分两次服。
發育不良、瘦弱	**青草组成：** 红骨重阳木根 2 两、红骨九层塔根 2 两、茜草 8 钱、虎杖 8 钱、鸡香藤 8 钱。 **用法：** 水 8 碗煎 3 碗，加番母鸭肉 5 两，炖熟分次服。适用于 10～15 岁发育期间。
尿毒症	**简方：** 鲜重阳木嫩心 8 两、鲜金线莲 8 钱。 **用法：** 将两药洗净，绞汁约半碗至 8 分碗，10 分钟内喝完。
小儿喉咙痛发烧	**简方：** 鲜重阳木心叶 1 两、蜂蜜少许。 **用法：** 捣汁调蜂蜜，频频服之，即可退烧。

枸杞 （根皮：清热凉血，清虚热，清肺热）（叶：清热止渴，祛风明目）（枸杞子：滋阴补肾，祛风明目）

科别：茄科（Solanaceae）

学名：*Lycium chinese* Mill.

英名：Chinese wolfberry，Matrimony vine

别名：土枸杞、地骨皮、枸棘、天精、地精、青精、明眼草、羊乳、仙杖、仙人杖、却老、却暑、地骨、苦杞、甜菜、地仙、地仙公、枸继、枸继子、杞忌、西王母杖、杞棘、地节、三青蔓、雪里珊瑚、赤宝、象柴、托庐等、枸棘子、甜菜子。

原 产 地：中国。

分　　布：生长于山坡、田埂，或丘陵地带。全国大部分地区有分布。

形态特征：落叶小灌木，株高 1 ~ 1.5 米。有小枝，先端呈刺状。单叶互生，数枚丛生于小枝的茎节上，长椭圆形，长 2 ~ 4 厘米，宽 1 ~ 2 厘米。花期 8 ~ 10 月，花腋生，单一或数朵簇生；花萼钟形；花冠钟形，径约 1 厘米，淡绯至紫色，先端 5 裂，裂瓣长卵形；雄蕊 5 枚，伸出花冠筒外；子房长圆形，花柱细，柱头头状。果期 10 ~ 12 月，浆果椭圆形，熟时呈橘红色至深红色；内含种子多数。

采 收 期：夏、秋果实成熟时采集，冬季采根。洗净，晒干备用。

药用部分：茎、根、果实、根皮（叶鲜用）。

性味归经：枸杞子：味甘、微酸，性平；入肝、肾经。

茎、地骨皮：味甘、微苦，性寒。入肺、肝、肾经。

叶：味苦、甘，性凉。

功　　效：枸杞子：滋补肝肾、益精明目、补虚、养筋骨。

　　　　　地骨皮：清虚热、清肺热、凉血、止咳。（清热凉血）

　　　　　叶：清热止渴、祛风、明目、益肾、强筋骨（补虚益精）。

主　　治：枸杞子：肝肾阴虚、腰膝酸软、头昏晕、视物不清、多泪、虚咳、肝炎、糖尿病、体虚、遗精。

　　　　　地骨皮：肺热咳嗽、虚劳潮热、盗汗、高血压、糖尿病、阴虚口渴、诸血症、痈疮肿毒。

　　　　　枝叶：虚劳发热、糖尿病、慢性肝炎、视力减退、目赤昏痛、崩漏、带下、热疮肿毒。

用　　量：地骨皮3钱~1两；枸杞子3钱~1两；枝叶5钱~3两。

用　　法：枸杞子：水煎或冲泡服；嫩叶：炒蛋或煮汤。

！使用注意

根　皮：脾胃虚寒者忌服，虽有阴虚火旺症候，但兼食少且泄泻者，宜少剂量。

枸杞子：脾胃虚弱而时常腹泻者不宜，虚衰者服枸杞子须禁烟。

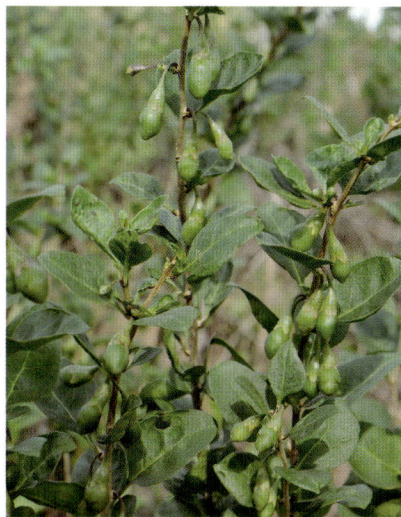

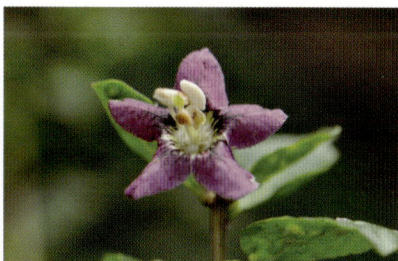

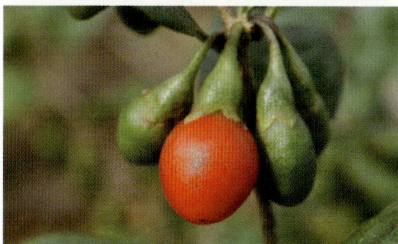

青草组成应用

肾虚耳鸣

青草组成：
枸杞4钱、骨碎补8钱、丹参5钱、胡桃仁2钱、黑芝麻5钱。

用法：
水煎两次，早、晚饭后半小时各服一次。

阴血不足、视力减退

简方：
枸杞3钱、女贞子6钱、菊花1钱。

用法：
水5碗煎1碗，渣水4碗煎8分，将两次煎汤混合，早、晚各服一次。

体虚、腰膝酸软

简方：
枸杞5钱、旱莲草5钱、女贞子8钱、桑椹5钱、刺五加皮5钱、牛膝3钱、杜仲5钱。

用法：
水4碗煎1碗，第二次煎，水3碗煎8分，将两次煎汤混合，早、晚各服一次。

肾虚腰痛

青草组成：枸杞根5钱、红骨掇鼻草头5钱、杜仲4钱、五加皮5钱、菟丝子5钱、桑寄生5钱、红骨蛇5钱。

用法：水5碗煎2碗，早、晚各服一次。连服10日（或鲜枸杞根11两，猪前脚1只，加水炖烂，吃肉饮汤）。

小儿瘦弱、行走乏力

青草组成：枸杞4钱、栗子3钱、猪排骨3两、盐或糖少许。

用法：加水共炖烂，分次服。

枸杞

虚劳发热	**青草组成：** 枸杞皮 5 钱、细叶沙参 4 钱、青蒿根 3 钱、鳖甲 2 钱。 **用法：** 水煎两次服。
肺结核潮热咳血	**青草组成：** 枸杞皮 5 钱、土枸杞子 5 钱、功劳叶 1 两。 **用法：** 水 5 碗煎 2 碗，早、晚各服 1 碗。
肺结核、潮热盗汗	**青草组成：** 枸杞皮 1 两、青蒿 5 钱、红枣 10 枚、鳖甲 1 两（青蒿又名香蒿，为菊科植物）。 **用法：** 水 5 碗煎 2 碗，饮汤吃红枣。
消渴症	**青草组成：** 枸杞皮 7 钱、鲜芦根 2 两、麦冬 5 钱。 **用法：** 水 5 碗煎 2 碗，早、晚各服 1 碗。（或随症加减用药）
妇女白带	**单方：** 鲜枸杞嫩叶适量、土鸡蛋 1 个。 **用法：** 将枸杞嫩叶洗净，炒鸡蛋吃。
夏季乏力、口渴	**简方：** 枸杞子 1 两、五味子 3 钱、麦冬 3 钱。 **用法：** 三味药捣碎，共冲泡开水服，分 3～5 次服。

肾虚、视力减退、目视模糊	**简方：** 枸杞子 1 两、猪瘦肉 2 两。 **用法：** 水 3 碗，共炖烂，分两次服。
目赤肿痛（结膜炎）	**青草组成：** 枸杞根 5 钱、野菊花 5 钱、紫花地丁 5 钱、甘草 5 克。 **用法：** 水 6 碗煎 3 碗，分三次服。
急性结膜炎	**单方：** 鲜枸杞嫩叶 2 两、鸡蛋 1 个。 **用法：** 将鲜枸杞嫩叶和鸡蛋，加些食盐和食用油，煮汤喝。
虚火牙痛	**简方：** 枸杞根 2 两、猪瘦肉 3 两。 **用法：** 水 5 碗，加猪瘦肉，炖烂，分次服。喝汤吃肉。
夜盲症	**简方：** 枸杞根 2 两、夜明砂 3 钱、猪肝 3 两。 **用法：** 水 4 碗煎 1 碗，药渣用水 3 碗煎 1 碗，两次煎液混合，加猪肝炖熟，分 2～3 次服。

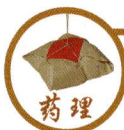

药理
(1)枸杞皮含生物碱和皂苷成分，有良好的降血糖和降血脂功能，血压偏低而心动过缓者不宜用。
(2)枸杞苗：味甘，性凉。能清热明目，除烦解渴。鲜品疗效优于干品。手足发冷而有虚喘者忌用。

阳气不足、腿脚无力疼痛	**简方:** 鲜枸杞嫩叶1斤、葱白15根、粳米1两半、羊腰子1对（切细）。 **用法:** 共煮粥，空腹时分次食之。
妊娠呕吐	**简方:** 枸杞子1两、黄芩3钱。 **用法:** 将两药放进瓷杯中，沸开水冲泡，频频饮之。
肝经有热、目赤涩痛	**青草组成:** 鲜枸杞苗1两、鲜车前草1两、鲜桑叶2两。 **用法:** 水6碗煎2碗，分两次服。

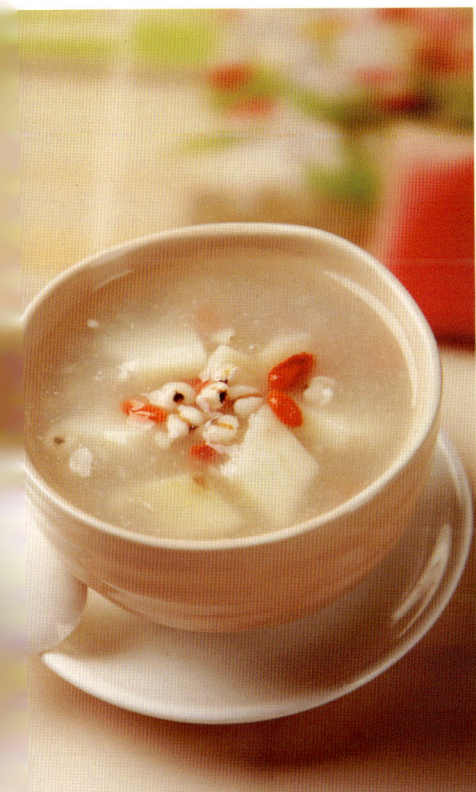

枸杞山药薏米羹

◎原料 山药50克，枸杞、薏米各适量

◎调料 白糖、水淀粉各少许

◎做法

1.锅中注入适量清水烧热，倒入薏米，用大火煮30分钟至薏米熟软。2.洗净去皮的山药对切开，再切成小块，倒入锅中。3.盖上盖子，煮10分钟至山药熟软。4.将枸杞、冰糖倒入，搅拌片刻使冰糖溶化。5.把调好的水淀粉倒入锅中，搅拌使糖水呈为稠状。6.将熬制好的羹汤盛出，装入碗中即可食用。

南蛇藤（祛风湿，活血通络，消肿止痛）

科别： 卫矛科（Celastraceae）

学名： *Celastrus orbiculatus* Thunb.

英名： Christmas oriental bitter sweet，Stem of oriental bittersweet

别名： 穿山龙、老牛筋、过山龙、过山风、光果南蛇藤、过山枫、挂廓鞭、香龙草、大南蛇、老龙皮、黄果藤、蔓性落双红、南蛇风、照叶蔓梅拟。

原 产 地： 中国。

分　　布： 全国中、高海拔山区以及人工栽培。

形态特征： 落叶性的藤本攀缘灌木，老株的茎长达 3～10 米。小枝圆柱形，灰褐色或暗揭色，有多数皮孔。单叶互生或轮生，叶柄长 1～2 厘米；叶片近圆形、宽倒卵形或长椭圆状倒卵形，长 2～12 厘米，宽 1.5～8 厘米，先端渐尖或短尖，边缘具钝锯齿。花期 4～5 月，雌雄异株；腋生的短聚伞花序，有花 5～7 朵，花小，淡黄绿色，花萼裂片 5，卵形；花瓣 5 枚，卵状长椭圆形，长 0.4～0.5 厘米；雌花具有雄蕊 5 枚，雌蕊 1 枚，子房上位，近球形，柱头 3 裂；雄花的雄蕊稍长，雌蕊退化。果熟期 10～11 月，蒴果球形，直径 0.6～0.8 厘米。成熟时从绿色变成亮黄色，蒴果 3 瓣，每瓣包含一个或两个棕色种子，密封在红色的果肉中；成熟后，黄色的外壳绽开并露出红色的假种皮。

采 收 期： 全年采根藤，夏季采叶，秋季采果，鲜用或晒干备用。

药用部分：全株、根、藤茎（全株有小毒）。

性味归经：根、藤：味辛，性温。果：味甘、苦，性平。叶：
　　　　　味苦，性平；入肝、肺经。

功　　效：根、藤：祛风湿、活血通路、消肿止痛、通经、强
　　　　　筋骨。叶：化瘀解毒。全株：散瘀、解毒。果：镇
　　　　　静安神。

主　　治：根、藤：风湿痹痛、肌肤麻木、关节屈伸不利、腰
　　　　　腿痛、瘀血阻滞、热痰咳、跌打伤。叶：跌打损
　　　　　伤、疔肿、蛇咬伤。果：心悸、神经衰弱。

用　　量：干根 5 钱 ~ 1 两，果 3 ~ 5 钱。

用　　法：水煎服；捣烂外敷。

！使用注意

孕妇禁用（南蛇藤种子含有脂肪油成分）。

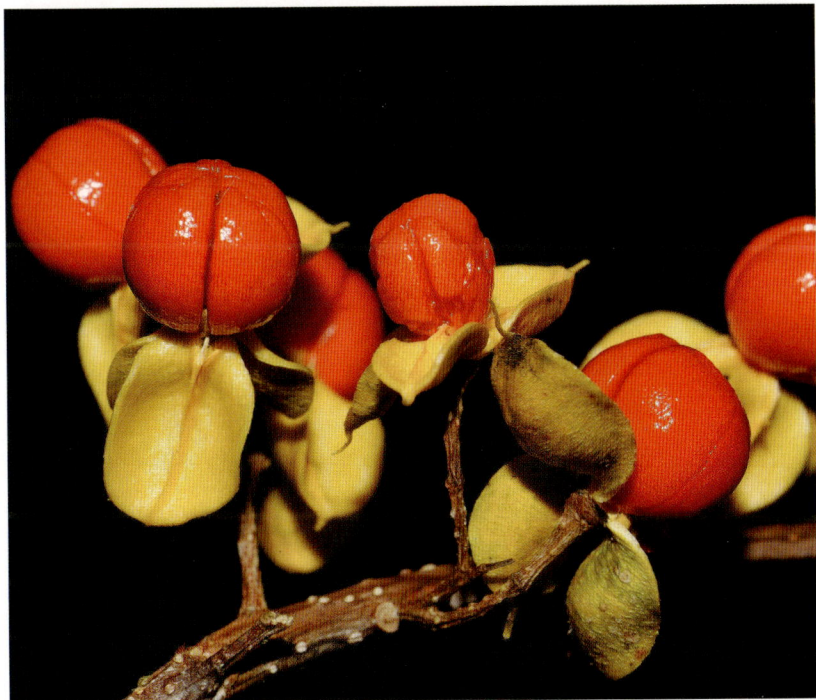

青草组成应用

风湿性关节炎	**青草组成：** 南蛇藤 3 钱、土杜仲 5 钱、一条根 5 钱、土牛膝 5 钱、五加皮 5 钱、威灵仙 3 钱。 **用法：** 水煎两次，去渣，加米酒适量冲服。早、晚各服一次。
痈肿恶疮 （外用方）	**青草组成：** 鲜南蛇藤 5 钱、鲜苎麻根 5 钱。 **用法：** 共捣烂，外敷患处。
疯疹块、 湿疹痒	**青草组成：** 鲜南蛇藤根 2 两、埔盐根 1 两。 **用法：** 水 6 碗煎 2 碗，分 2～3 次服。
皮肤溃疡	**青草组成：** 南蛇藤干根 1 两、两面针二层皮 1 两、琥珀粉末 5 分。 **用法：** 先将两味青草共研细末，与琥珀末一起调匀，每次撒少许于溃疡处。
脱肛	**青草组成：** 南蛇藤 8 钱、枳壳 5 钱、槐花花蕾（槐米）5 钱、猪大肠头 1 条。 **用法：** 加水共炖烂，去药渣。饮汤吃猪大肠头（或力佐药伴食。禁忌：孕妇忌服）。

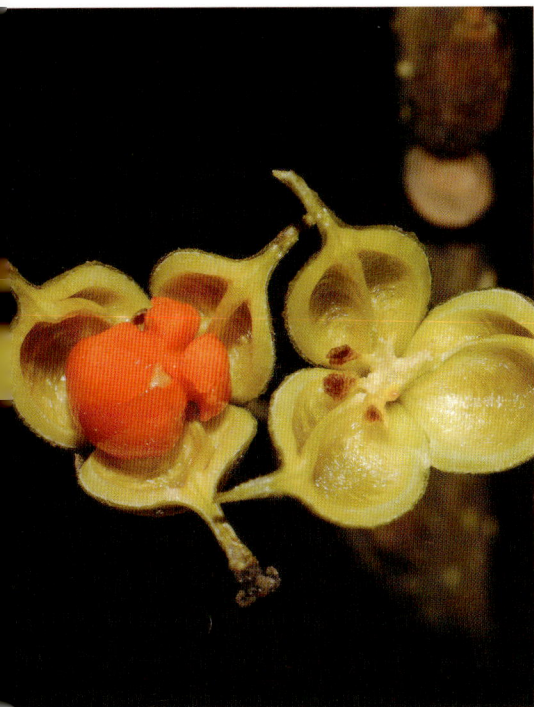
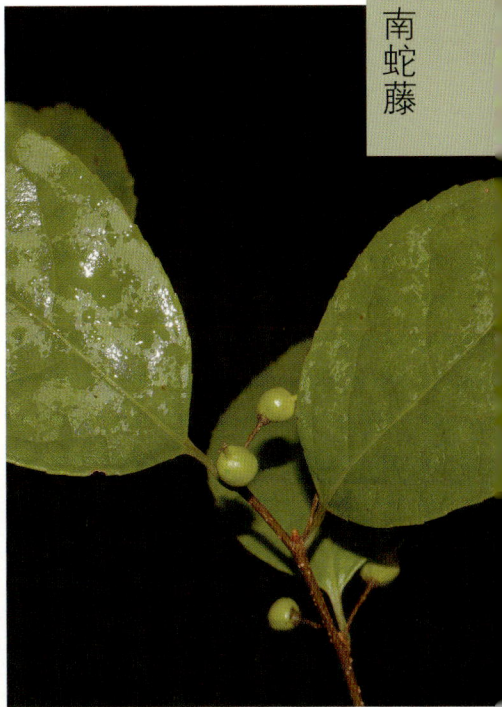

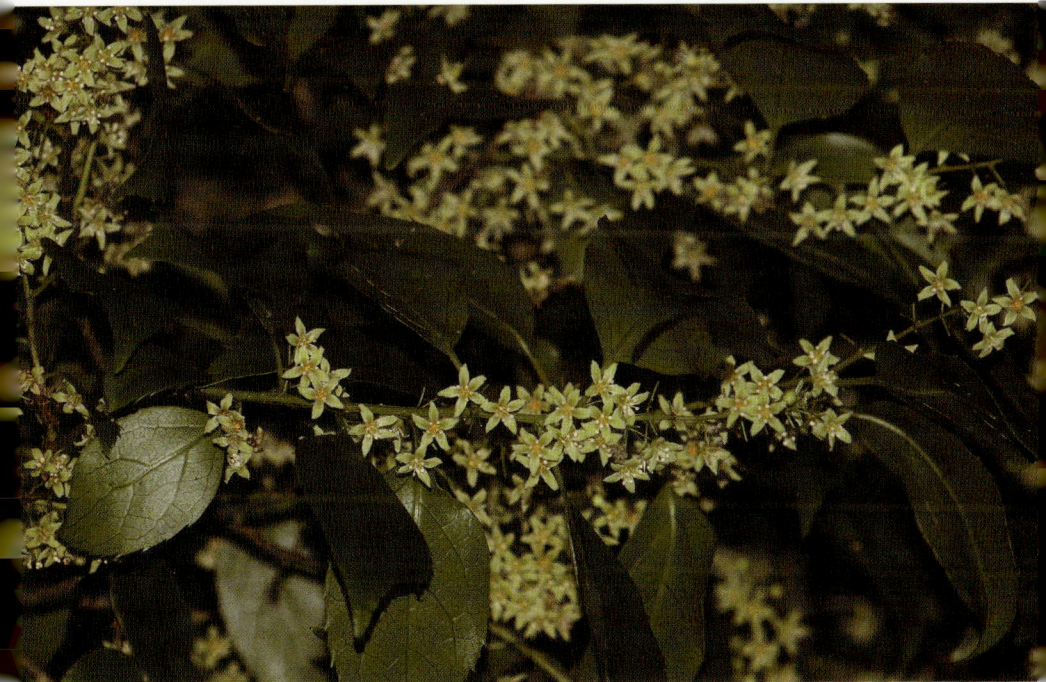

偏头痛	**单方：** 南蛇藤 5 钱、鸭蛋 1 个、鸡蛋 1 个。 **用法：** 先将南蛇藤加水 3 碗煎 30 分钟后，放入鸭蛋和鸡蛋，煮熟，饮汤吃蛋。
妇女经闭	**青草组成：** 南蛇藤 5 钱、金樱根 8 钱、佩兰 3 钱、益母草 5 钱、铁马鞭 1 两、艾草叶 2 钱。 **用法：**水 6 碗煎 2 碗，分两次服。服 3 ~ 5 日。
多发性脓肿	**青草组成：** 南蛇藤根 1 两、野菊花叶 5 钱。 **用法：** 水煎两次服。服 4 ~ 7 日。
痧胀呕吐、腹痛	**痧胀病症：** 夏季之间，因感受风寒暑湿之气，或因感受疫气、秽浊，而见身体寒热，头胸、腹或闷或胀或痛，或神昏喉痛，或上吐下泻，或腰如带束，或指甲青黑，或手足直硬麻木等一类病症。 **痧胀病因：** 因痧气胀塞胃肠，壅阻经络，故名痧胀（痧：又名痧气、痧胀）。痧者，疹之通称，有头粒如粟。 **青草组成：** 南蛇藤 5 钱、马兰根 5 钱、青木香 3 钱。 **用法：** 水 4 碗煎 1 碗，第二次煎，水 3 碗煎 8 分，两次煎汤混合，分两次服。

跌打损伤、四肢麻木、风湿痛、痢疾	**单方：** 南蛇藤 5 钱～ 1 两。
	用法： 水煎服。或随症加复方应用。

蛀骨

青草组成：
南蛇藤 2 两、鲎壳刺 1 两、小金樱 2 两、埔银二层皮 1 两、有骨消 1 两、山防风 2 两、猪瘦肉 4 两。

用法： 水 5 碗，酒 5 碗，煎 3 碗。加猪瘦肉，炖烂，分三次服。

脚酸软无力兼尿浊

青草组成：
南蛇藤 8 钱、软枝榄梧 5 钱、牛乳埔 1 两、黄金桂 5 钱、一条根 5 钱、小本山葡萄 1 两、红药头 5 钱、骨碎补 5 钱、白肉豆根 1 两、绶草 5 钱、白花虱母子根 5 钱、猪小肚 1 个。

用法：
水 10 碗煎 3 碗，加猪小肚，炖烂，三餐饭前各服一次。

毒蛇咬伤

外用：
南蛇藤 1 两、白酒少许、雄黄少许。

用法：
将南蛇藤捣烂加白酒，雄黄调敷伤处周围，暴露伤口使毒液流出。

内服：
南蛇藤 1 两。

用法：
水煎服。

南岭荛花 （清热解毒，祛风散瘀，利尿消肿）

科别：瑞香科（Thymelaeaceae）

学名：*Indica Wikstroemia*

英名：Indian stringbush，Indian wikstroemia

别名：埔银、地棉根、山棉皮、了哥王、九信草、蒲仑、山埔仑、埔仑、山埔银、九信药、山黄皮、九倍药、鸡仔麻、金腰带、贼仔裤带。

原 产 地：中国大陆、东南亚。宽约1厘米，全缘。春至夏开黄绿色花，顶生，数朵组成伞形花序或短总状花序；花萼管状，长约1厘米；花丝甚短；花盘上有3个线形的腺体，有鳞片4枚，通常两两合生；子房椭圆形，顶部被疏柔毛，柱头近球形，花柱极短。核果浆质，呈卵形，长约0.6厘米，熟时红色。花、果期以夏、秋季为主。

采 收 期：夏季采叶，春秋采根。洗净切片（经多次蒸晒去毒后备用，或九蒸九晒后用）。

药用部分：根、皮、叶（主用根或根的内皮）。

性味归经：全草：味苦、微辛，性寒，有毒。

　　　　　根：味苦、辛，性微温，有毒。

　　　　　花：味苦，性寒，有毒。

功　　效：根：清肺热、消炎、消肿散结、通经利湿、化痰。花：抗癌、利尿。叶：水浸液可杀灭孑孓、蝇蛆。

主　　治：根皮：扁桃体发炎、腮腺炎、淋巴结炎、咽喉肿痛、肺炎、支气管炎、跌打伤、风湿关节炎、抗肿瘤、闭经、抗发炎、抗菌、肺炎、肺热症、百日咳、结核性脓疡、疔疮肿毒、肝硬化腹水。

用　　量：干根：3 ~ 8 钱，须经多次蒸晒去毒后用。

用　　法：去毒后，水煎服；捣烂外敷。

！使用注意

身体虚寒，孕妇忌服。种子、叶和茎皮有毒，须久煎 4 小时以上去毒，再服用。

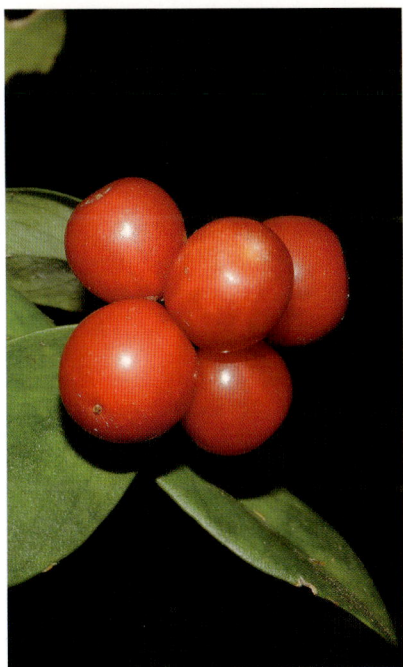

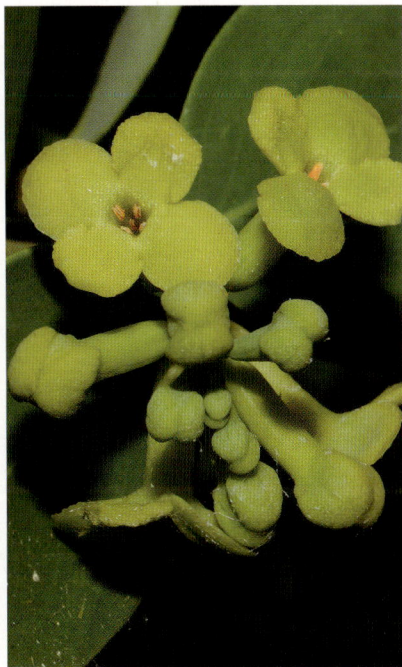

青草组成应用

拔竹刺入肉

简方：
鲜南岭荛花根 1 两、黄糖适量。

用法：
共捣烂，外敷伤处。

疗疮肿毒、蛇虫咬伤

单方：
鲜南岭荛花茎叶 1 两（洗净）。

用法：
捣烂，外敷患处，或挤汁外涂。

哮喘、扁桃腺炎、百日咳

单方：
干南岭荛花根 3～8 钱（清水洗净）。

用法：
加水久煎去毒后服。

腮腺炎、淋巴结核

单方：
干南岭荛花根 3 钱～1 两（洗净）。

用法：
加水煮沸，再用文火久煎去毒后内服。

尿路感染肿痛

青草组成：
南岭荛花根 1 两、叶下珠 1 两、排钱树 1 两。

用法：
水 6 碗煎 2 碗，去渣。加公猪小肚 1 个，炖烂，分两次服。

风湿痛、跌打损伤

单方：
南岭荛花根 1 两（或加火炭母草根 1 两、红骨蛇 1 两、鸟不宿 5 钱）。

用法：
半酒水煎服；或随症加入他药应用。

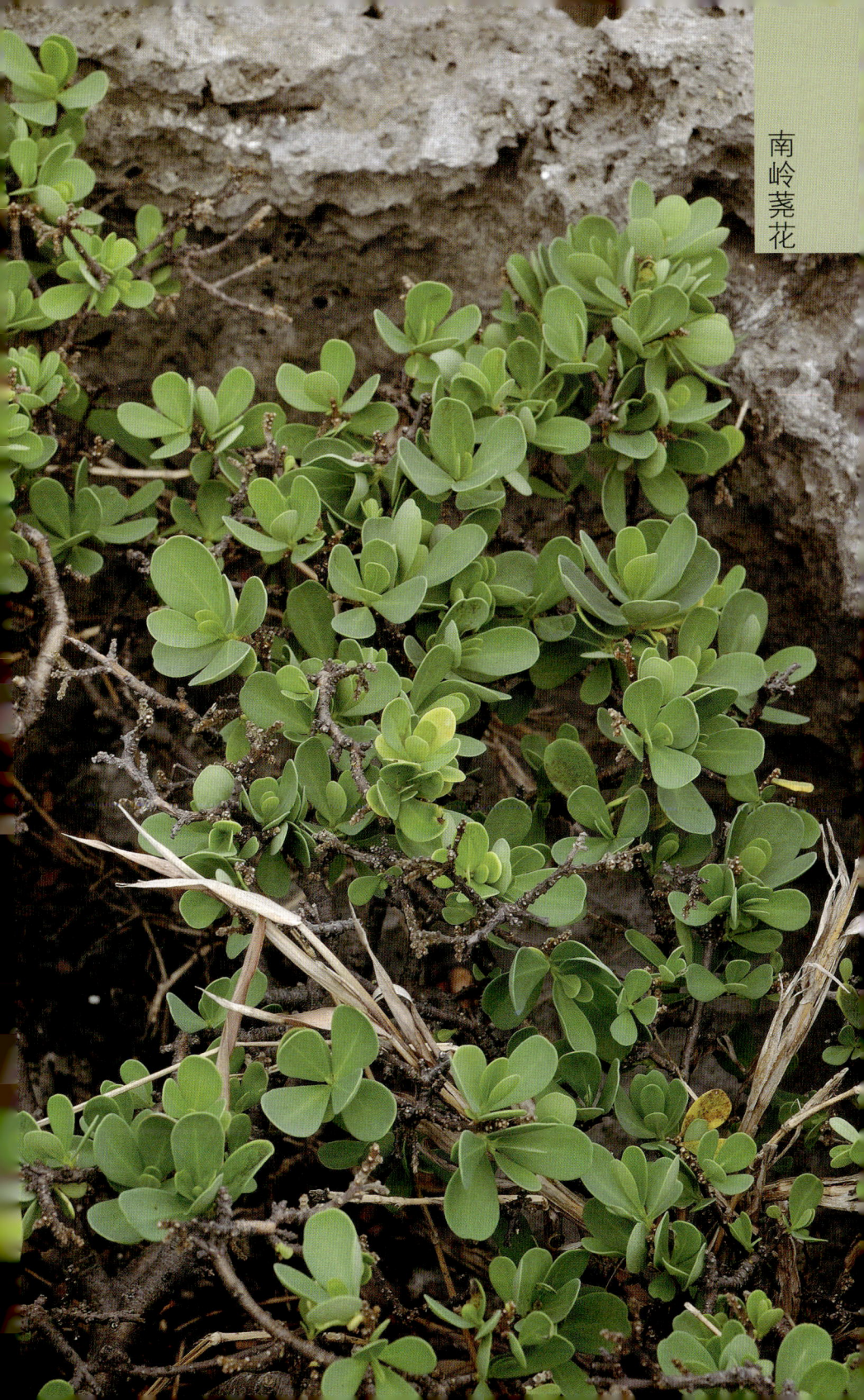

筋骨发炎、酸痛	**青草组成：** 干南岭荛花根 5 钱、栾樨根 1 两、走马胎 1 两、番仔刺 1 两、红肉内叶刺 1 两。 **用法：** 水 4 碗，酒 4 碗，加猪脚 1 节，炖剩 2 碗，分早、晚饭后各服一次。
急、慢性肾炎	**青草组成：** 南岭荛花根 3～5 钱、白茅根 1 两、蚶壳草 5 钱、水丁香 1 两、车前草 5 钱（或南岭荛花根水煎加糖调服）。 **用法：** 水煎服。

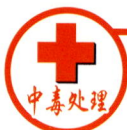

南岭尧花引起中毒

主要症状：

中毒后引起恶心、呕吐、腹泻，或泄泻不止、头晕等现象。

主要症状：

(1)若服药不久，则先洗胃，后饮浓茶。

(2)服活性炭或鞣酸蛋白。

(3)大量饮盐水。

(4)用 5% 葡萄糖生理食盐水静脉滴注。

(5)针足三里、中脘穴。

(6)民间服食冻冷白粥解之。

南岭荛花的有毒部分：主要为种子、茎皮以及叶等，所以这部分一般不作内服，可煎水外洗或捣烂外敷（内服宜久煎去毒后再使用）。

跌打损伤、小儿头疮	**单方:** 鲜南岭荛花茎叶 1 两。 **用法:** 捣烂,外敷患处;或挤汁外涂之。
体癣、黄癣	**青草组成:** 南岭荛花叶 1 两、大飞扬 1 两、千里光 1 两、雾水葛 1 两、枯矾 5 钱。 **用法:** 共研细末,每次用适量,调茶油外敷患处。
跌打损伤、疔疮肿毒、皮炎等症	**单方:** 鲜南岭荛花茎皮 5 钱~1 两。 **用法:** 捣烂,外敷患处。
肝硬化腹水	**简方:** 南岭荛花根白皮 3 钱、乌子仔菜根 5 钱、黄糖适量。 **用法:** 水煎两次,去渣。加黄糖调溶化,分两次服。

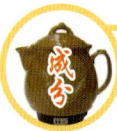

成分

本品根皮含有南荛苷、荛花素、酸性树脂、挥发油、酚性物质以及多糖等。毒性成分有黄酮苷和海底龙素(酸性树脂有较强的泻下作用)。

抗菌试验

本品对金黄色葡萄球菌、链球菌、伤寒杆菌均有抑制作用;对小鼠实验有抑制肿瘤作用;对狗实验有利尿作用。

洛神葵 （花：清热止渴，消暑降血）
（根：强健，轻泻剂）

科别：锦葵科（Malvaceae）
学名：*Hibiscus sabdariffa* L.
英名：Roselle
别名：洛神花、洛神葵、山茄、洛齐葵、洛花、红葵、红角葵、玫瑰茄。

原 产 地：非洲与亚洲。

分　　布：根系发达，可在旱地、瘠地生长。

形态特征：一至二年灌木状草本，株高 1.5 ～ 2 米。茎多分枝，红紫色，被有稀疏灰色粗毛。叶具长柄，互生，幼叶为单叶，成长后多作 3 ～ 5 深裂掌状，裂片长披针形，细锯齿缘，叶柄长。夏秋间开花，花单生腋出，花萼粗厚呈紫红色及有粗毛、花色淡红，花心紫黑色。蒴果为宿存萼所包覆，外被粗毛，内分 5 室，各室含种子 5 ～ 7 粒。

采 收 期：秋～冬季间采集。洗净，晒干备用。

药用部分：花、根、种子。

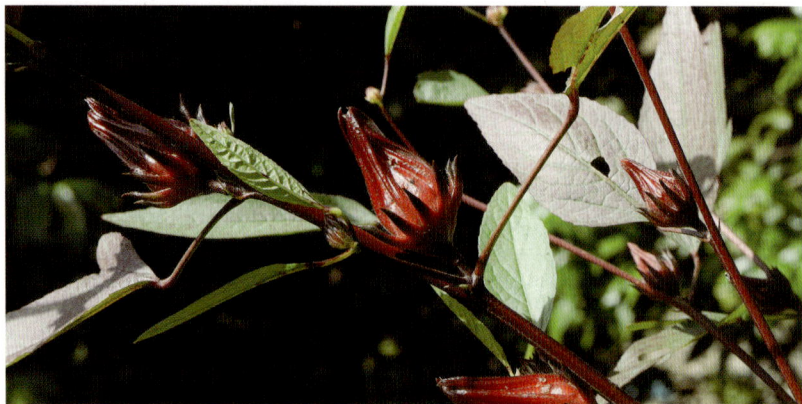

性味归经：花冠：味酸，性寒凉。根：味苦，性微寒。

种子：味甘、酸，性平。

功　　效：花：清热止渴、清凉降压、止咳、解酒。

种子：强壮、利尿、轻泻。根：强壮剂、轻泻剂。

主　　治：花：解暑、消渴、解酒、高血压、热咳、小便黄赤。

种子：虚弱多病、小便不畅、大便秘结。

根：虚弱多病、便秘。

用　　量：花萼 1 ~ 3 钱；根 3 钱 ~ 1 两。

用　　法：水煎服。

！使用注意

胃酸过多以及胃溃疡者勿服用过量。

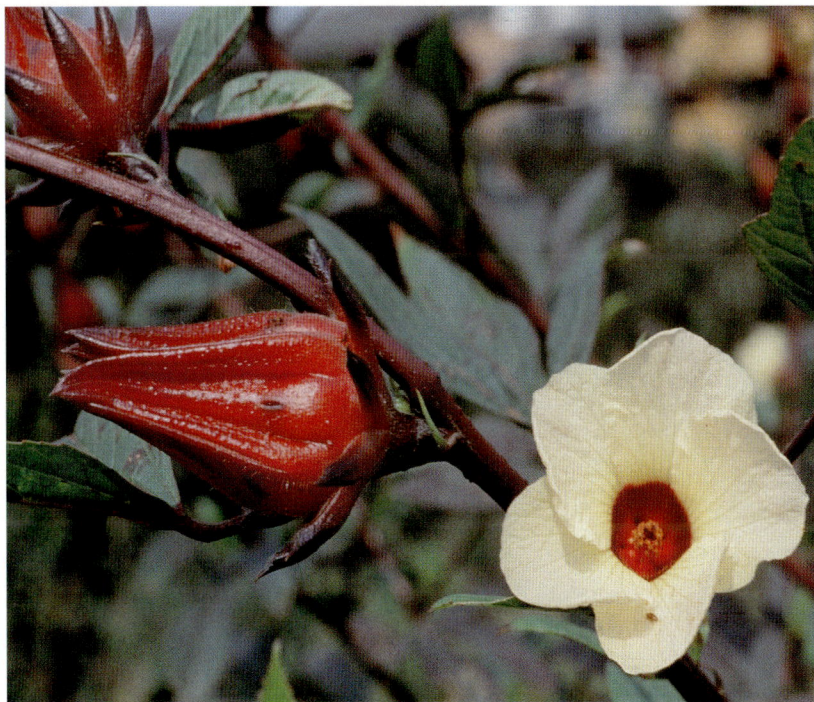

青草组成应用

解暑健胃	**青草组成：** 洛神葵 1.62 钱、桂花根 4 钱、山楂 1.6 钱、冰糖 6 钱。 **用法：** 水煎去渣，加冰糖溶化，分次服。
习惯性便秘	**单方：** 洛神葵根 1 两、猪瘦肉 2 两。 **用法：** 水 3 碗，共炖烂，分次服。
清凉退火、高血压	**简方：** 洛神葵花萼 5 钱、冰糖适量。 **用法：** 水 5 碗煮 20 ～ 30 分钟，去渣，加入冰糖溶化，待凉时放入冰箱，冰冷饮用。
润肺降火、降血压	**简方：** 洛神葵 1 钱、干白鹤灵芝花 1 钱、冰糖 4 钱。 **用法：** 放入杯中，沸开水冲服。
胆固醇增高症	**青草组成：** 洛神葵 3 钱、山楂 4 钱、麦芽 3 钱。 **用法：** 水煎，分次服。连服 7 ～ 15 日。
高血压、消渴症	**简方：** 洛神葵 3 钱、绞股蓝 3 钱。 **用法：** 水煎，当茶饮，或沸开水冲泡饮服。

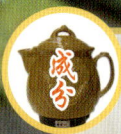

成分

花含有槲皮素和棉花色素；萼含糖类、蔗糖；种子含有油类和拟蛋白。

炮仗花 （叶：清利咽喉，花：清肺止嗽）

科别：紫葳科（Bignoniaceae）

学名：*Pyrostegia venusta*（Ker.）Miers

英名：Flaming trumpet，Fire-cracker vine，Orange-trumpet vine

别名：黄鳝藤、炮竹花、黄金珊瑚、炮仗绝三瓜花、炮仗红、火炎葛。

原 产 地：巴西。

分　　布：中国南方各省广泛被栽植为庭园绿化植物。

形态特征：常绿大藤本植物，蔓茎藉卷须攀缘，可长达20米以上。蔓茎粗壮，木质，多分枝，具纵棱。叶为奇数羽状复叶，光滑，革质，呈卵形，全缘而尖头，叶柄有茸毛；羽状复叶互生或近对生，柄长，被柔毛，小叶2～3对，顶端一对小叶与叶轴上端变成卷须，小叶片卵形至长方卵形，长4～10厘米，先端渐尖，基部宽楔形或近圆形，全缘，绿色，下面有腺点。花期为2月～3月，花生于枝条先端，多朵排成下垂的圆锥花序，状如串连鞭炮，小花长筒形，先端5裂并向后反卷，呈鲜艳的橙红色，长约6厘米；萼钟形，有腺点，边缘有睫毛；花冠管状，微弯，中部以上稍膨大，裂片5，长方形，稍不等大，先端钝，外反，有明显白色被绒毛的边；雄蕊4枚，突出。蒴果线形，但极为少见。

采 收 期：全年采叶。2～3月间采花。洗净，晒干备用。

药用部分：叶、花。

性味归经：叶：味苦、微涩，性平；入肺、胃经。

花：味甘，性平。

功　　效：叶：清利咽喉。花：清肺止嗽。

主　　治：叶：咽喉肿痛、支气管炎、肝炎、扁桃腺炎。

花：肺结核咳嗽、润肺止咳。

用　　量：干品 2 ~ 5 钱。

用　　法：水煎服；晒干研末，温水送服。

！使用注意

本品多为观赏植物，一般青草店极少入药使用。

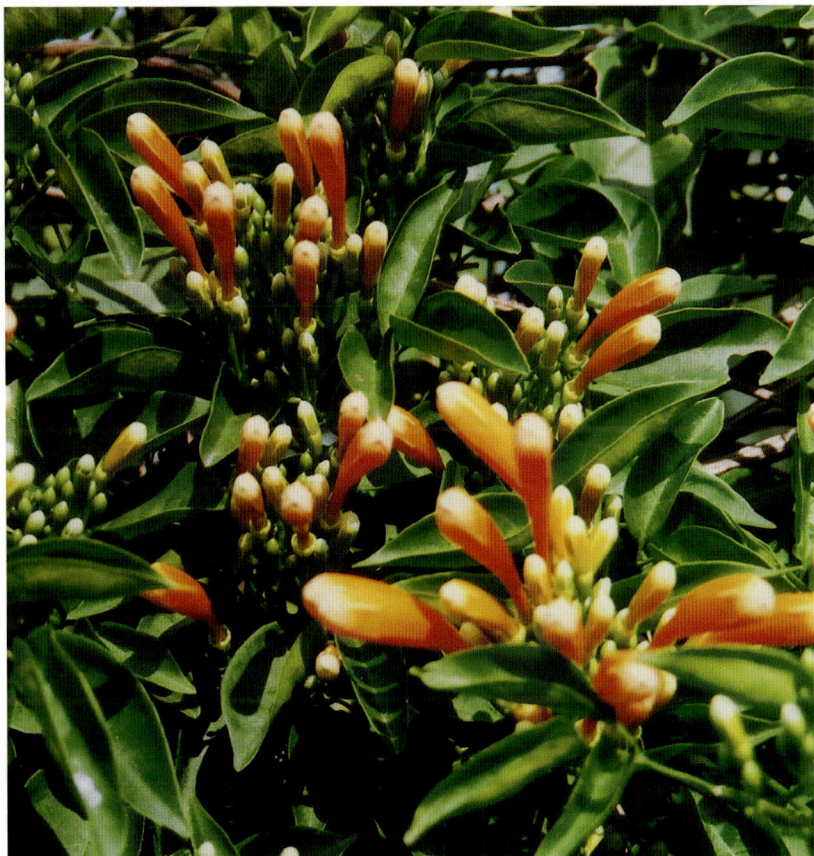

青草组成应用

| 肺结核咳嗽 | 单方：炮仗花4钱（清水洗净）。 |
| | 用法：水2碗煎8分服。 |

| 支气管炎 | 单方：炮仗花叶8钱（洗净）。 |
| | 用法：将炮仗花叶晒干，研细末，每服0.6钱，温水送服。 |

| 咽喉肿痛 | 简方：炮仗花叶6钱、冰糖适量。 |
| | 用法：水5碗煎成1碗半，去渣。加冰糖溶化，分两次服。 |

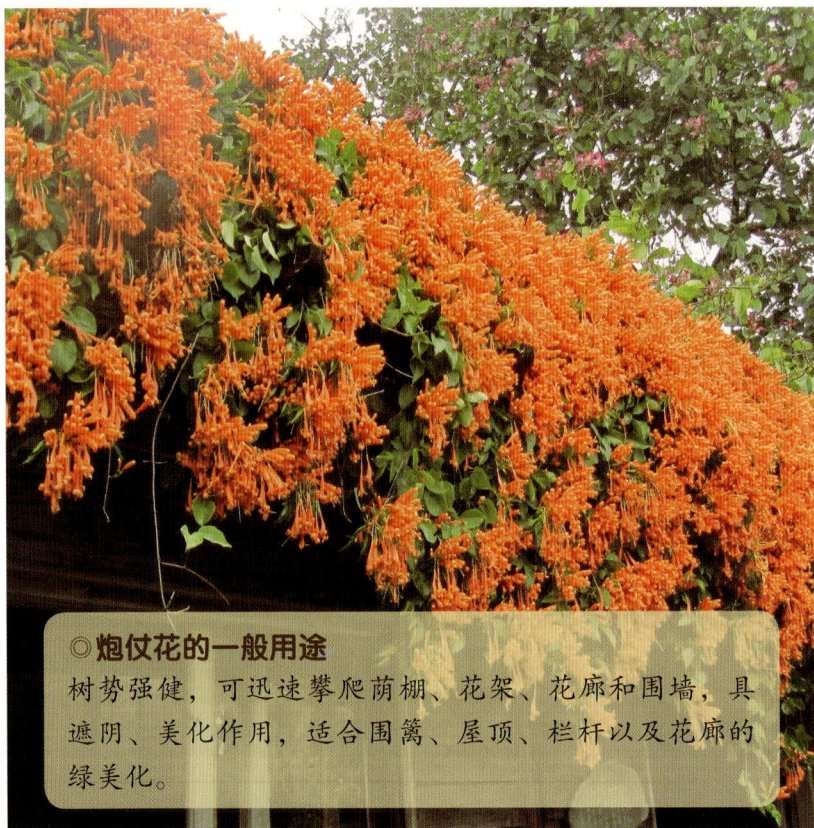

◎炮仗花的一般用途

树势强健，可迅速攀爬荫棚、花架、花廊和围墙，具遮阴、美化作用，适合围篱、屋顶、栏杆以及花廊的绿美化。

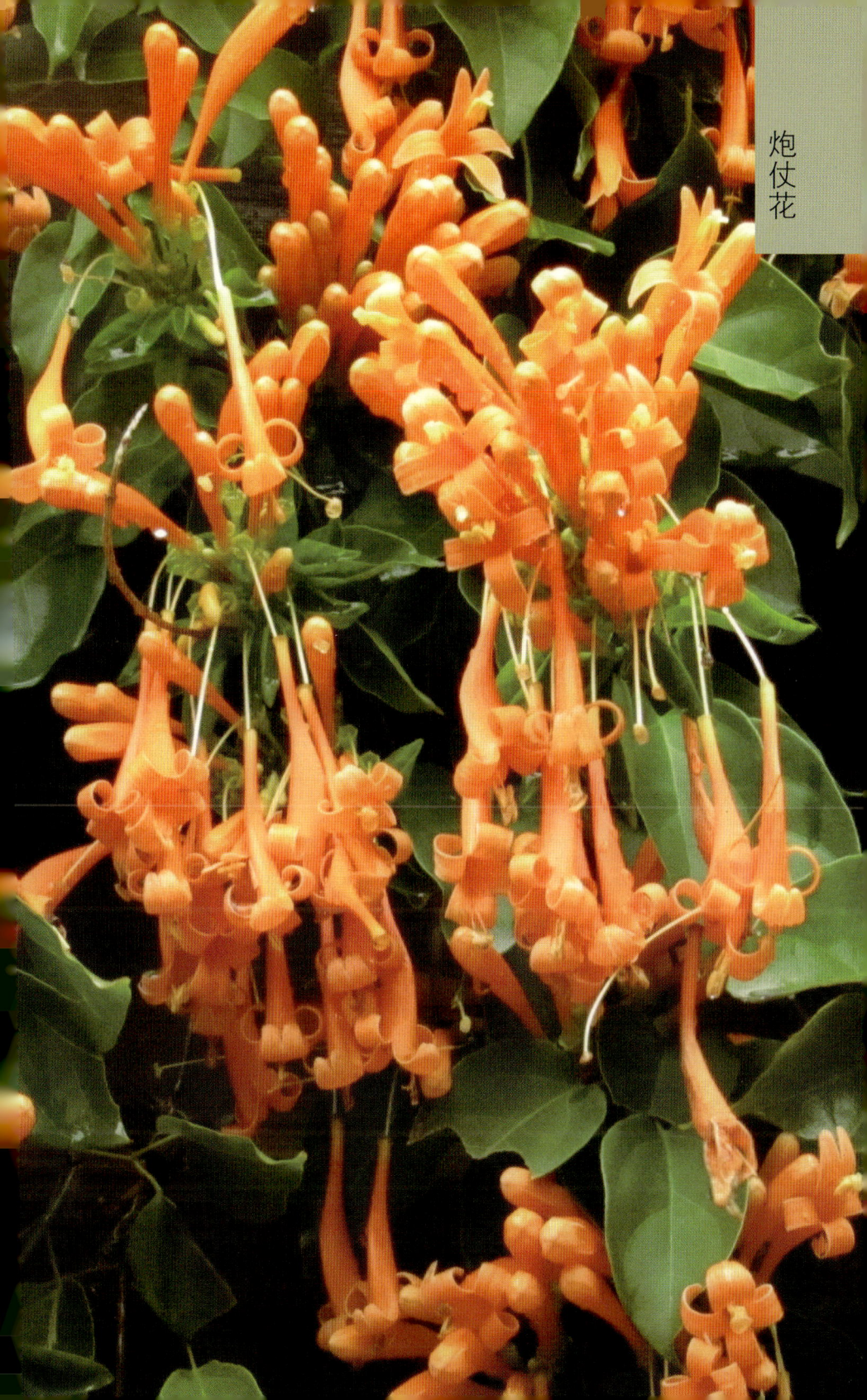

炮仗花

洋凌霄 （花：通经，祛风，利尿）
（全株，清热解毒，消炎消肿，活血散瘀）

科别：紫葳科（Bignoniaceae）
学名：*Tecomaria capensis*（Thunb.）Spach
英名：Cape honeysuckle
别名：硬骨凌霄、紫葳、竹林标、红花莲、南非凌霄花。

原 产 地：非洲南部。

分　　布：广泛被栽植为庭园绿化植物。

形态特征：半藤状或近直立灌木植物，株高可达 1～2 米。小枝带绿褐色，有小痂状凸起。叶为一回奇数羽状复叶，复叶和小叶都对生，小叶 5～9 片，为阔卵或卵菱形，叶面绿色，叶背浅绿色，羽叶长 15～20 厘米，小叶近无柄，叶端钝或凸尖，叶基钝或歪形，叶缘锯齿状，叶两面都平滑，纸质，小叶长 1.2～4 厘米，宽 0.5～1.5 厘米。全年均能开花，但以夏、秋两季最为茂盛，总状花序顶生，花色橙黄、橙红至鲜红色；花冠长筒状，上缘 5 裂，花朵长 5 厘米，径 2～3 厘米，花丝伸出冠筒外。蒴果扁线形，长 5 厘米，果熟呈褐色。

采 收 期：全年可采根。洗净，切片，鲜用或晒干备用。

药用部分：根、茎、叶、花（叶鲜用或晒干备用）。

性味归经：根：味苦，性凉；入肝、心包经。花：味辛、酸，性微寒；入肺、肝经。

⚠ 使用注意

本品破血力大，孕妇忌用。

功　　效：根、茎、叶：清热消炎、活血散瘀、消肿解毒。

　　　　　花：活血通经、祛风、利尿、清热凉血、清血热。

主　　治：根：头痛、哮喘、支气管炎、肺炎、肺结核、咽喉肿痛、跌打伤、痛风。

　　　　　花：湿疹、湿癣、皮肤搔痒、崩漏、急性胃炎。

用　　量：花8分～2钱；根2～8钱。

用　　法：水煎服；晒干研末服；捣烂外敷。

洋凌霄

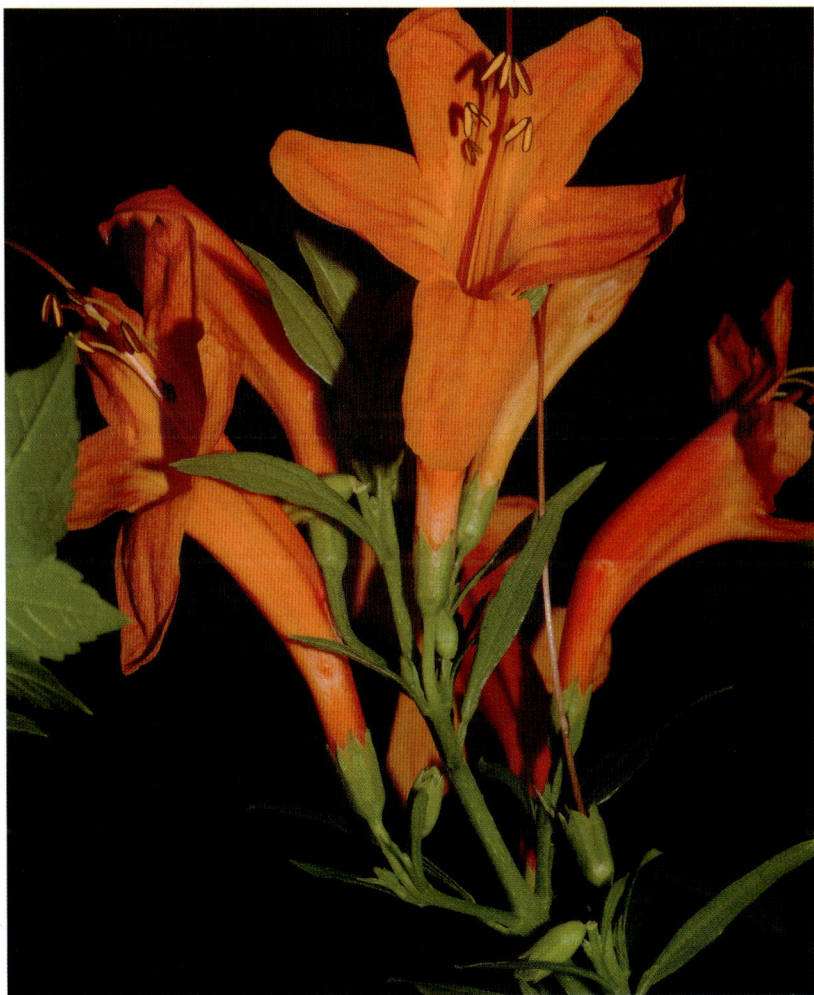

青草组成应用

皮肤湿疹	**简方：** 凌霄花1两、土大黄1两、明矾5钱。 **用法：** 先将凌霄花和土大黄晒干，明矾煅枯，共研细粉，调麻油外涂患处。
皮肤湿癣	**简方：** 凌霄花5钱、土大黄5钱、黄柏5钱、明矾适量、麻油少许。 **用法：** 将上药共研细粉，外撒患处，若挟湿较少者，调麻油涂湿癣处。
皮肤搔痒、温暖时更痒	**简方：** 凌霄花1两。 **用法：** 将凌霄花烘干，研细粉，每次服5克，温开水送服；或水煎服。
急性胃炎	**简方：** 凌霄花5钱、生姜3片。 **用法：** 水2碗煎8分服。
崩漏、血暗红、血块	**简方：** 凌霄花2钱、米酒适量（便后下血：凌霄花5克，开水泡服）。 **用法：** 烘干，研细末，米酒冲服。
妇女经闭	**简方：** 凌霄花根1两。 **用法：** 烘干，研成细粉，每服2钱，米酒送服一日两次。
跌打损伤	**简方：** 凌霄花3钱、接骨木5钱、红骨掇鼻草3钱。 **用法：** 水煎，分两次服。

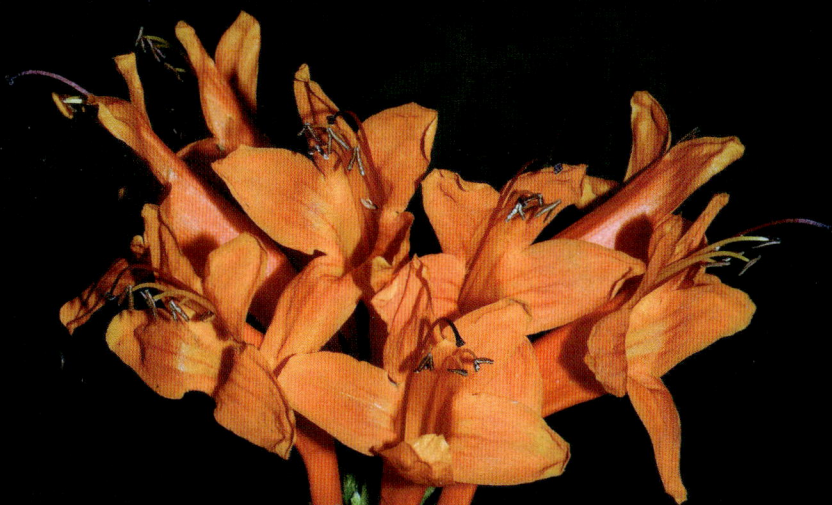

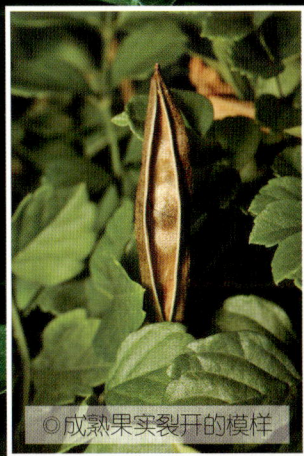

◎成熟果实裂开的模样

紫万年青（清热凉血，润肺化痰，祛伤解郁）

科别：鸭跖草科（Commelinaceae）

学名：*Rhoeo spathacea*（Sw.）Steam

英名：Boat lily，Oyster rhoeo，Oyster plant

别名：蚌兰、红川七、红蚌兰、荷苞花、红三七、蚌花、紫背鸭跖草、紫背万年青、叶包花、水红竹、紫菖、紫兰、红面将军。

原 产 地：西印度群岛、古巴、墨西哥、瓜地马拉。

分　　布：中国南方各地普遍栽培，作为园艺植栽观赏或药用。

形态特征：多年生肉质草本植物，株高 30 ~ 60 厘米。茎粗而短，基部多分枝呈丛生状，叶长椭圆状披针形，先端渐尖，嫩脆多汁易断，叶长 20 ~ 50 厘米，宽 3 ~ 7 厘米，基部抱茎，叶片紧密互生；叶面暗绿色，叶背暗紫色或红紫色，叶片肥厚而略呈革质。夏季开花，花腋生，具短柄，多数聚生，包藏于蚌壳状苞片内，每个蚌状苞被可陆续开出十数朵小花；花冠白色或淡粉红色，径约 1 厘米余，萼片 3 枚，长披针形，分离，呈花瓣状；花瓣 3 枚，白色，倒卵形，分离；雄蕊 6 枚，花丝白色，被毛。果实为蒴果，成熟时裂成 3 瓣；种子 6 枚，但结果率不高。

采 收 期：全年可采集，晒干备用。一般多用鲜品。

药用部分：花、叶。

性味归经：味甘淡，性凉。叶：味苦、涩，性寒；入肝、肾，兼入大肠经。

功　　效：清热化痰、凉血止痢、消肿止痛、散瘀、止血。

主　　治：肺燥咳嗽、百日咳、咳血、便血、痢疾、淋巴结核、
　　　　　尿血、跌打伤、鼻衄、劳伤吐血、肺炎热咳、肺热
　　　　　发烧、肠炎、便秘、烫伤、牙痛。

用　　量：鲜叶 1～2 两；鲜花或者干花 20～30 朵。

用　　法：水煎服；捣烂外敷。

使用注意

气虚的人勿服用。失血症忌用。

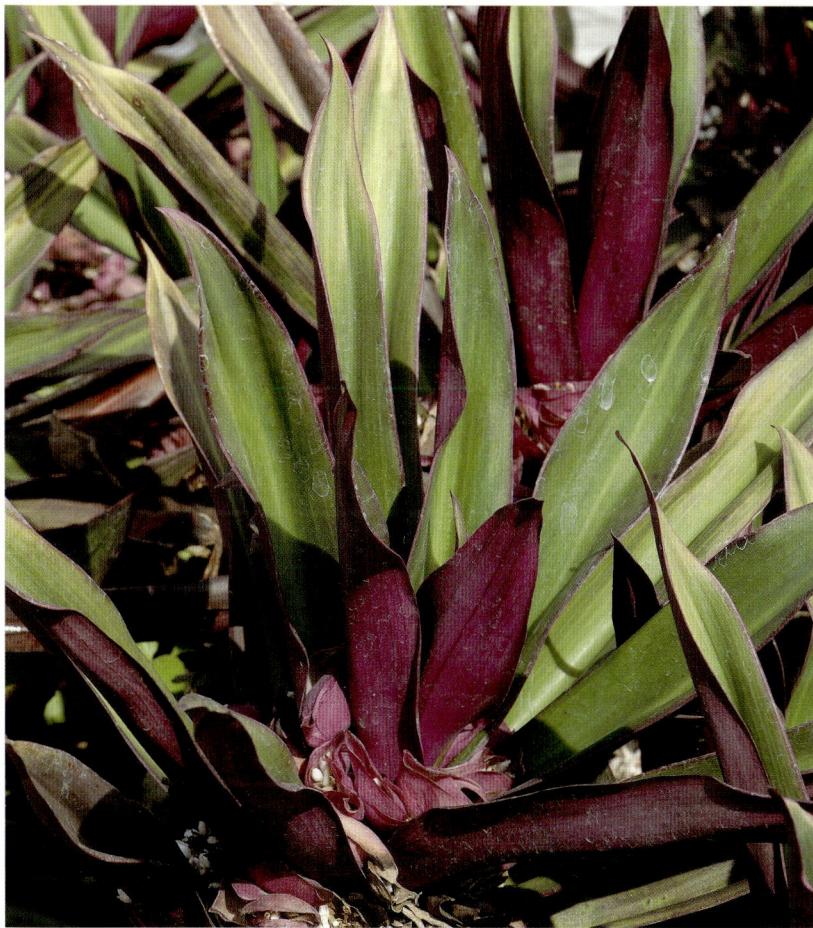

青草组成应用

尿血	**简方:** 紫万年青叶 5 ～ 8 片、车前草花序 5 钱、黑糖适量。 **用法:** 两味青草先用清水洗净,加水炖黑糖服。
尿血	**单方:** 紫万年青 5 ～ 8 叶、冰糖适量。 **用法:** 紫万年青洗净,加入适量水炖冰糖服。
胸部郁闷 不舒服	**植物:** 紫万年青 8 钱、万点金 1 两、一枝香 5 钱、马蹄金 5 钱。 **用法:** 水 6 碗煎 2 碗,分两次服。
感冒咳嗽、 咳痰带血、 百日咳、 鼻血	**简方:** 鲜紫万年青叶 1 两、红竹叶 1 两。 **用法:** 水 5 碗煎 2 碗,分两次服(或炖猪瘦肉服)。

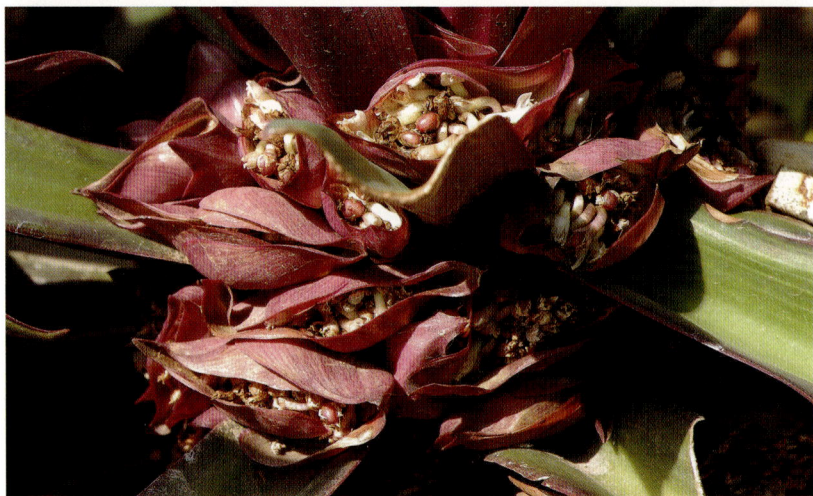

感冒咳嗽、菌痢	**简方：** 干紫万年青花 30 朵。 **用法：** 水煎两次服。或鲜叶 1～2 两，水煎服。
肿毒、刀伤、烫伤	**单方：** 鲜紫万年青叶 5 钱。 **用法：** 捣烂，外敷伤处。
咳嗽	**简方：** 鲜紫万年青叶 1 两半、红竹叶 8 钱、冰糖适量。 **用法：** 水 5 碗煎 2 碗，去渣。加冰糖溶化，分两次服。
外伤出血	**单方：** 紫万年青叶 1 两（干叶）。 **用法：** 研末，每次用适量撒患处。

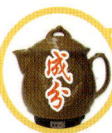

紫万年青叶含有糖类、黏液质；花含有维生素 C 等成分。

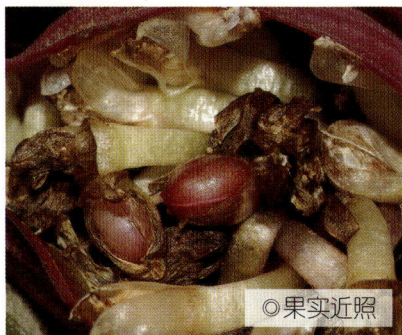

◎果实近照

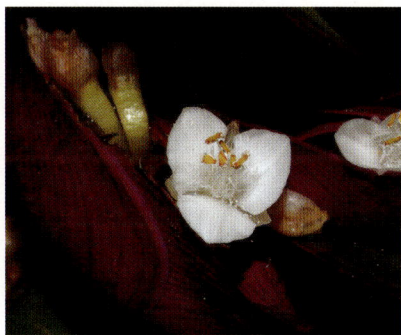

茴香 （温肾散寒，和胃理气）

科别：伞形科（Umbelliferae）

学名：*Foeniculum vulgare* Mill.

英名：Fennel

别名：小茴香、怀香、谷香、谷茴香、香丝菜、土茴香、野茴香、客人芫荽、臭芫荽、茴香八角珠。

原 产 地：地中海沿岸。

分　　布：中国各地均广泛分布。

形態特徵：越年生或多年生的直立小型草本植物，株高 50 ~ 150 厘米。全株表面有粉霜，具强烈香气；茎圆柱形，直立中空多分支，具细纵纹。叶蓝绿色，纤细，基生叶丛生，茎生叶互生，为 3 ~ 4 回的羽状复叶，小叶线形至细线形，类似红萝卜的叶片。花果期 3 ~ 10 月，复伞形花序顶生，每小伞花序约 5 ~ 30 朵，花小，金黄色，无总苞、小总苞和萼片，花瓣 5 枚，广卵形，长 0.15 厘米，向内弯曲，先端凹入；雄蕊 5 枚，花药卵形，花丝丝状，伸出花外；雌蕊 1 枚，花柱 2 枚，极短，浅裂。双悬果卵状长圆形，长 0.5 ~ 0.8 厘米，黄绿色，顶端残柱基，分果椭圆柱形，具 5 条纵棱。

采 收 期：秋季果实成熟时采果实，晒干备用。茎叶和根，随采随用。

药用部分：果实、茎叶、根（主用果实）。

性味归经：味辛，性温；入肝、肾、脾、胃经。

功　　效：开胃进食、理气散寒、止痛、调中和胃。

主　治：寒疝腹痛、睪丸偏坠疼痛、脘腹疼痛、闷胀、白带、不思饮食、呕吐、经痛、肾虚腰痛、胃痛、少腹冷痛、湿脚气、睪丸鞘膜积液、血吸虫病。

用　量：5～3钱。

用　法：水煎服；晒干研末，开水送服；热炒或煮汤作蔬菜食。

! 使用注意

有实热和虚火者慎用；孕妇禁用。

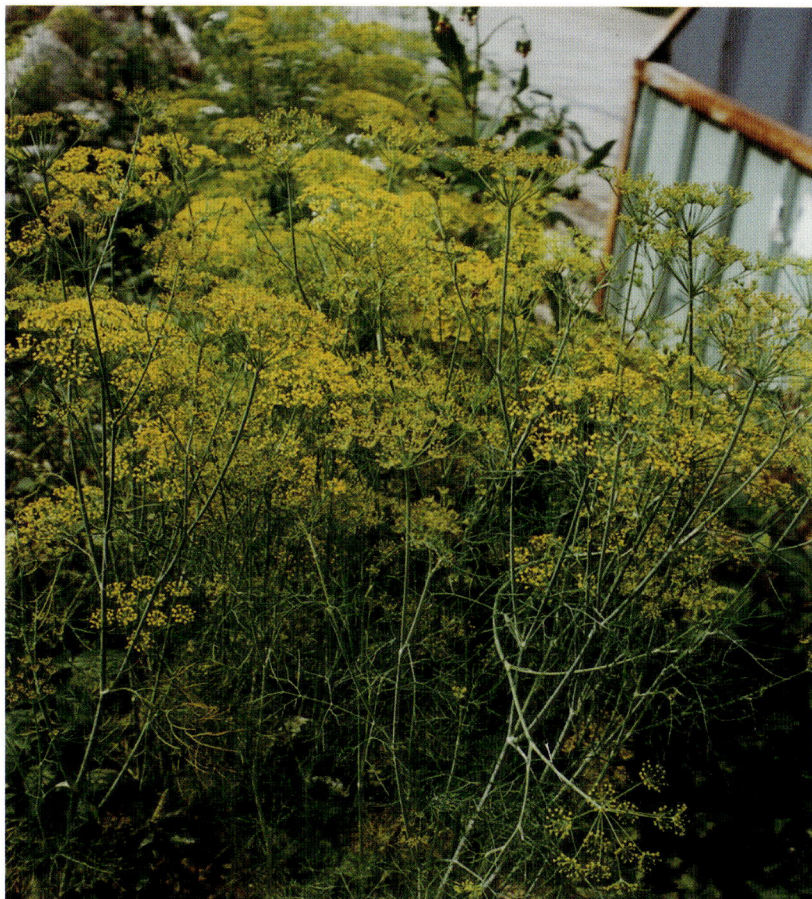

青草组成应用

睪丸下坠、疝气痛

简方：
鲜小茴香1两、鲜柑树叶1两、鲜石菖莆1两。

用法：
三味药共捣烂，加水适量煮沸，放入金属壶中盖好，垫布频频熨睪丸处，药液冷时再煮热熨之。

睪丸肿痛

简方：
小茴香3钱、橘核4钱。

用法：
两药晒干，研成细粉，分两次服，早、晚温开水送服。

腹水、水肿

便方：
小茴香（炒）3钱、制香附5钱、牵牛子1两。

用法：
共研细末，每次服1钱，生姜汤调匀，晚上睡前服（重症者可用2钱）。

备注：
牵牛子，别名黑丑、白丑或二丑。
性味归经：味苦、辛，性寒，有毒；入肺、肾、大肠经。
功   效：泻下、逐水、祛痰、杀虫。
主   治：水肿、腹水、二便不利、脚气、痰饮咳喘、虫积腹痛。
使用注意：孕妇忌服。另，切勿与巴豆同用。

胃溃疡、十二指肠溃疡

简方：
小茴香1两（炒用）、何首乌2两、猪肚1个。

用法：
将何首乌和小茴香用滤袋装好后扎口，与猪肚放进磁锅中加水炖烂，去药渣，分三次服。服用10日为一个疗程。

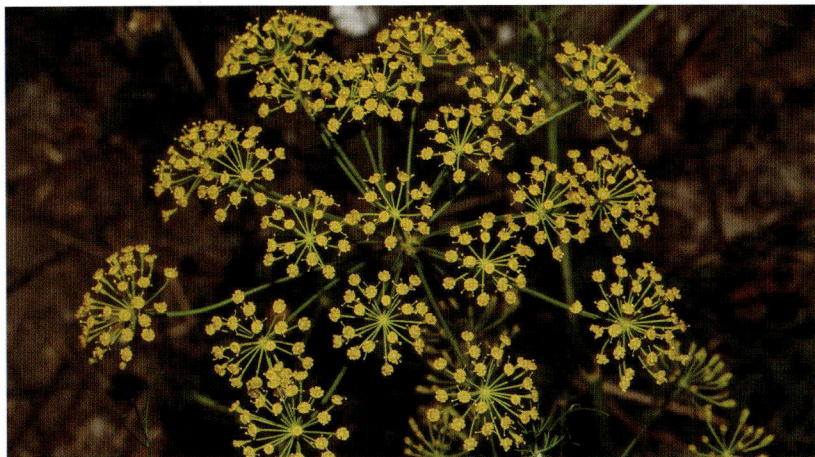

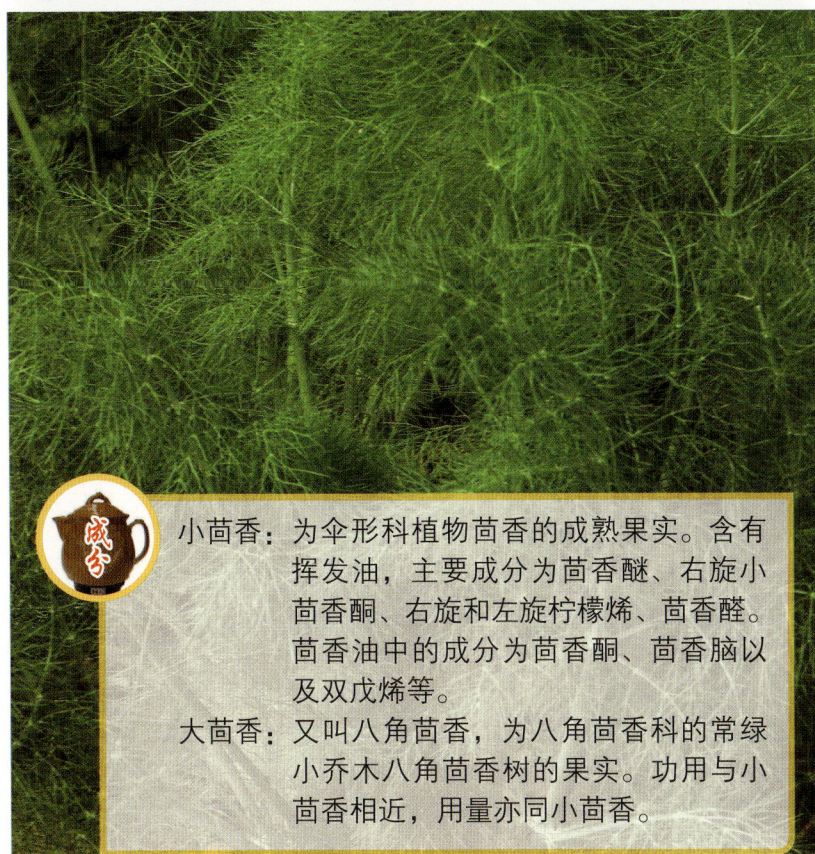

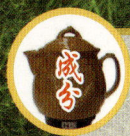

小茴香：为伞形科植物茴香的成熟果实。含有挥发油，主要成分为茴香醚、右旋小茴香酮、右旋和左旋柠檬烯、茴香醛。茴香油中的成分为茴香酮、茴香脑以及双戊烯等。

大茴香：又叫八角茴香，为八角茴香科的常绿小乔木八角茴香树的果实。功用与小茴香相近，用量亦同小茴香。

睾丸鞘膜积液	**单方:** 小茴香3两。 **用法:** 将小茴香烘干,研细末,早、晚各服3钱,开水送服。服5～10日。
胃寒腹痛、食少呕吐	**简方:** 小茴香1两、炮姜1两。 **用法:** 共研细末,早、晚各服2钱,开水送服。
疝痛、睾丸鞘膜积液	**青草组成:** 小茴香3钱、山楂5钱、荔枝核2钱、橘核2钱。 **用法:** 共炒焦,研细末,早、晚各服2钱,温酒送服。 **备注:** 橘核,又名橘仁,为芸香科植物橘的种子。 性味归经:味苦,性平;入肝、肾经。 功　　效:理气、止痛、散结。
睾丸鞘膜积液	**简方:** 小茴香3钱、食盐1钱、青壳鸭蛋1个。 **用法:** 将小茴香炒焦,研细末,与鸭蛋、盐共拌匀后同煎成饼状,睡前酒送服。连服4天,休息5天后,再煎吃4次即可。
寒症腹痛	**单方:** 小茴香适量。 **用法:** 将小茴香炒热,用布包,温熨下腹部。

命门火衰、腰痛	**简方：** 鲜小茴香嫩苗 3 两、秫米（粳米）1 两半～3 两。
	用法： 先将秫米煮成粥，再加入切碎的小茴香苗，煮 5 分钟，当晚餐吃。每日一次。

肾虚腰痛	**简方：** 小茴香 3 钱、猪腰子 1 个。
	用法： 先将小茴香炒后研细末，猪腰子切连层片，层层掺入小茴香末，用水纸包好，煨熟，细嚼，米酒送服。

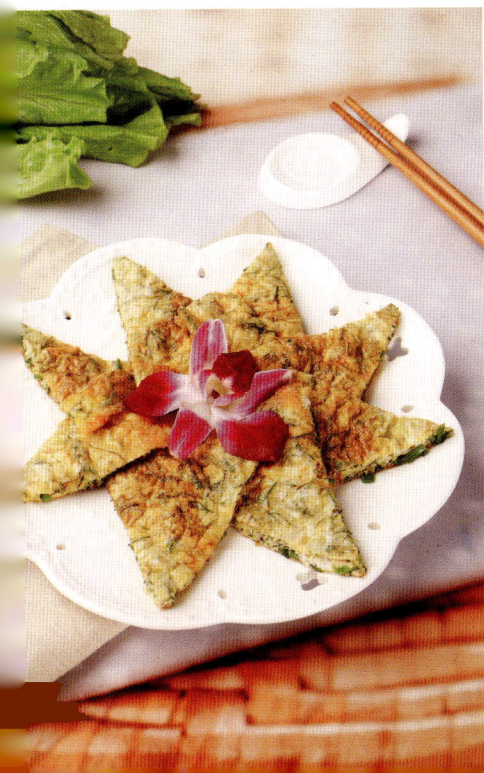

茴香鸡蛋饼

◎**原料** 茴香 45 克，鸡蛋液 120 克

◎**调料** 盐 2 克，鸡粉 3 克，食用油适量

◎**做法**

1. 将洗净的茴香切小段。2. 把茴香倒入鸡蛋液里，加入盐、鸡粉，调匀。3. 用油起锅，倒入混合好的蛋液，煎至成形，煎出焦香味。4. 翻面，煎至焦黄色。5. 将煎好的鸡蛋饼盛出。6. 把鸡蛋饼切成扇形块。7. 将鸡蛋饼装盘即可。

361

草决明（清热泻火，清肝明目，润肠通便）

科别：豆科（Leguminosae）
学名：*Cassia tora* L.
英名：Sickle Senna，Sickle Pod
别名：决明子、假绿豆、马蹄决明、决明、大号山土豆、小决明。

原 产 地：北美洲热带至亚热带地区。

分　　布：长江以南地区都有种植，生于山坡、路边和旷野等处，喜高温、湿润气候。

形态特征：一年生灌木状草本，株高40～120厘米。茎多分枝，近无毛。叶互生，偶数羽状复叶，小叶2～4对，几无柄，叶片倒卵形或卵状长椭圆形，长2～5厘米，宽1～2.5厘米，全缘，背面被柔毛，第一、二对小叶间存有腺体，托叶线形，早落性。花期7～9月，总状花序腋生，2朵成对着生，有柄；花萼长卵形，被毛，花瓣5枚，黄色，雄蕊7枚。果期为9～10月，荚果圆柱形，长约15厘米，宽0.2～0.5厘米，内有种子20～30粒。种子菱形，有光泽，熟时呈褐色。

采 收 期：秋季种子成熟时采荚果。晒干除去果皮备用。

药用部分：种子（决明子）。青草药铺多用根。

性味归经：味甘、苦、咸，性微寒（苦、凉）；入肝、胆、胃、肾经。

功　　效：清热明目、散风热、清泄肝胆郁。决明子善解肝经之郁热。

主　　治：目赤涩痛、怕光多泪、大便燥结、习惯便秘、青盲内障、高血压头痛、肝炎、肠燥便结、夜盲、肝硬化腹水、小儿疳积。

用　　量：决明子3～5钱；单用5钱～1两。

用　　法：水煎服。

！ 使用注意

本品性寒降滑利，泄泻者勿用。

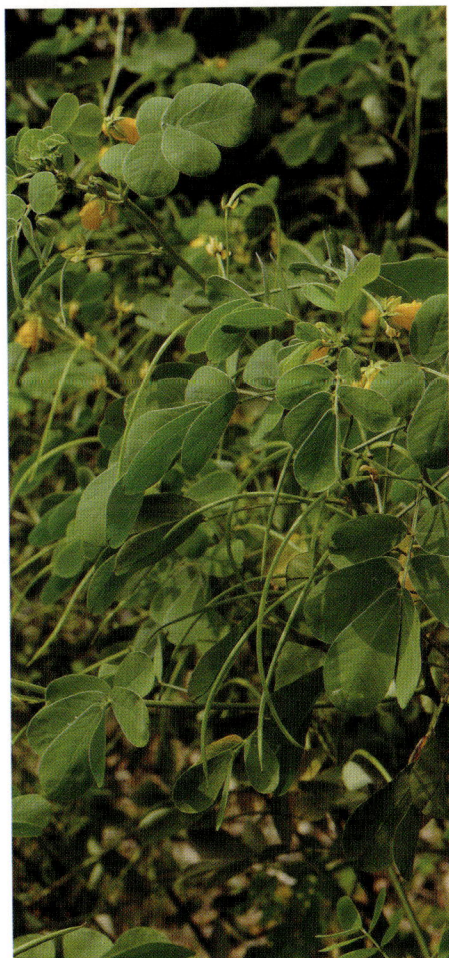

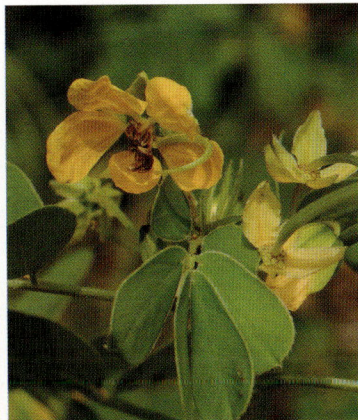

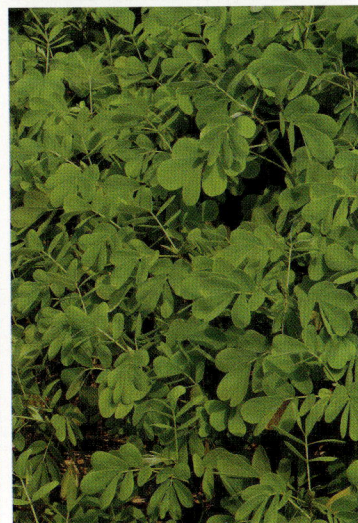

青草组成应用

急性结膜炎	**青草组成：**草决明5钱、接骨草8钱、野菊花4钱、金银花8钱、桑叶3钱。 **用法：**水6碗煎2碗，早、晚饭后各服一次。
偏头痛	**青草组成：**草决明5钱、海埔姜5钱、野菊花4钱、莎草根3钱。 **用法：**水5碗煎2碗，分两次服。
尿毒症	**青草组成：**草决明5钱、凤尾草8钱、枸杞根5钱、牛筋草4钱、小本丁竖杇5钱、向天盏5钱。 **用法：**水8碗煎2碗，分数次服。
大便燥结、习惯性便秘	**单方：**决明子3钱、火麻仁3钱。 **用法：**水煎服，连服3日。或用沸开水冲泡服。
肝经郁热引起目赤肿痛、怕光多泪	**青草组成：**草决明5钱、夏枯草8钱、菊花5钱、黄芩2钱、千里光4钱、甘草2钱。 **用法：**水煎，分两次服。
高血压头痛眩晕	**青草组成：**草决明根1两、夏枯草8钱、钩藤3钱、龙胆草2钱、菊花3钱。 **用法：**水5碗煎2碗，分两次服。

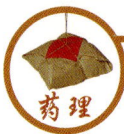

药理 本品能清泄肝胆郁火，疏散风热。有清肝明目、降压、润肠通便的作用。

高血压	**单方**：决明子 3 ~ 5 钱（炒黄用）、糖适量。 **用法**：水煎代茶饮（或配夏枯草 5 钱、菊花 3 钱、牡蛎 3 钱，水煎服）。
高血压症	**简方**： 草决明 8 钱、山楂 5 钱、黑杜仲 4 钱、海藻 3 钱、艾叶 5 钱、鱼腥草 5 钱。 **用法**：水 3 碗煎 1 碗，第二次煎用水 2 碗煎 8 分，两次煎汤混合，早、晚各服一次。
急性结膜炎	**青草组成**： 草决明 3 钱、菊花 3 钱、木贼 2 钱、蔓荆子 2 钱、紫花地丁 3 钱、叶下珠 3 钱。 **用法**：水煎两次服。

决明子明目茶

◎ **原料** 决明子 15 克

◎ **做法**

1. 取一个干净的碗，倒入备好的决明子，注入适量清水。 2. 清洗一遍，去除杂质，捞出，沥干水分，装入盘中，待用。 3. 砂锅中注入适量清水烧开，倒入洗好的决明子。 4. 盖上盖，煮沸后用小火煮约15分钟，至其析出有效成分。 5. 揭盖，转中火略煮片刻，关火后盛出煮好的决明子茶。 6. 滤取茶汁，装入茶杯中，趁热饮用即可。

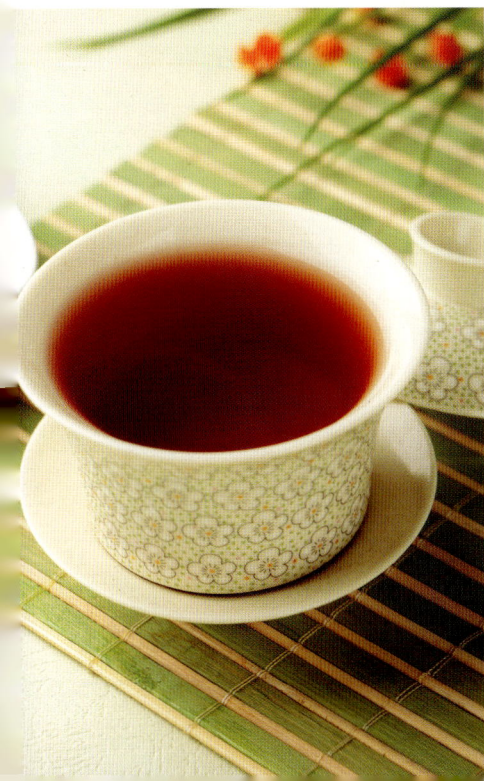

茶

茶 （叶：清热降火，提神解渴）
（根：强心利尿，收敛止泻）

科别：山茶科（Theaceae）
学名：*Camellia sinensis* L. Ktze.
英名：Tea plant，Tea bush，Tea
别名：茶叶、茶树、茗、乌龙茶。

原 产 地：中国及日本，广泛栽培于世界各地。

分　　布：中国各地均有广泛分布。

形态特征：常绿灌木或小乔木，株高可达3米或更高，唯为了便利茶叶的采摘，多修剪至1米左右。茎枝分枝多，表面光滑，呈灰白色。单叶互生，嫩叶有细毛，老叶革质，椭圆状披针形或倒卵状披针形，先端渐尖，边缘具锯齿，平滑无毛，有时被有短毛，长5～10厘米。秋至冬季开白色花，花腋生，具芳香，径2.5～3厘米，花梗长0.5～1厘米，萼平滑无毛；花瓣通常为5枚，圆形，花丝近离生。蒴果扁圆，三钝菱形，次年成熟。

采 收 期：叶为主。根。

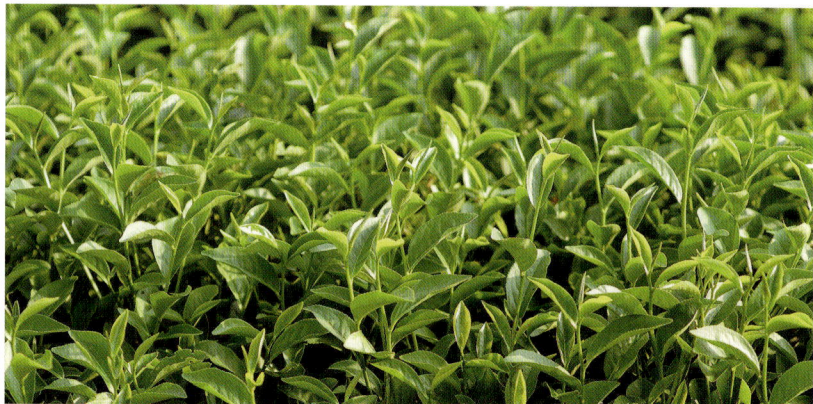

药用部分：根、茎、叶、花（叶鲜用或晒干备用）。

性味归经：叶：味苦、甘，性凉，微寒；入心、肺、胃经。

　　　　　根：味苦，性平（绿茶：味甘、微苦，性凉。红茶：味甘、微涩，性温）。子：味苦，性寒，有毒。

功　　效：叶：清头目、除烦渴、消食、助消化、利尿。根：强心、利尿。花：凉血、止血、清肝火、润肺、消肿。

主　　治：叶：头痛、目眩、偏正头风痛、心烦口渴、心脏病、嗜睡症、小便不利、食积、痰滞、疟疾、世泻、痢疾。根：风湿性心脏病、心律不整、冠心病、肝炎、风湿性高血压。花：鼻衄、便血、痔血、吐血、血痢、烫火伤。

用　　量：叶 3～5 钱；根 1～2 两；花 10～20 朵。

用　　法：水煎服；沸水冲泡服；烘干研末，开水或酒送服，或调敷患处；捣烂外敷。

！ 使用注意

失眠症、慢性消化不良患者忌服。饮茶宜热饮，冷饮即聚痰，长期饮茶令人瘦。胃肠不佳者，忌空腹饮茶。

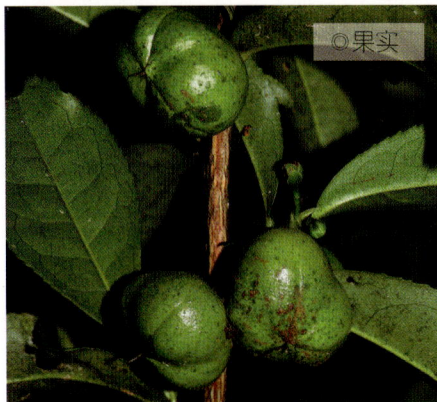

©果实

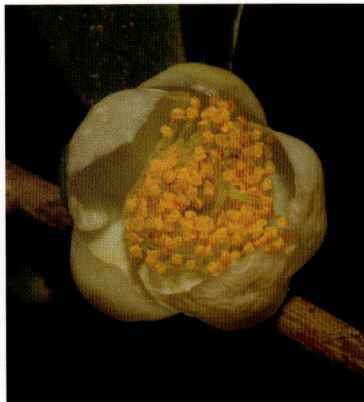

367

青草组成应用

心力衰竭

简方：鲜老茶树根 1～2 两、糯米酒 1 碗半、水 1 碗半。

用法：鲜老茶树（清水洗净），切片，加入糯米酒和水，用文火煎剩 1 碗，临睡前服用。

痢疾初起

简方：茶叶 5 钱、生姜 3 钱。

用法：加水 3 碗煎 1 碗，第二次以水 2 碗煎 8 分，两次煎汤混合，分两次服。

膀胱炎、肾盂肾炎

青草组成：茶叶 5 钱、车前草 5 株、金银花 2 钱、石韦 5 钱。

用法：水 5 碗煎 3 碗，分三次服。

高血压引起头痛、头晕

简方：茶叶 1 钱、玫瑰花 7 朵、白菊花 3 钱。

用法：将茶叶、玫瑰花、白菊花三味放入茶杯中，用沸开水冲泡，待温凉时饮之。

跌打损伤、脱臼

青草组成：

鲜茶叶树根皮 1 两、鲜木芙蓉根皮 1 两、鲜苎麻根 1 两、鲜马缨丹根 1 两、鸡蛋白 2 个、面粉适量。

用法：四种药去除粗皮，洗净，共捣烂，加面粉适量，鸡蛋白 2 个，捣和调匀，外敷受伤处。敷药前必须先将伤骨复位后再敷伤处。

单纯性肠炎

简方：陈年茶叶 1 钱半、糯米饭锅焦巴 1 巴掌大块、黑糖 5 钱。

用法：加水煎 20 分钟左右，分两次服。

便血	**简方：** 茶叶 1 两半、槐花炭 1 钱、五倍子（煅）1 钱。 **用法：** 共研成细粉末，每次服 2 钱，开水送服， 一日两次，连服 5 日。
噤口痢	**简方：** 陈年茶叶 3 钱、鲜萝卜 13 两、陈年蜂蜜 1 两。 **用法：** 先将茶叶清水洗净，水煎，萝卜绞汁过滤取汁， 加入蜂蜜、茶叶汤，三味合并调匀，分三次服。
小儿中毒性消化不良	**简方：** 茶叶 3 钱、车前子（包煎）4 钱、金银花 2 钱。 **用法：** 水煎 1 碗，分三次服。重症者须配合补液服。
身体虚寒引起久痢	**简方：** 茶树根 1 两半、生姜 5 钱。 **用法：** 水 4 碗煎 1 碗，渣以水 3 碗煎 8 分，两次煎汤混合， 空腹时服，分两次服。服 1 星期。

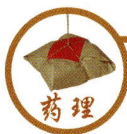

药理

(1) 咖啡碱和茶碱有加强心肌收缩力、心率加快、扩张冠状血管以及收缩脑血管的作用。

(2) 咖啡碱有兴奋中枢神经系统作用。

(3) 茶碱具利尿、解除支气管和胆管平滑肌痉挛的作用。

(4) 茶碱可促进纤维蛋白分解引起抗凝作用。

(5) 绿茶和红茶的功用：

绿茶：味苦，性凉。功效：提神、止渴、消除疲劳。

红茶：味甘，性平。功效：利尿、和胃。

头脑鸣响，状似虫蛀声	**简方**：茶叶树子 1 两（清水洗净）。 **用法**： 将茶树子烘干，研成细末，每次用少许，用吹管吹入鼻腔内。
鼻血	**单方**：茶花 15 朵、冰糖适量。 **用法**：沸开水冲泡服。
尿酸、关节痛	**简方**：茶叶 2 钱、鲜木瓜 1 个。 **用法**： 先将木瓜蒂切开，去除木瓜子，留木瓜肉，再放入茶叶，用沸开水冲泡，然后盖上木瓜蒂，半小时后，即可饮茶水。
脚趾缝烂疮	**简方**：茶叶 5 钱。 **用法**：研细粉，调敷患处。
鼻衄	**单方**：茶花 4 钱（焙干）、白砂糖适量。 **用法**：沸开水冲泡服。

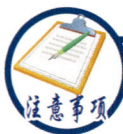

注意事项

饭前、饭后不宜立即饮茶

(1)饭前饮茶：
会使唾液变淡，唾液的功能主要在润湿、分解和帮助食物消化，唾液变淡后，食物将变得无味，且会影响食物的消化和吸收，久而久之将会造成营养不良。

(2)饭后立即饮茶：
茶中的鞣质会与食物中的蛋白质、铁质发生凝固，因而影响人体对这些营养的吸收。

噎膈、食不能进食

症状:

症状: 噎者: 为吞咽时梗噎不顺的感觉（可以单独出现，但多为膈的前驱）。

膈者: 为胸膈阻塞食不下（因此，两者是一个多因素性疾病的合称）。

病因:

思虑伤脾、烟酒过度、气滞热郁、食物粗硬、痰饮血瘀等，均可成为发病因素。

青草组成:

好茶叶7钱、白豆蔻4钱、广木香2钱、五谷虫（炒黄）1两半。

用法: 共研细末，每次用3钱，凌晨用热酒或开水送服。

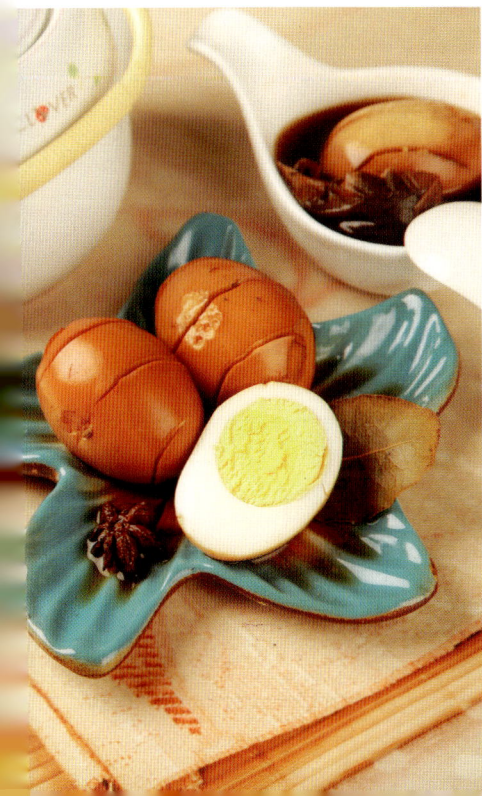

香卤茶叶蛋

◎ 原料 鸡蛋2个，香叶4片，八角1个，茴香5克，甘草6克，红茶包1个，清水适量

◎ 调料 盐1克，老抽、料酒、鱼露各5毫升

◎ 做法

1. 锅中注水，将鸡蛋煮熟剥壳。
2. 另起砂锅，注水，放入剥壳的鸡蛋。
3. 倒入上述香料，茶包。
4. 加入老抽、料酒、鱼露、盐，拌匀。
5. 加盖，用大火煮开后转小火卤2小时至入味即可。

392

397

中名索引

中名索引

412

414

英名索引

427

英名索引

英名索引

图书在版编目（CIP）数据

汉方中草药对症图典. 第2册/李冈荣主编. — 乌鲁木齐：
新疆人民卫生出版社,2015.6

ISBN 978-7-5372-6253-8

Ⅰ.①汉…　Ⅱ.①李…　Ⅲ.①中草药－图谱　Ⅳ.
①R282-64

中国版本图书馆CIP数据核字(2015)第125123号

汉方中草药对症图典 · 第2册

HANFANG ZHONGCAOYAO DUIZHENG TUDIAN DIERCE

出版发行	新疆人民出版總社 新疆人民卫生出版社
策划编辑	卓 灵
责任编辑	王利生
版式设计	陈禾云
封面设计	曹 莹
地　　址	新疆乌鲁木齐市龙泉街196号
电　　话	0991-2824446
邮　　编	830004
网　　址	http://www.xjpsp.com
印　　刷	深圳市雅佳图印刷有限公司
经　　销	全国新华书店
开　　本	150毫米×225毫米　16开
印　　张	27
字　　数	500千字
版　　次	2015年9月第1版
印　　次	2015年9月第1次印刷
定　　价	78.00元